Salben

und

Salbengrundlagen

Ein Leitfaden für Ärzte und Apotheker

Von

Dr. H. v. Czetsch-Lindenwald   und   **Dr. F. Schmidt-La Baume**

Apotheker

Biolaboratorium Oppau der I. G. Farbenindustrie A. G.
Ludwigshafen a. Rh.

Priv.-Doz., Chefarzt der Hautabteilung
der Städtischen Krankenanstalten Mannheim

Mit einem Beitrag:

Die Aufgaben der Arbeitsschutzsalben

Von

R. Jäger

Institut für Kolloidforschung d. Joh. Wolfg. Goethe-Universität
Frankfurt a. M.

Mit 36 Abbildungen

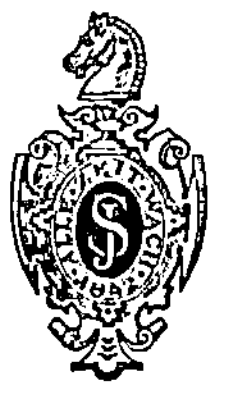

Berlin

Verlag von Julius Springer

1939

ISBN-13: 978-3-642-98732-8   e-ISBN-13: 978-3-642-99547-7
DOI: 10.1007/978-3-642-99547-7

Vorwort.

Die vorliegende Arbeit über Salben soll für den Arzt, der Hauttherapie treiben will oder auf percutanem Weg Heilmittel anzuwenden
pflegt, sowie für den Apotheker unter Berücksichtigung der neueren
Forschungsergebnisse ein Leitfaden sein. Es wurde durch enge Zusammenarbeit von chemischer und medizinischer Seite aus versucht,
Lücken zu schließen, die bisher in den Lehrbüchern über Hauttherapie
bestanden, und es sollen neue therapeutische Möglichkeiten gezeigt
werden. Dabei soll in übersichtlicher Form das Wissenswerte über
die wichtigsten Salbengrundlagen und gebräuchlichsten Salbenwirkstoffe
übermittelt und an klinischen Beispielen erörtert werden. Doch muß
eingangs schon betont werden, daß die klinische Beurteilung von Salbengrundlagen gewissen Schwierigkeiten unterliegt. Es war absolut notwendig, die sog. Simultanbehandlung an gleich erkrankten und symmetrischen Körperstellen heranzuziehen, um lokale Verschiedenheiten,
z. B. des Säuremantels der Haut, der Capillar- und Hautdrüsenbeschaffen-
heit nicht außer acht zu lassen. Es ist verständlich, daß die im Modellversuch gefundenen Ergebnisse oft mit den klinischen Ergebnissen
unerwartete Differenzen zeigen. Die verschiedene Reizempfindlichkeit
nichtsymmetrischer Körperstellen, ferner Unterschiede in der Salben-
verträglichkeit der verschiedenen Lebensalter, fehlerhafte Verbandtechnik, unzweckmäßiges Verhalten der Kranken, Außerachtlassung des
Schmelzpunktes der Salben und der dadurch bedingten „Schicht- oder
Dochtwirkung" sind Faktoren, die den klinischen Erfolg bei Reihen-
versuchen im voraus in Frage stellen und daher zu berücksichtigen
waren.

Aus diesen vielen Fehlerquellen, die eine kritische klinische Prüfung
erschweren, ist es wohl verständlich, daß die richtungsweisenden Arbeiten
von MONCORPS und PERUTZ bisher in der Praxis nicht den verdienten
Widerhall gefunden haben.

Es kann im Hinblick auf die Fortschritte und Erkenntnisse der
Dermatologie im letzten Jahrzehnt nicht geleugnet werden, daß die
Salbengrundlagen, ihre Beziehung zur Resorption oder Diffusion von
Wirkstoffen, um nur einiges hier zu nennen, ein Problem darstellen,
mit dem sich fast alle Disziplinen der Medizin neben der Dermatologie
und Kosmetik befassen sollten.

Die Anwendung fertiger Salben mit oft unübersehbaren Kompo-
sitionen oder Parfümierung kann nicht als Lösung bezeichnet werden.
Um so mehr muß aber die Herstellung einwandfreier Salbengrundlagen
wie haltbarer Fette oder Kohlenwasserstoffe von besonderer Reinheit
mit bestimmtem Schmelzpunkt gefordert werden. Dann wird es sich
auch bewerkstelligen lassen, daß durch Zusammenarbeit zwischen Arzt

und Apotheker unter Verwendung von Salbenmaschinen die feststehenden Salben des DAB. überall in gleicher Güte und mit gleicher Wirkung geliefert werden.

Dem Apotheker soll die Schrift die Auswahl der einzelnen Salbengrundlagen erleichtern und verständlich machen. Sie soll ihm all die Grenzgebiete näherbringen, in denen sich Pharmakognosie und Pharmakologie, Kolloidwissenschaft und Pharmazie begegnen, soll Themen besprechen, die überall gestreift, aber nirgends bearbeitet worden sind. Sie soll vor allem eine Brücke zwischen Arzt und Apotheker schlagen und jedem der beiden den Standpunkt und das Trachten des anderen verständlich machen. Sie soll dem Apotheker zeigen, warum der Dermatologe diese oder jene Forderung stellt und umgekehrt. Sie soll aber das altbekannte Wissen nicht wiederholen, wohl aber die Lehren der Kosmetik insoweit berücksichtigen, als nötig ist.

Das Buch soll und kann naturgemäß kein Spezialitätenlexikon sein und darf daher auch nicht als vollständige Liste für alle Neuigkeiten der Industrie gelten. Es greift vielmehr nur Typen aus dem Angebotenen heraus und will dem Leser an ihrem Beispiel das Verhalten der Wirkstoffe in verschiedenen Medien vor Augen führen.

Die Literatur der Dermatologen, Apotheker und Kosmetiker der letzten Jahre bis zum Beginn des Jahres 1939 sowie die älteren Arbeiten wurden berücksichtigt, ferner interessante Patente und Patentanmeldungen des In- und Auslandes. Es soll dadurch dem Leser die Möglichkeit gegeben werden, mit dem Erfinder in Verbindung zu treten. Die klinische Bearbeitung wurde von Schmidt-La Baume durchgeführt, die Literatur sowie die chemischen und pharmakologischen Versuche wurden von v. Czetsch bearbeitet. Den Abschnitt über die Aufgaben der Arbeitsschutzsalben schrieb R. Jäger, Frankfurt. Die großen Fett- und Vaselinmengen, die wir zu den Versuchen benötigten, wurden uns von der I.G. Farbenindustrie A.G. Werk Oppau zur Verfügung gestellt. Ein Teil der Salben, die klinisch verwendet wurden, ist in der Apotheke des Städt. Krankenhauses Mannheim hergestellt worden; wir danken Herrn Oberapotheker Völlm und seinen Mitarbeitern für diese Unterstützung.

Ludwigshafen a. Rh., Mannheim und Frankfurt a. M.,
im Juni 1939.

Die Verfasser.

Inhaltsverzeichnis.

Allgemeiner Teil.

Historischer Überblick. So alt wie die höheren Lebewesen sind die Hautkrankheiten, und ihre Bekämpfung mit Salben und Balsamen ist so alt wie die Menschheit. Die ältesten Literaturstellen, die Salben behandeln, sind ägyptische Papyri. Auch die Hellenen wußten schon, daß ein Bad die Haut verändert und empfindlicher macht und daß das Meerwasser reizt; man schützte sie durch Ersatz des beim Waschen emulgierten und abgelösten Hautfettes und begann so mit der kosmetischen Verwendung von Salben und Ölen. Der priesterliche Arzt des Orients wußte die Salben aus Ölen, Fetten, Harzen und Wachsen zu bereiten; sie fanden höchste Anerkennung in der Medizin, bei symbolischen und kultischen Handlungen wie bei Königskrönungen.

Der Arzt und der Apotheker des Mittelalters, sie alle verwendeten noch dieselben Grundstoffe zur Salbenherstellung. In alten Vorschriftsbüchern und Taxen finden wir das Fett aller Tiere: Bär, Gans, Ente, Huhn, Kapaun, Murmeltier, Dachs, Schlange, Hund und Schwein lieferten Salbengrundlagen. Hieran änderte sich bis ins späte 19. Jahrhundert wenig. Erst dann brachten das Vaselin, das gereinigte Wollfett, die gehärteten Trane und Öle, die überseeischen Pflanzenfette sowie die Kenntnis der Emulsionen eine neue Epoche, und damit setzten die Schwierigkeiten der Wahl ein. Heute steht uns eine große Menge von Salbengrundlagen zur Verfügung, doch wann und wo wir diese oder jene am zweckmäßigsten anwenden, wie wir die verschiedenen Eigenschaften der Salbengrundlagen und des inkorporierten Arzneimittels zur Heilung am besten heranziehen und wie wir Mißerfolge verhindern, das wissen wir bei weitem nicht immer.

Die Dermatologie hat alte empirisch gefundene Rezepte. Sind diese Vorschriften das Optimum? Kann man sie durch Ändern der Salbengrundlage verbessern? Bei der Borsalbe wurde das Schweinefett durch Vaselin ersetzt. Kommt dieser neuen Mischung noch die alte Wirkung zu? Lanolin-Vaselin-Gemische geben manche zugesetzten Medikamente schwerer ab als pflanzliche oder tierische Fette (JÄGER[1]). Berücksichtigen wir dies? Viele solche Fragen lassen sich aufstellen und bearbeiten. Wir müssen uns aber zuerst über die Grundlagen und deren chemisch-physikalische Konstanten ein Bild machen, das Bekannte vorüberziehen lassen und zuletzt die noch fehlenden Punkte zu klären trachten. Dann soll der Versuch gemacht werden, für die wichtigsten Salben die optimal wirksamen Grundlagen für die verschiedenen Indikationen zu finden und ungeeignete in einzelnen Fällen auszuschließen. Wir wissen ja nur in Ausnahmen, wie sich die inkorporierten Medi-

---

[1] JÄGER: Hippokrates **8**, 449 (1937).

kamente in der Salbe verhalten. Wir haben keine präzisen Angaben, für welches Medikament die eine, für welches die andere Salbengrundlage die beste ist (BRANDRUP[1]). Wir müssen aber darüber Bescheid wissen, denn es geht nicht an, daß wir die Tatsache, daß Vaselin nur $^1/_{40}$ der Salicylsäure gegenüber einer Öl-in-Wasser-Emulsion abgibt, vernachlässigen oder nicht berücksichtigen.

Einteilung der Salben nach den Bestandteilen der Grundlagen. Zunächst sei eine Klassifikation der vorhandenen Salbengrundstoffe gegeben:

1. *Fette (Fettsäureglycerinester)*. Hauptkennzeichen: Verseifbar.

a) *Öle:* Glyceride meist pflanzlichen Ursprungs, und zwar vom nichttrocknenden Olivenöltyp und vom trocknenden, hochungesättigten Leinöltyp, Übergänge zwischen den beiden Arten.

b) *Schmalze*, meist tierischen Ursprungs, aber auch Pflanzenfette. Beispiel: Schweinefett, gehärtetes Erdnußöl.

c) *Talge*, tierischen und pflanzlichen Ursprungs. Beispiel: Hammel- und Rindertalg.

2. *Paraffinkohlenwasserstoffe:* nicht verseifbar;

a) flüssig: Paraffinöl;

b) schmalzartig: Vaselin gebleicht und ungebleicht;

c) fest: Paraffine in pharmazeutischem Sinne, Ceresin.

3. *Wasser-in-Öl-Emulsionen:* Wassertropfen in Fetten oder Kohlenwasserstoffen als äußere Phase suspendiert. *Typ:* Cholesterinemulsionen, Hautfett.

4. *Öl-in-Wasser-Emulsionen:* Öltropfen in wäßriger äußerer Phase. *Typ:* Sahne, Lecithin-, Triäthanolamin- und fetthaltige Pflanzenschleimsalben.

5. *Wasserlösliche Salben:* Trockensalben; fettfreie Salben. Beispiel: Ungt. Glycerini, Gelatinesalben.

6. *Wachse*, tierischen und pflanzlichen Ursprungs: Fettsäureester, aber nicht des Glycerins, sondern mit anderen Alkoholen wie Myricylalkohol, Cholesterin. Beispiel: Wollfett, Bienenwachs.

Alkohole. Beispiel: Cetylalkohol, Cholesterin (meist Emulgatoren).

7. *Seifenhaltige Salben.* Beispiel: Naphthalan.

Büchernachweis. Die nun folgende zusammenfassende Besprechung der einzelnen Gruppen von Salbengrundlagen umfaßt die wichtigsten in der neueren Literatur beschriebenen Präparate und deren Beurteilung. Sie soll nur orientieren, kann und soll aber nicht die durchgearbeiteten Spezialwerke vollinhaltlich referieren und will vor allem keine Indikationstabelle darstellen. Wenn man sich eingehender informieren will, so sind folgende Werke zu empfehlen:

1. Deutsches Arzneibuch, 6. Ausg., sowie die Arzneibücher des Auslandes.
2. FÜRST: Grundriß der Arzneimittellehre für die Behandlung von Hautkrankheiten. Verlag Thieme.
3. HAGERS Handbuch der pharmazeutischen Praxis. 3. Aufl. Berlin: Julius Springer.
4. KERN: Angewandte Pharmazie. Deutscher Apotheker-Verlag.
5. MANN, H.: Die moderne Parfümerie (bearbeitet von WINTER). 4. Aufl. Wien: Julius Springer 1932.
6. Handbuch der Haut- und Geschlechtskrankheiten. Bd. V. 1. Pharmakologie der Haut, Arzneimittel. Allgemeine Therapie (PERUTZ, SIEBERT, WINTERNITZ). Berlin: Julius Springer 1930.
7. POUCHER, W.: Perfumes, Cosmetics, Soaps. London: Chapman and Hall 1938.
8. LANGE: Die Technik der Emulsionen. Berlin: Julius Springer 1929.

---

[1] BRANDRUP: Pharmaz. Z.halle Dtschld **75**, 589 (1934).

9. Rapp: Wissenschaftliche Rezeptur und Defektur. 2. Aufl. Berlin: Julius Springer.
10. Sido: Neues Manual für praktische Pharmazie. 2. Aufl. Berlin: Julius Springer.
11. Truttwin: Handbuch der kosmetischen Chemie. 2. Aufl. Leipzig: J. A. Barth 1924.
12. Wagner, A.: Die Herstellung von Hautcremen in der Praxis. Verlag für Chemische Industrie 1939.
13. Winter: Handbuch der gesamten Parfümerie und Kosmetik. 2. Aufl. Berlin: Julius Springer 1932.
14. Weichherz-Schröder: Fabrikationsmethoden für galenische Arzneimittel und Arzneiformen. Wien: Julius Springer 1930.
15. Wojahn: Kurze Einführung in die galenische Pharmazie. Verlag Steinkopff.
16. Eichholtz: Lehrbuch der Pharmakologie. Berlin: Julius Springer 1939.
17. Poulsson: Lehrbuch der Pharmakologie. Leipzig: Hirzel.
18. Meyer, Gottlieb: Die experimentelle Pharmakologie als Grundlage der Arzneibehandlung. Berlin: Urban & Schwarzenberg.
19. Janistyn: Kosmetisches Praktikum II. Augsburg: Ziolkowsky 1937.
20. Paschkis: Kosmetik für Ärzte. Wien: Hölder, Pichler, Tempsky 1923.
21. Schäffer, Zieler, Siebert: Behandlung der Haut- und Geschlechtskrankheiten. Berlin: Urban & Schwarzenberg.
22. Lichtwitz, Liesegang Spiro: Medizinische Kolloidlehre. Verlag Steinkopff.

Fette.

Unter dieser Gruppe wollen wir, dem Chemiker folgend, alle, also feste, flüssige und schmalzige Fettsäureglycerinester verstehen. Die Klassifikation ermöglicht auf den ersten Blick eine Beurteilung der chemischen Eigenschaften und ist klarer als eine Einteilung nach Konsistenz und Unterteilung nach dem Ursprung. Gerade die Hervorhebung des Ursprunges statt der chemischen Eigenschaften hat den mineralischen Produkten Eingang in die Pharmazie auch dort gewährt, wo sie nicht am Platze sind. Man sprach von Mineralfetten, ließ arglos, der Unterschiebung Vorschub leistend, das den Ursprung anzeigende Wort Mineral weg, und auf einmal war Vaselin ein Fettstoff, ja sogar ein hautaffines Hautnährmittel.

Schweineschmalz. Um auf die Fette zurückzukommen, wollen wir uns vorwiegend mit den wichtigsten, den schmalzartigen Produkten beschäftigen, besonders mit seinem klassischen Vertreter, dem Schweineschmalz, denn andere Fette wie Medulla bovinum, Rinderknochenmark, haben an Bedeutung schon lange verloren. Es war bis zur Einführung des Vaselins die verbreitetste Salbengrundlage. Infolge seiner begrenzten Haltbarkeit wurde es aber seither immer mehr in den Hintergrund gedrängt. Trotz seiner Nachteile wird es nach Zumbusch (zitiert bei Rapp) immer seinen Platz in der Therapie behalten, da es am besten schmiert, reizlos ist, mit Seife leicht abgewaschen werden kann und von den meisten Ekzemhäuten vertragen wird. Die Medikamentenabgabe aus Adeps suillus ist gut. Man vergleiche nach Atma[1] nur die Heilwirkung einer Schweineschmalzsalbe mit der einer Stearatcreme.

Um das Schweinefett in der Therapie wieder auf den verdienten Platz zu setzen, sind Versuche gemacht worden, ihm die unerwünschten Eigenschaften zu nehmen. Die älteste Maßnahme ist die Entwässerung

---

[1] Atma: Dtsch. med. Wschr. **1926**, 5.

und der von E. WILSON vorgeschlagene Zusatz von Benzoeharz, in dem nach HUSA[1] das Koniferylbenzoat wirksam ist und der Neigung zum Ranzigwerden mit einem gewissen Erfolg entgegenwirkt. Wie weit dies zutrifft, sollen einige Zahlen aus unseren Protokollen zeigen.

In einer Apotheke wurde aus einer Portion Schweinefett ein Teil ohne Benzoe aufbewahrt, ein anderer wurde zu Adeps suil. benz. verarbeitet. Wir kauften von beiden Partien und erhielten folgende Daten:

	LEA-Zahl	Kreis-Reaktion	FELLENBERG-Reaktion	TÄUFEL-THALER-Reaktion	STAMM-KORPACZY-Reaktion
Schweinefett	62,6	++	++++++	+	++++
Adeps benzoatus, verschlossen aufbewahrt	1,96	+ gerade erkennbar	++++	—	++

Beide Proben wurden nun 14 Tage lang unter Licht- und Luftzutritt aufbewahrt. Die Reaktionen hatten sich wie folgt verschoben:

Schweinefett	200	+++	++++++	++	++++++
Adeps benzoatus . .	12,5	+	++++++	—	++++

Die einzelnen Reaktionen kennzeichnen folgendes:

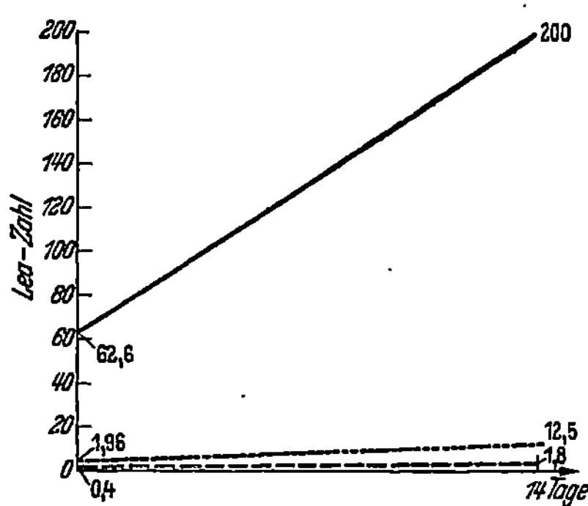

Abb. 1. —•—— Anstieg der LEA-Zahl des Adeps suillus. ------- Anstieg der LEA-Zahl des Adeps suillus benzoatus. — — — Anstieg der LEA-Zahl eines hydrierten synthetischen Fettes. Text hierüber S. 7.

1. LEA-*Zahl* = Menge Peroxyd (Einleitung zum Ranzigwerden).

2. FELLENBERG-*Reaktion* = Aldehydranzigkeit.

3. *Kreisreaktion* = Vorhandensein von Epihydrinaldehyd (aus der Ölsäurespaltung, daher nur bei ungesättigten Fetten, z. B. Naturfetten).

4. TÄUFEL-THALER-*Reaktion* = Methylketone (Parfümranzigkeit).

5. STAMM-KORPACZY-*Reaktion* = Mechanismus nicht geklärt, vermutlich Oxysäuren.

Kurvenmäßig ergibt die LEA-Zahl nebenstehendes Bild:

Es zeigt sich also eine gewisse Hemmung, aber keineswegs eine Verhinderung der Ranziditätsneigung durch die Benzoinierung. Dazu kommt noch, daß, wie schon SCHMATOLLA[2] festgestellt hat, vom Benzoeharz nur wenige Prozent im Adeps zur Lösung und mithin zur Wirkung kommen. Man sollte es daher und um evtl. eintretende Idiosynkrasien zu vermeiden, durch ein modernes Desinfiziens, etwa vom Nipagintypus, ersetzen. Die Kosmetik bedient sich dieser Mittel längst. Alle ihre Öl-in-Wasser-Emulsionen, viele Tragant- und Fettcremes wären sonst nicht haltbar.

[1] HUSA: Dtsch. Apoth. Ztg. **49**, 1538 (1934).
[2] SCHMATOLLA: Pharmaz. Ztg **56**, 727 (1932).

Einen anderen Weg zur Ausschaltung der Nachteile des Schweinefettes schlägt BRANDRUP[1] vor, indem er den Zusatz von 5% Cetylalkohol empfiehlt. Durch die Zugabe wird die Ranziditätsneigung herabgesetzt, es entsteht eine Salbengrundlage, die haltbar ist und sich mit Wasser gut emulgiert. Die Vorschläge für die Austriaca IX haben deshalb auch als Ungt. simplex eine Salbe enthalten, die 10% Cetylalkohol in 90% Schweinefett enthalten sollte. Weiters sollte nach HUMMER[2] ein durch Zusatz von Walrat härter gemachtes Schweinefett für Kühlsalben, chirurgische und Wundsalben in Betracht gezogen werden. Vaselin sollte nur zur Herstellung von Decksalben zur Anwendung kommen.

Um die Neigung zum Ranzigwerden herabzusetzen, kann man das geschmolzene Schweineschmalz durch Einarbeiten von 3% wasserfreiem, fein gepulvertem Natriumsulfat trocknen, dieses abfiltrieren und das Fett in vollen Flaschen vor Licht geschützt aufbewahren. Nach dieser Vorbehandlung hält es sich nach HORKHEIMER[3] *ohne Zusätze* mindestens 3 Monate. Die Bedeutung der richtigen Lagerung, die das Ranzigwerden verzögert, hebt SIDO[4] hervor. Er wendet sich gegen lichtdurchlässige Öl- und Salbengefäße.

Soweit die Versuche, das Schweineschmalz selbst zu verbessern. VESTERLING[5] ging weiter, er hat für das mittlerweile ohne Berücksichtigung seines Vorschlages erschienene DAB 6 die Streichung des Schweineschmalzes angeregt. Zu seiner Prüfung sei die Beschaffung eines Refraktometers nötig. Da ein solcher Apparat für den Apotheker untragbar sei, soll das Fett durch Adeps Lanae, Ungt. adipis Lanae und das Ungt. neutrale der Kriegszeit (Wollfett und Paraffinsalbe) ersetzt werden. Ein solcher Vorschlag berücksichtigt die Erfahrungen der Dermatologen zu wenig.

Nächst der schlechten Haltbarkeit ist die niedrige Wasserzahl von 7,5 ein Nachteil des Schweinefettes, wobei unter Wasserzahl (abgekürzt WZ.) nach CASPARIS und MEYER[6] die Höchstmenge Wasser, die 100 g einer wasserfreien Salbengrundlage bei Zimmertemperatur dauernd festhalten können, zu verstehen ist. Allein der Zusatz von 2% Cetylalkohol läßt sie bereits auf 240 hinaufschnellen (heiß einarbeiten und bis zum Erkalten rühren). Wollfett in Mengen von 15% zugesetzt, erhöht die WZ. auf 70. Wachs läßt die Zahl bei 10% Zusatz nur auf 26 hinaufsteigen (MEYER)[7].

Synthetische Fette. Aussichtsreicher als die Bemühungen, Schweinefett zu konservieren, erscheinen die Versuche, es durch *vollwertige Glyceride* ähnlicher Konstitution und Konsistenz zu ersetzen. Das Schweizer Arzneibuch, 5. Ausgabe, hat partiell hydriertes Erdnußöl mit

---

[1] BRANDRUP: Vortrag auf der deutschen Naturforscher- und Ärztetagung **1934.**
[2] HUMMER: Vortrag, zit. im Parfumeur **40,** 726 (1933).
[3] HORKHEIMER: Pharmaz. Ztg. **5,** 60 (1934).
[4] SIDO: Pharmaz. Ztg **5,** 60 (1934).
[5] VESTERLING: Pharmaz. Z.halle Dtschld **12,** 143 (1923).
[6] CASPARIS u. MEYER: Pharm. acta helvetica **1936,** 1.
[7] MEYER: Diss. Bern 1936.

einer Jodzahl zwischen 63 und 75, dem Schmelzpunkt zwischen 38 und 41° und der Verseifungszahl von etwa 190 eingeführt. Es ging damit als modernstes Arzneibuch als erstes bewußt den Weg, der vom Vaselin weg zu einem vollwertigen Ersatz des Schweinefettes führt. Das eben erst in seiner 11. Ausgabe neu herausgekommene Arzneibuch der USA. ging auch vom Schweinefett ab, seine Salbengrundlagen wurden aber, wie Harms[1] bemerkt, unphysiologischer, da als Ungt. simplex ein Gemisch von je 5 Teilen Wachs und Wollfett und 90 Teilen Vaselin angegeben wird.

Das in der Schweiz verwendete Fett wird von den Astra Öl- und Fettwerken Steffisburg hergestellt und hat ohne Zusatz von fremden Emulgatoren bereits eine WZ. von 75. Seine wasserbindenden Eigenschaften, die durch Wollfettzusatz nicht verbessert werden, beruhen nach Schenk[2] auf Mono- und Diglyceridgehalt des Produktes. Diese nur teilweise veresterten Glyceride entstehen bei der Hydrierung, werden also nicht zugesetzt. Ihre emulgierende Wirkung ist bekannt und z. B. im Amer. P. 926369, das Monoglyceridzusatz als Emulgator für Speisezwecke schützt, beschrieben worden.

Nach Fedorova[3] haben die Russen ebenfalls gehärtete Fette in die Dermatologie eingeführt. Schamuilow, Batkina und Benjamowitsch[4] empfehlen insbesondere das hydrierte Sonnenblumenöl, ein salbenartiges, auf der Haut schmelzendes Produkt, das indifferent ist und die Haut entspannt. Fiero[5] wiederum empfiehlt hydriertes Ricinusöl vom Fp. 42 bzw. 82° als weiche bzw. harte Salbengrundlage. Das Produkt wird schwer ranzig, nimmt viel Wasser auf und mischt sich mit Alkohol. Das Jap. P. 4475/35 schützt ein Verfahren zur Herstellung von Salben aus Sojaöl. Das hydrierte Öl wird als Salbengrundlage im Jap. P. 2077/35 beschrieben. Eine ungarische chemische Fabrik, die Neovasol Vegyipari KFT, hat sich gehärtete Öle wie Kürbiskernöl, Sojaöl, Ricinusöl und Lebertran als Salbengrundlagen schützen lassen. Da die WZ. dieser Produkte kleiner als 2 ist, müssen im Bedarfsfalle Emulgatoren zugesetzt werden. Als Konservierungsmittel werden Benzoate und Salicylsäure empfohlen. Auch gehärtetes Walfett, für sich allein oder mit Emulgatorzusätzen, ist brauchbar und wird von Kaufmann, Memmesheimer, Mulzer, Schmalfuss und Lottermoser in einer Gemeinschaftsarbeit auf seine Brauchbarkeit geprüft[6].

Auch Glyceride, die besonders schwer ranzig werden, ohne aber hydriert zu sein, hat man zur Salbenherstellung herangezogen; so die Fulwebutter (Fp. 39°). Sie wird in Indien aus dem Samen des Butterbaumes gewonnen, hält sich selbst im tropischen Klima monatelang, ohne sich zu verändern, und soll insbesondere für kosmetische Zwecke sehr geeignet sein[7]. Auch aus dem Lebertran können Glyceride von

[1] Harms: Dtsch. Apoth.-Ztg 104, 1538 (1938).
[2] Schenk: Diss. Bern 1938.
[3] Fedorova: Vestn. Ven. i. Derm. 1938, 19.
[4] Schamuilow, Batkina u. Benjamowitsch: Vestn. Ven. i Derm. 2, 194 (1937).
[5] Fiero: J. amer. pharmaceut. Assoc. 25, 862 (1936).
[6] Kaufmann, Memmesheimer, Mulzer, Schmalfuss u. Lottermoser: Fette u. Seifen 1938, 1. [7] Notiz in Seifensieder-Ztg 61, Nr 27.

Fettsäuren, die sich zur Herstellung von Salben eignen, durch Tiefkühlung gewonnen werden[1].

Ein weiteres Produkt ist *Cetiol*, ein nach Angabe des Herstellers (Deutsche Hydrierwerke) aus tierischen Fetten gewonnener, veredelter, flüssiger Wachsester, der sehr beständig ist und nicht ranzig wird. Er besteht aus hochmolekularen Estern, die dem Hautfett ähneln, und dringt leicht in die Haut ein, ohne einen fettigen Glanz zu hinterlassen. Näheres über Cetiol und ein ähnliches Produkt derselben Firma, Ocenol K, teilt JANISTYN[2] mit.

Artadeps, Chem. Fabrik Tempelhof, vom Schmelzpunkt 41,5°, der WZ. 32,5, der Jodzahl 13,5 und dem Säuregrad 0,54, ist erst in allerletzter Zeit dem Handel übergeben worden. Es soll Schweinefett ersetzen und wird sehr schwer ranzig und besteht aus wenig Fettsäureestern und vielen Kohlenwasserstoffen.

Neue Salbengrundlagen werden in nächster Zeit auch in den synthetischen Fettsäureglyceriden der I. G. Farbenindustrie A.G. zur Verfügung stehen. Diese gesättigten Produkte mit einer Jodzahl von 0—10 Unverseifbarem um 1%, einer Säurezahl unter 1, einer Verseifungszahl um 240 und einer WZ. von über 120 ähneln chemisch den vollkommen hydrierten Ölen. Sie sind streichbar wie Schweinefett und werden nur sehr schwer ranzig. Die LEA-Zahl, die bei der Kurve auf S. 4 eingezeichnet ist, zeigt ihr Verhalten gegenüber dem konservierten und naturbelassenen Fett eindeutig.

Die Fette, die aus Braunkohlenparaffinen und Glycerin erzeugt werden, sind in Talg- und Schmalzform herstellbar und enthalten keine Kohlenwasserstoffe.

Adeps induratus ist von flüssigen Bestandteilen durch Pressen befreites Schweinefett, das vor allem in den Tropen Verwendung findet. Ungt. simplex von UNNA ist eine 2:1-Mischung von benzoiniertem Fett und Öl.

Außer den schmalzartigen Glyceriden besitzen noch die festen, wie z. B. Kakaobutter, sowie die Öle in der Pharmazie Interesse.

Kakaobutter, ein Gemisch der Glyceride der Palmitin-, Stearinund Ölsäure, dient in den Salben zur Regelung des Schmelzpunktes sowie, gleich dem *Hammel-*, *Rinder-* und *Hirschtalg*, zur Versteifung. Den gegenteiligen Zweck verfolgt der Zusatz von *fetten Ölen*, Erdnußöl, von Lein- und Mohnöl, die infolge ihres ungesättigten Charakters Jod und Schwefel addieren, Olivenöl, Sesamöl, Ricinusöl, Cottonöl, Buchenkernöl (sehr gut verwendbar). Mandelöl ist dünnflüssig, hat großes Eindringungsvermögen, wird aber leicht ranzig. Es ist hier nicht der Ort, alle diese Öle und Fette eingehend zu besprechen, sie folgen mehr oder minder dem Schweineschmalz in ihrem Verhalten auf der Haut. Ihre pharmazeutischen Eigenschaften wurden schon oft beschrieben. Die Unterschiede sind zudem nur graduell, nicht generell wie zwischen Fetten und Paraffinkohlenwasserstoffen. Es sei daher nur auf die Arzneibücher, auf HAGERS Handbuch und auf TRUTTWIN verwiesen.

---

[1] Madaus DRP. 626432. [2] JANISTYN: Dtsche Parf.Ztg. **1936**, 6.

Soll man nun gesättigte oder ungesättigte Fettsäuren verwenden?
Die ungesättigten Körper sind, wie wir von den Schlafmitteln her schon
wissen, wirksamer und aktiver als gesättigte. Im Granugenol, vielleicht
auch in den Harz- und Chlorophyllsalben, sind es die ungesättigten
Anteile, die granulierend wirken. Schieferölpräparate verlieren ihren
Wert, sobald die Doppelbindungen abgesättigt werden. Die Multivalsalbe ist auf Grund ihrer ungesättigten Fettsäuren wirksam, ebenso
teilweise der Lebertran. LÖHR, UNGER und ZACHER[1] haben den Wert
der ungesättigten Anteile nachgewiesen. SEIRING[2] befaßte sich damit,
so daß wir an den Beobachtungen nicht vorbeigehen dürfen, wenigstens
soweit wir chirurgische Indikationen vor uns haben. Es dürfte sich daher
empfehlen, bei Salben, deren granulationsanregende Wirkung im Vordergrund steht, auf das Vorhandensein ungesättigter Anteile zu achten.
Wir haben dementsprechend bei derartigen Salben die vollkommen
gesättigten synthetischen Fette nicht ausschließlich verwendet, sondern
auch ein Gemisch von 7 Teilen festem Fett, $1^1/_2$ Teilen Erdnußöl und
$1^1/_2$ Teilen Lebertran geprüft. Das Produkt, das eine Jodzahl von
etwa 30 hatte, war pharmazeutisch als Grundlage befriedigend.

Dermatologisch waren die Vorteile der ungesättigten Anteile aber
nicht hervorstechend. Das oben angegebene Gemisch wirkte z. B. in
Form einer Borsalbe bei Vergleichsversuchen am Menschen bei einem
Pemphigus nicht anders als die Fette allein. Es ist möglich, daß nur
gewisse ungesättigte Fettsäuren, z. B. die des Lebertrans, wenn sie
einen bestimmten Prozentsatz überschreiten, wirksam sind.

Die Fette und Öle werden für sich allein oder als Bestandteil der
Emulsionen beider Typen verabreicht und stellen gut eindringende
Medikamententräger dar. Jedes Fett besitzt für sich allein auch ohne
Zusatz von Emulgatoren eine gewisse Wasseraufnahmefähigkeit. Diese
Eigenschaft der Fette steht nur in scheinbarem Widerspruch zu der Tatsache, daß es ohne Emulgatoren keine Emulsionsbildung gibt. Denn
die Fette enthalten eben schon von Natur aus geringe Prozentsätze an
Emulgatoren: Naturfette z. B. Sterine, gehärtetes Erdnußöl und die
synthetischen Produkte vermutlich Mono- und Diglyceride, oder sie
bilden keine echten, sondern nur Pseudoemulsionen, in denen die Verteilung des Wassers nur durch die Zähigkeit der Materie erhalten bleibt.

Die Fette, Öle und Talge sind infolge ihrer guten Verträglichkeit,
ihrer „Hautaffinität" und ihrer Eigenschaft, viele eingearbeitete Medikamente gut zur lokalen Wirkung und Resorption zu bringen, wichtige
Salbengrundlagen. Die Nachteile, deren Auftreten die Bedeutung der
Fette zurückgedrängt hat, sind korrigierbar. Es gibt Glyceride, in
denen sie bereits behoben sind. In manchen Fällen müssen wir, um
wirksame Salben zu erzielen, teilweise ungesättigte Fette verwenden
(s. Jodsalben). Auch zur Wundheilung scheinen bestimmte ungesättigte
Anteile besser zu sein, so daß vollkommen hydrierte Fette mit einem
Zusatz von Ölen, die freie Doppelbindungen enthalten wie Lebertran,
„aktiviert" werden sollten.

---

[1] LÖHR, UNGER u. ZACHER: Münch. med. Wschr. **1937**, 47.
[2] SEIRING: Münch. med. Wschr. **1936**, 40.

Paraffinkohlenwasserstoffe.

Unter diesem Kapitel sind ölartige, geschmeidig streichbare und feste, in der unbelebten Natur vorkommende oder aus ihren Rohstoffen gewinnbare Produkte zu verstehen.

1. *Ölartige Substanzen:*

a) Petroleum, das bekannte Erdöldestillationsprodukt.

b) Paraffinöl, Paraffinum liquidum, aus den über 360° siedenden Anteilen des Erdöls durch Destillation und Raffination gewinnbar.

c) Vaselinöl wird aus Rohparaffinen ausgepreßt, es wird in den meisten Büchern mit Paraffinöl identifiziert.

2. *Salbig geschmeidig streichbare Substanzen:*

a) Vaselinum flavum wird aus den Rückständen der Petroleumraffination gewonnen.

b) Vaselinum album wird aus dem gelben Vaselin durch Entfärben hergestellt.

c) Ungt. paraffini wird durch Zusammenschmelzen von Paraffinöl und festem Paraffin, gegebenenfalls unter Zusatz von Wollfett, hergestellt; eine Abart stellt das Ungt. durum, das ebenfalls aus festem und flüssigem Paraffin besteht, dar.

d) Künstliches Vaselin kann praktisch mit Ungt. paraffini gleichgesetzt werden.

e) Synthetisches Vaselin wird aus Braunkohlenparaffinen durch Hydrierung erzeugt.

3. *Feste Körper:*

a) Paraffinum solidum wird aus Erdölrückständen oder bei der Braunkohlenschwelung und Benzinsynthese gewonnen.

b) Ceresin ist besonders gereinigter Ozokerit (Erdwachs).

Petroleum ist ein gutes Mittel gegen tierische Parasiten. VEYRIÈRES[1] empfiehlt es, gegebenenfalls mit Cumarin parfümiert, in einer Salbe, die 2 Teile mit je 1 Teil Adeps Lanae und Wachs enthält.

Paraffinum liquid. ist ein häufiger Bestandteil der Salben. Der Zusatz hat den Zweck, die Präparate geschmeidiger zu machen; außerdem wirkt es sich günstig auf den Preis aus. Als Trägersubstanz für Nasenöl u. dgl. empfiehlt es sich nicht, da es gelegentlich aspiriert werden kann und so bisweilen zu Paraffinpneumonien führt (EICHHOLTZ)[2].

GROSSMANN und SIMON[3] empfehlen Paraffinum liquid. als Zusatz zu wasserfreien weichen Salben, die z. B. zur Behandlung von Verbrennungen dienen sollen, da es nicht ranzig wird. Außerdem habe es epithelisierende Eigenschaften, wie sie das Granugenol Knoll besitze. Dazu ist jedoch zu sagen, daß Granugenol kein Paraffinöl ist, sondern aus besonderen Chargen bestimmter petroleumartiger Erdölfraktionen ausgewählt wird. Es unterscheidet sich prinzipiell vom Paraffinum liquid. durch den Besitz von Doppelbindungen, die hier Träger der granulationsanregenden Eigenschaften sind. Paraffinum liquid. soll keine Doppelbindungen besitzen, ihm fehlt auch die Heilwirkung. Granugenol ist ein Medikament, aber keine Salbengrundlage. Paraffinöl ist eine Salbengrundlage; es wäre verfehlt, es irrtümlich zum heilenden Medikament machen zu wollen und damit z. B. eine Granugenpaste nachzuahmen.

---

[1] VEYRIÈRES: Rev. franç. Dermat. **1925**, 1.

[2] EICHHOLTZ: Lehrbuch der Pharmakologie, S. 78. Berlin: Julius Springer 1939.

[3] GROSSMANN u. SIMON: Med. Welt **1935**, Nr 32.

Die schmalzigen Paraffinkohlenwasserstoffe sind in den letzten
50 Jahren die wichtigsten Salbengrundlagen geworden, insbesondere
das Vaselin, das sich durch seine große Indifferenz und praktisch
unbeschränkte Haltbarkeit auszeichnet. Es wurde von Chesebrough
im Jahre 1871 entdeckt, von Piffard im Jahre 1876 in New York
und kurz danach von Kaposi[1] in Europa in die Dermatologie eingeführt
und hat immer mehr Bedeutung erlangt, obgleich sowohl dem Dermatologen, der die Salben verbraucht, als auch dem Apotheker, der sie herstellt, die Nachteile des Präparates wohl bekannt sind, so daß das Suchen
nach neuen und besseren Präparaten schon verhältnismäßig früh ein-
setzte. So ist Zumbusch (zitiert bei Rapp) unter den Dermatologen als
Gegner des Vaselins aufgetreten. Er führt als Beispiel an, daß das
Ungt. Diachylon, das nach dem DAB 6 mit Vaselin bereitet wird, dem
nach der österreichischen Pharmakopoe Nr. 8 mit Schweinefett hergestellten Präparat unterlegen ist. Vaselin vermag die Krusten bei
der Ekzembehandlung nicht zu lösen und sei außerdem überhaupt bei
Ekzemhäuten verpönt. Die deutsche Arzneibuchvorschrift gestatte
es daher nicht mehr, die genannte Salbe zur Ekzembehandlung heranzuziehen. Rapp glaubt, die große Verbreitung des Vaselins auf die
pharmazeutische Industrie zurückführen zu müssen. Deren Salben müssen
besonders haltbar sein und würden deshalb mit Vaselin bereitet. Es muß
jedoch darauf hingewiesen werden, daß das deutsche Arzneibuch den mit
Vaselin hergestellten Salben den größten Raum zubilligt und daß auch
die Apotheker Vaselin für die Herstellung von Hausspezialitäten schätzen.

Als weiterer Nachteil des Vaselins wird vom Dermatologen angeführt,
daß es bisweilen Reizungen verursacht, und zwar wird immer wieder
hervorgehoben, daß das weiße Vaselin, also das anscheinend reinere
Produkt, mehr reizt als das gelbe. Die Ursache hierfür scheint in den
Rückständen aus dem Bleichvorgang zu liegen (s. auch Moncorps S. 46).

Unerwünscht ist ferner die Eigenschaft, die Poren zu verstopfen,
so daß die Perspiratio insensibilis an den mit Vaselin bedeckten Hautstellen, wie Rothmann[2] mitteilt, um 40—60% gehemmt wird, wogegen
Zinkpaste nur eine 20—33proz. Behinderung verursacht. Diese unerwünschte Eigenschaft muß berücksichtigt werden, wenn eine Salbe
auf große Körperpartien aufgetragen werden soll. Man wird hier echte
Fette oder Öle oder daraus hergestellte Emulsionen verwenden, da
durch diese Grundlagen der Gasaustausch weniger behindert wird und
die Gefahr einer Wärmestauung vermieden werden kann. Auch ist
die Hautreinigung ausschließlich mit Vaselin oder ähnlichen Produkten
nicht empfehlenswert, da sie nach Oppenheim wie auch nach Matras
zu Schädigungen führen kann[3] (Paraffinwarze).

Memmesheimer[4] beschreibt ein Vaselinoderma, das die Form einer
Diehlschen Melanose zeigte und auftrat, weil ein nässender Fleck der
Wange dauernd mit Vaselin behandelt wurde.

---

[1] Kaposi: Wien. med. Wschr. 1878, 17.
[2] Rothmann: Arch. f. Dermat. 131, 549 (1921).
[3] Zit. im Zbl. Hautkrkh. 54, 226; ferner Wien. med. Wschr. 1936, 14 u. 18.
[4] Memmesheimer: Dermat. Wschr. 1937, 40.

Auch in der Kosmetik, in der Vaselin in verschiedenen Cremes enthalten ist und als Hautnährstoff u. dgl. bisweilen empfohlen wird, mehren sich die Stimmen gegen dieses Produkt, nicht zuletzt, weil die Kosmetiker über Idiosynkrasien gegen Vaselin fast noch mehr zu klagen haben als die Dermatologen. SIMON[1] berichtet, daß Reklamationen wegen Unverträglichkeit des Vaselins auch dann noch auftreten, wenn der Forderung von SCHWARZ[2] entsprechend ausschließlich DAB 6-Ware verwendet wird. Er führt dies auf den Umstand zurück, daß Cosmetica nicht wie Medikamente gelegentlich, sondern tagaus, tagein verwendet werden. SCHWARZ[3] weist die Hersteller der Cosmetica darauf hin, daß vaselinhaltige Cremes überall da nicht geeignet sind, wo der Haut verlorengegangenes Fett zugesetzt werden soll oder wo Vaselin als Fettkörper die Resorption von Arzneimitteln gewährleisten soll. Es werde wegen seiner leichten Streichbarkeit zwar vom Laien als ideales Fettmittel bestaunt, eigne sich aber wohl nur als Abschminkmittel.

Ein weiterer Nachteil des Vaselins, den der Apotheker bei der Verarbeitung spürt, ist die Eigenschaft, nur wenig Wasser aufzunehmen. Nach CASPARIS und MEYER[4] zeigen die bekanntesten Sorten folgende Wasserzahlen:

Vaselinum	fl. Wilburine	WZ.	15,6%
„	alb. Wilburine	„	12,35%
„	fl. Br.	„	10,5%
„	alb. Br. Wilburine	„	8,1%
„	fl. Chesebrough	„	9,3%

Die gebräuchlichsten Sorten nehmen danach zwischen 8 und 15% Wasser auf, eine Eigenschaft, die nicht auf den im Vaselin etwa vorhandenen Emulgatoren, sondern ausschließlich auf der Viscosität beruht. Es bilden sich nur Pseudoemulsionen, worauf schon das mikroskopische Bild der Wasser-Vaselin-Verreibung hinweist, das grobe und ungleichmäßige Dispersion zeigt[5] (MEYER).

Da die verschiedensten Emulgatoren zur Verfügung stehen, fehlt es nicht an Versuchen, mit ihrer Hilfe wasseraufnehmendes Vaselin herzustellen. Altbekannt ist das Ungt. molle, das seine Wasseraufnahme dem Wollfett verdankt. Alle diese Mischungen mit Wollfett und Wasser ergeben echte Emulsionen. So bewirkt bereits ein Zusatz von 5% Adeps Lanae eine Zunahme der WZ. auf 78. Weitere Erhöhung des Wollfettanteils steigert die Wasseraufnahme nur mehr geringfügig.

GORIS und LIOT[6] empfehlen den Zusatz von 0,5—1% Cholesterin. Diese Beimischung gestattet die Zuführung von 10—20% Wasser oder Arzneistofflösungen, mit denen es eine homogene Salbe bildet. Der Preis werde durch den Cholesterinzusatz nicht wesentlich erhöht.

Cetylalkoholzusatz verbessert die Wasseraufnahmefähigkeit des Vaselins ebenfalls. Die höchste WZ., die um 50 liegt und je nach der Vaselinmarke schwankt, ergibt der 5proz. Zusatz.

---

[1] SIMON: Parfumeur **1934**, 25, 496.
[2] SCHWARZ: Parfumeur **1934**, 25, 459.   [3] SCHWARZ: Parfumeur **1937**, 25, 455.
[4] CASPARIS und MEYER: Pharm. Acta helvet. **1936**, 1.
[5] MEYER: Diss. Bern 1936.
[6] GORIS u. LIOT: Rep. de Pharmac. **81**, 323 (1925).

Cetylalkohol und Wollfett können auch gleichzeitig verwendet werden. So hat, um die Wasseraufnahmefähigkeit besonders günstig zu gestalten, das schon oft zitierte Schweizer Arzneibuch das Ungt. cetylicum aufgenommen. Es setzt sich aus 4 Teilen Cetylalkohol, 10 Teilen Wollfett und 86 Teilen Vaselin alb. zusammen und ergibt je nach dem verwendeten Vaselin eine WZ. von 70—118[1] (MEYER).

WRATSCHKO hat auf einem anderen Weg den Versuch gemacht, ein wasserbindendes Vaselin herzustellen[2], indem er Glycerin mit Vaseline erhitzte. Hierdurch soll eine Polymerisation ausgelöst werden, durch die das so behandelte Vaselin die Fähigkeit erhält, Wasser im Verhältnis 2:1 aufzunehmen. Das derartig präparierte Vaselin ist etwas dunkler als das Naturprodukt. Es wird durch diese Behandlung nicht wesentlich teurer. Das Präparat war bei seiner pharmakologischen Prüfung als reizlose Salbengrundlage bestätigt worden, hat sich jedoch bisher nicht allgemein durchgesetzt.

Hiermit sind die Eigenschaften des Vaselins bearbeitet und die Versuche, die Nachteile auszumerzen, besprochen. Es seien der Vollständigkeit halber noch 2 Patente angeführt, die gerade Vaseline als Salbengrundlage angeben. Das erste, das DRP. 487315, nimmt Vaselin, das mit Wasser sich zersetzende Stoffe umhüllt, zur Verarbeitung mit leuchtenden Metallsalzen, wie Strontium-Bisulfid oder Phosphor (blauleuchtend). Der Erfinder versprach sich von derartigen Leuchtsalben neuartige therapeutische Effekte. Das Amer. P. 1919055 läßt Vaselin mit UV.-Licht bestrahlen; es werde dadurch vom Medikamententräger zum Medikament, werde bactericid, soll strahlende Energien enthalten, Wunden zur Heilung bringen und Brandwunden lindern.

Das Ungt. Paraffini, eine Mischung aus festem und flüssigem Paraffin, ist indifferent, in seiner Konsistenz aber nicht so haltbar wie Vaselin, da das Paraffin darin zur Krystallisation neigt. . Es ist auch nicht so zügig wie Vaselin. Es wurde in den letzten Jahren von vielen Dermatologen bekämpft und ist, in der Therapie zurückgedrängt, aus dem Arzneibuch verschwunden. Der Arzt stellt bei den mit dieser Grundlage hergestellten Bor- und anderen Salben oft Unverträglichkeitserscheinungen fest. Auch der Apotheker schätzt es auf Grund seiner Neigung zur Entmischung nicht. Im übrigen ist nicht nur das Präparat selbst, sondern es sind auch die Salben, deren Grundlage Ungt. Paraffini darstellt, nicht sehr haltbar. So wird die in der englischen Pharmakopoe erwähnte 3% Phenol enthaltende Paraffinsalbe nach FRANKLIN[3] nach längerer Lagerung durch Ausscheidung des Phenols unbrauchbar. Ersetzt man 5% der Paraffinsalbe durch Schweineschmalz, so tritt diese Ausscheidung nicht mehr ein[4].

WINTERNITZ[5] erwähnt, daß nach STRAUB Paraffinsalbe in Prothesen giftig wirken könne. Nicht einwandfreies Paraffin bewirkt in der Salbe Reizungen und Pigmentierung der Haut (JESSNER). Es wird weder

---

[1] MEYER: Diss. Bern 1936.　[2] WRATSCHKO: Pharm. Presse **1932**, 229.
[3] FRANKLIN: Pharm. J. **113**, 656 (1924).
[4] Pharmaz. Z.halle Dtschld **66**, 374 (1925).
[5] WINTERNITZ: Handbuch der Haut- u. Geschlechtskrankheiten **5** (1), 657.

durch die Haut hindurch noch im Gewebe z. B. als Prothese resorbiert. RAPP, der seine großen Erfahrungen und die Beobachtungen der Dermatologischen Klinik in München in der schon mehrmals zitierten Schrift niedergelegt hat, betont ausdrücklich, daß nach ZUMBUSCH das Ungt. Paraffini mit Abstand die schlechteste aller Salbengrundlagen sei. Als Abschminkmittel, ferner als Massagesalbe wird es seinen Platz behalten und soll ihn auch behaupten. Als Salbe im dermatologischen Sinne bleibt es vollkommen hautfremd und kann der Haut — selbst wenn man es durch einen Emulgator eindringbar macht — höchstens mechanisch durch Entspannung nützen. Ein so emulgierfähig „hydrophil" (wie man früher sagte) gemachtes Ungt. Paraffini ist daher in manchen Fällen als Medikamententräger brauchbar. Einen Ersatz des Hautfettes stellt eine derartige Zubereitung aus Paraffinsalbe und 5% Cholesterinen nicht dar. UNNA[1], der die Mischung als „ein dem Hautfett möglichst adäquates sauerstoffhaltiges Fett" als die ideale Salbengrundlage schlechtweg bezeichnet, geht mit dieser Ansicht zu weit.

Eine neue Indikation für Paraffinsalben ist in letzter Zeit aufgetaucht, nämlich die Erzeugung von Schweiß. Nach der engl. Patentanmeldung der Cutasy Laboratories Inc. überzieht man zur Heilung von Erkältungen die Haut mit einem Gemisch von 45—70% Mineralöl und 30—55% eines Vaselin-Paraffin-Gemisches. Das Gemisch erzeugt auf der Haut einen Film, der infolge geringer Viscosität und niedriger Oberflächenspannung die Schweißtröpfchen durchläßt, sich aber sogleich wieder schließt. Wird nun der mit derartigen Überzügen versehene Körper einer leicht erhöhten Temperatur ausgesetzt, die aber normalerweise die Schweißbildung noch nicht in Gang bringt, so tritt, vermutlich durch einen auf die Schweißdrüsen ausgeübten Reiz, eine erhöhte Schweißabsonderung ein!? Das Verfahren vermeide somit den Gebrauch von schweißtreibenden Drogen und mache den Gebrauch von türkischen Bädern unnötig. Erwähnt sei noch, daß derselbe Effekt, wenn er überhaupt angestrebt werden sollte, auch mit einer viscosen Vaseline wie Vaselinum synth. erzielt werden kann.

In der Dtsch. Apoth.-Ztg 1938, Seite 1541 wird Montanwachs in Mischung mit Ceresin und Vaselinöl 4:3:13 oder mit Glycerin $\overline{aa}$ 6, calc. Soda 0,6, Wasser 40 und Marseiller Seife 0,25 empfohlen. Die Salben sehen gut aus, dürften aber keinen Fortschritt, sondern das Gegenteil bedeuten. So ist die erste Salbe ein modifiziertes Ungt. Paraffini, das bei genauer Prüfung seiner Eigenschaften kaum besser abschneiden wird als dieses. Die zweite Salbe ist alkalisch, ein Umstand, der nicht immer erwünscht ist, und stellt wohl eine Öl-in-Wasser-Emulsion dar, die nicht in allen Fällen indiziert ist.

Die sog. künstlichen Vaselinsorten werden von RAPP abgelehnt, da sie immer wieder Reizungen verursachen. Sie sind ein Überbleibsel aus der Kriegszeit und haben etwa folgende mehr oder weniger abgeänderte Zusammensetzung:

Ceresin . . . . 15—25 Teile
Vaselinöl . . . . 75—85   „

---

[1] UNNA: TRUTTWIN, Handbuch der kosmet. Chemie, 2. Aufl., S. 159.

Diese Mischungen, die dem Ungt. Paraffini nahestehen, sind nicht so zügig und viscos wie Vaselin, sondern immer mehr oder weniger kurz.

Das **synthetische Vaselin,** das erstmalig[1] hier beschrieben und in die Versuche einbezogen wurde, obwohl es noch kein Handelspräparat ist, darf nicht mit dem künstlichen Vaselin verwechselt werden. Es unterscheidet sich vom Vaselin DAB 6 durch seinen Ursprung, denn es wird nicht aus Petroleumrückständen, sondern aus Produkten der Braunkohlendestillation hergestellt. Es übertrifft im Erfüllen der Reinheitsforderungen des Arzneibuches das beste weiße Vaselin und ist ihm in bezug auf seine Reizlosigkeit nicht nur gleichwertig, sondern sogar überlegen. Es hat jedoch einen höheren Schmelzpunkt (Fp. 56—62°). Es vergilbt an Licht und Luft weitaus langsamer als Vaselinum album und erfüllt so nach SCHMATOLLA[2] ein weiteres Kriterium der Reinheit. Hochschmelzendes Vaselin, wie das eben beschriebene, darf zur Herstellung *offizineller Salben* nicht verwendet werden, es sei denn im Einverständnis mit dem Arzt. Auch das Verschneiden mit Paraffinöl ist unstatthaft. Derartige Produkte sollen sich auf der Haut teilen und geben nach der Dtsch. Apoth.-Ztg 1930, 54, zu Beanstandungen Anlaß. Man erkennt solche Mischungen beim Aufstreichen auf Kalbleder oder unglasierte Tonteller, wo sie sich trennen, wogegen ungemischtes Vaselin unverändert bleiben soll.

Epithelan (Orbis-Werk Braunschweig) ist nach WINTERNITZ[3] ein mit amorphem Kohlenstoff angereichertes Naturvaselin vom Fp. 42°. Es dient als Heilmittel bei Verbrennungen.

Paraffinum solidum dient vorwiegend zur Versteifung allzu flüssiger Salben und zur Erhöhung des Schmelzpunktes, da es erst über 50° flüssig wird. Für sich allein hatte das Paraffin vorübergehend eine ziemlich große Verwendung in den sog. Paraffinpackungen (Ambrine). Man glaubte damit der Haut hohe Temperaturen zumuten zu können und versuchte auch medikamentöse Zusätze aus diesen Packungen in den Körper übergehen zu lassen. Es hat sich aber durch die Untersuchungen von LAMPERT[4] herausgestellt, daß das flüssige Paraffin, auf die Haut aufgetragen, auf dieser schnell eine feste wärmeisolierende Schicht bildet. Das Vertragen von 80° und mehr ist deshalb nur scheinbar. An der Haut sind diese Temperaturen nur kurze Zeit anzutreffen, und die Paraffinpackung wirkt nicht anders als eine Wärmestauung, die man auch auf anderem, oft bequemerem Weg erreichen kann.

Astrolatum wurde von JANISTYN in der Dtsch. Parfümerie-Ztg 1933, 5, beschrieben. Es sei eine neue Vaselinsorte, die bei 61° schmilzt und den Arzneibuchforderungen entspräche, ein Umstand, der beim Fp. nicht zutrifft. Das Mittel konnte von uns nicht beschafft werden.

Zusammenfassend ist zu sagen, daß die Paraffinkohlenwasserstoffe entweder zur Konsistenzänderung der Salben dienen oder selbst Salbengrundlagen sind. Sie sind ungeeignet, um das durch irgendeine

---

[1] Mittlerweile ist auch eine Arbeit von KAISER u. DREXL (Südd. Apoth.-Ztg **1939,** 47) darüber erschienen.

[2] SCHMATOLLA: Pharmaz. Ztg **1932,** 727.

[3] WINTERNITZ: In Handbuch der Haut- und Geschlechtskrankheiten.

[4] LAMPERT: Dtsch. med. Wschr. **1930,** 2084.

therapeutische Maßnahme oder durch Waschen entfernte Hautfett zu ersetzen, und geben inkorporierte wasserlösliche Medikamente nur schwer ab. Öllösliche Präparate werden durch Vaselin durch die gesunde und kranke Haut in genügender Menge zur Resorption gebracht, doch empfiehlt sich die Verwendung der Paraffinkohlenwasserstoffe in diesen Fällen im allgemeinen nicht immer, da durch sie der Gasaustausch der Haut behindert wird, die Poren verklebt werden und Reizungen entstehen können. Das Vaselin und das Ungt. Paraffini, das als Massagesalbe sehr geschätzt wird, sind billige Salbengrundlagen, insbesondere für wasserhaltige Emulsionssalben, die durch Zusatz des gerade empfehlenswertesten Emulgators jederzeit einfach hergestellt werden können. In manchen Fällen, in denen der Preis den Ausschlag gibt, insbesondere in der billigen Kosmetik, werden sie nicht zu verdrängen sein. In der Dermatologie, wo Kranke behandelt werden, muß das Beste gerade gut genug sein. Wir müssen hier in vielen Fällen auf andere Grundlagen zurückgreifen, seien es hydrierte Öle, synthetische Produkte oder Wachse.

Gegenüber den eben geschilderten Nachteilen der Paraffinkohlenwasserstoffe, die ihre Verwendung einschränken, sind die anderen korrigierbaren Fehler, die ausführlich besprochen wurden, weniger wichtig.

Emulsionen.

Einteilung.

Reine Fette und Kohlenwasserstoffe nehmen nur wenig Wasser in sich auf. Will man wasserhaltige Salben herstellen — sei es, um wasserlösliche Medikamente einzuführen, sei es, um die wasserhaltigen Salben selbst als Therapeuticum zu verwenden —, so müssen, wie schon mehrfach besprochen, Emulgatoren die Wasseraufnahmefähigkeit erhöhen; man muß Emulsionen vom Typ

	Wasser-in-Öl	
oder	Öl-in-Wasser	
oder vom Mischtyp	Öl-in-Wasser und Wasser-in-Öl	
oder Pseudoemulsionen vom	Wasser-in-Öl-Typ,	

die noch getrennt besprochen werden, herstellen. Alle diese Typen sind sowohl dem Apotheker als auch dem Kosmetiker bekannt. Insbesondere letztere stellen für ihre Cremes fast nur Emulsionen her, da sie oft billiger und Temperatureinflüssen gegenüber unempfindlicher sind und leicht in die Haut eindringen. So schmilzt z. B. Vaselin bei etwa 40°; eine gut verarbeitete Vaselinemulsion ist, wie STAHL[1] erwähnt, noch bei 60° cremeartig. MONCORPS sowie BERNHARD und STRAUCH haben führend zur Klärung des Emulsionsvorganges beigetragen. Ohne deren Arbeiten bestände heute noch keine Klarheit.

Die Einteilung in Wasser-in-Öl- und in Öl-in-Wasser-Emulsionen befriedigt den Apotheker und den Arzt; die Trennung in mechanische und chemische Emulsionen, die WINTER in seinem Handbuch vornimmt, ist unklarer, da mehr Übergänge vorhanden sind. Er versteht unter ersteren meist Wasser-in-Öl-Emulsionen und unter letzteren Öl-in-

---

[1] STAHL: Parfumeur 1934, 31.

Wasser-Verarbeitungen, die unter Zuhilfenahme von Seifen der emulgierten Fette zustande gekommen sind.

Die Wasser-in-Öl-Emulsion besteht aus Wassertröpfchen, die in Öl suspendiert sind. Öl ist hier die äußere zusammenhängende Phase; man kann solche Emulsionen mit Öl verdünnen. Die Öl-in-Wasser-Emulsion besteht aus Öltröpfchen im wäßrigen Medium, das Wasser stellt die äußere Phase dar; derartige Emulsionen können mit Wasser verdünnt werden und dicken durch Verdunstung des Wassers bei unsachgemäßer Lagerung ein. Die Öl-in-Wasser-Emulsion wird von den Sekreten abgespült, die Wasser-in-Öl-Verreibung jedoch nicht.

Welche Emulsion entsteht, hängt vom Emulgator und teilweise von der Technik der Herstellung ab. Im allgemeinen kann man als Regel (BANCROFT) anführen, daß fettlösliche Emulgatoren Wasser-in-Öl- und wasserlösliche Emulgatoren Öl-in-Wasser-Emulsionen liefern (siehe folgende Tabelle!).

Tabelle 1. Emulgatoren und fertige Emulsionen.

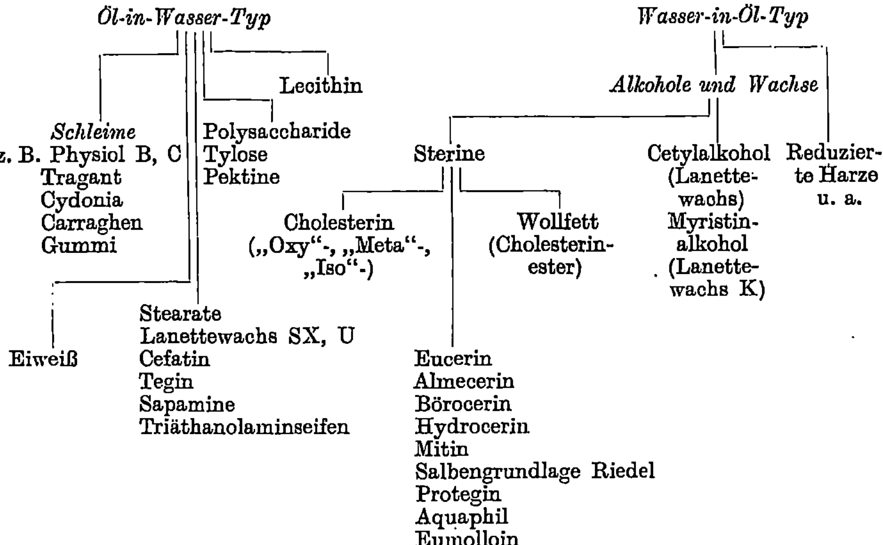

Öl-in-Wasser-Emulsionen sind abwaschbar, da sie durch Wasser verdünnt werden können. Wasser-in-Öl-Emulsionen verhalten sich beim Waschen so wie die Fette, die ihnen als Grundlagen dienen.

Erkennungsmöglichkeiten.

Therapeutisch sind zwischen den einzelnen Emulsionstypen große Unterschiede festzustellen. Ein wasserlösliches Medikament wird, wenn die wäßrige Phase von Fett umschlossen ist, ganz anders wirken, als wenn es in der äußeren Phase enthalten ist, und umgekehrt werden andere Effekte beim öllöslichen Medikament zu erzielen sein. Es ist daher nötig, daß man bei der Herstellung bzw. Verordnung einer Salbe über das Wesen der Emulsionstypen unterrichtet ist. Bei fertigen Emulsionen kann die Frage nach dem vorliegenden Typ auftauchen. Man bestimmt ihn

1. *durch die Indicatormethode.* Man nimmt einen wasser- oder einen öllöslichen Farbstoff und legt ihn auf die Oberfläche der Emulsion. Handelt es sich um eine Wasser-in-Öl-Emulsion, ist also die Ölphase außen, so dringt der öllösliche Farbstoff (z. B. Sudan) ein; ist dagegen die wäßrige Phase außen, so dringt der wasserlösliche Farbstoff (z. B. Methylenblau) ein.

2. *Tropfenverdünnungsmethode.* Ein Tropfen der Emulsion, in Wasser gebracht, breitet sich aus, sofern die äußere Phase der Emulsion Wasser war bzw. umgekehrt, er breitet sich in Öl aus, wenn die äußere Phase Öl war. Die Methode ist beschränkt anwendbar, sie eignet sich meist nur für flüssige Präparate. Bei Anwesenheit von Schleimen als Emulgatoren, z. B. von Tragant oder Tylose, verwischen sich die Resultate besonders bei festeren Salben, da diese der Verdünnung mit Wasser einen Widerstand entgegensetzen. Stearat- und sonstige Seifencremes sind seifig; man kann sie sofort erkennen, wenn man sie zum Händewaschen verwendet und damit dieselben Erfolge wie mit einer Seife erzielt.

3. *Durch die elektrische Leitfähigkeitsmethode.* Ist die äußere Phase Wasser, so wird die Leitfähigkeit insbesondere dann erhöht, wenn Elektrolyten zugefügt werden.

4. *Filterpapiermethode*[1]. Etwa 1 g der zu prüfenden Emulsion wird auf Filtrierpapier locker aufgestrichen. Eine Öl-in-Wasser-Emulsion zeigt nach einigen Stunden einen breiten nassen Rand um die aufgestrichene Salbe herum, eine Wasser-in-Öl-Emulsion entweder überhaupt keinen oder nur einen ganz schmalen feuchten Streifen.

Mischtypen sind nur im Mikroskop nach vorausgegangener Färbung zu erkennen.

Wasser-in-Öl-Emulsionen.

Die Wasser-in-Öl-Emulsionen sind in der Therapie und Kosmetik weit verbreitet, da sie bedeutende Vorteile, wie größere Temperaturbeständigkeit, vor den Fetten und Kohlenwasserstoffen besitzen. Sie lassen wasserlösliche Medikamente zwar langsam, aber in sehr feiner Verteilung zur Wirkung kommen und dringen in die Haut gut ein. Geeignete Emulgatoren stehen in großer Auswahl zur Verfügung, ihre Verwendung ist seit langem bekannt, so daß technisch bedeutende Erfahrungen vorliegen. Ferner liegt das Hautfett der unteren Schichten auch in Form von Wasser-in-Öl-Emulsionen vor; diese Form entspricht daher den physiologischen Bedingungen, die man an eine Hautpflegesalbe stellt, nach JÄGER[2] am ehesten.

Die Stabilität der echten Wasser-in-Öl-Emulsionen ist bedeutend. Lanolin ist gegen Entmischung resistenter als z. B. die in einem eigenen Kapitel gesondert besprochenen Kühlsalben, die Pseudoemulsionen darstellen.

---

[1] EHRFELD: Diss. München 1929.
[2] JÄGER: Die rauhe Haut. Hippokrates 8, 449 (1937).

Die verbreitetsten Emulgatoren der Wasser-in-Öl-Gruppe sind Cholesterin und dessen Derivate, also Substanzen, deren sich die Natur selbst bedient, denn das Hautfett enthält relativ große Mengen freien und kleinere Mengen veresterten Cholesterins in der Gesamtmenge von 16—19% (UNNA zit. bei STAHL[1]).

Cholesterin selbst eignet sich als Emulgator zur Herstellung wasserreicher Salben, ist aber teuer. Ein Zusatz von 10% genügt, um nach SIEDLER[2] dem Adeps suillus eine Wasseraufnahmefähigkeit von 218% zu verleihen. Ungt. cereum nimmt infolge des Zusatzes 214% Wasser auf, und selbst Ungt. Paraffini noch 219%. Die ohnehin schon bedeutende Wasseraufnahmefähigkeit des Adeps Lanae wird durch Cholesterinzusatz aber *nicht* erhöht. In vielen Fällen wird die Beifügung von 5% genügen; sie ergibt bei Vaselin eine Salbenbasis, die ihr Gewicht an Wasser aufnimmt, also eine WZ. von 100.

In der Literatur finden sich immer noch Angaben, daß dieses oder jenes Produkt Meta- oder Oxycholesterin enthalte. Nach MOHS[3] ist das erstere nur ein unreines Cholesterin, das zweite Produkt kann ebensowenig als ein definierter chemischer Körper erkannt werden. Oxydation des Cholesterins würde dessen Emulgatoreigenschaften zudem herabsetzen. Isocholesterin ist ein Agnosterin-Lanosterin-Gemisch, das LIFSCHÜTZ Oxycholestenol (DRP. 485198) nannte.

Das ungereinigte, den Griechen schon bekannte Wollfett hatte um 1880 neuerdings Verbreitung unter dem alten Namen Oesypus; es war dunkelbraun schmierig und übelriechend, soll aber nach IHLE, TÄNZER, RUGE, BERLINER, ROSENTHAL u. a. therapeutisch ausgezeichnet gewirkt haben, es war billig und reizlos. Die daraus bereiteten Salben wurden besser und länger vertragen als andere. Mit Amylum und Zinkoxyd sei es bei Ekzemen geradezu ein Specificum[4] gewesen. Mit Zinkoxyd und fettem Öl vermischt findet es als Pasta Oesypi noch heute hier und da Liebhaber.

Das gereinigte **Wollfett** bzw. dessen wasserhaltige Emulsionsform, das **Lanolin**, wurde von LIEBREICH[5] in die Therapie eingeführt, da es haltbarer als die damals bekannten Glyceride war und im Gegensatz zu Vaselin die zugefügten Medikamente beim Eindringen in die Haut nicht behindert. Wollfett, Adeps Lanae, ist heute noch der wichtigste Emulgator und ein Inlandsprodukt[6]. Es besteht aus einem Gemisch von Estern des Cholesterins sowie höheren Alkoholen. Man hielt es für außerordentlich haltbar; so betont WINTER, daß es überhaupt nicht ranzig werde. Leider trifft dies nicht in dem erwarteten Ausmaß immer und überall zu. Seine leicht spaltbaren niederen Ester bedingen den bald eintretenden Geruch, die hohe Jodzahl zeigt den ungesättigten Charakter mancher Bestandteile, die ihrerseits die Klebrigkeit verursachen, an. Wollfettsalben verändern beim Lagern Ag-, Al-, Hg- und Pb-Salze teil-

---

[1] UNNA: zit. bei STAHL, Seifensieder-Ztg **1935**, 43.
[2] SIEDLER: Pharmaz. Ztg **77**, 1219 (1932).
[3] MOHS: Angew. Chem. **1939**, 2, 64; Fette u. Seif. **1938**, 2.
[4] RUGE: Mschr. prakt. Dermat. **23**.
[5] LIEBREICH: Berl. klin. Wschr. **1885**, 47.   [6] Pharmaz. Ztg. **1936**, 96.

weise durch Reduktion zu Metallen, die sich wiederum mit dem Fett zu Pflastern (Metallseifen) verbinden. Dasselbe gilt für ZnO. Dieser Nachteil zwingt uns, die genannten Metallsalze mit Wollfett nicht auf Lager zu halten, sondern derartige Salben frisch herzustellen. Hierzu kommt noch, daß gelegentlich Überempfindlichkeit beobachtet wird[1].

Salben, die Wollfett als Emulgator enthalten, sind in allen Ländern offizinell. Das DAB 6 führt Lanolin und Ungt. molle an. Die neue belgische Pharmakopoe hat eine Mischung von Vaselin und Adeps Lanae $\overline{aa}$ als Ungt. simplex eingeführt. In den Lehrbüchern wird die Bezeichnung Lanolin oft mit Adeps Lanae gleichgestellt. Um Verwechslungen zu vermeiden, wollen wir das wasserfreie Wollfett Adeps Lanae, das wasserhaltige dagegen Lanolin nennen. Der Name Lanolin anhydric. ist vollkommen abzulehnen. Insbesondere das Lanolin hat nicht immer zu Recht einen sehr guten Ruf als resorptionsfördernde Substanz. So soll nach der Chem. Umsch. 27, 54 (1920), Jod aus Lanolin so schnell resorbiert werden, daß es schon 30 Minuten nach dem Aufstreichen und Einreiben der Salbe nachzuweisen sei.

Lanolin und Ungt. molle bereitet man am zweckmäßigsten selbst, denn die im Handel erhältlichen Verarbeitungen enthalten, wenn sie nicht von ersten Firmen stammen, vielfach mehr Wasser, als die Arzneibücher vorschreiben. So fand MAYER[2], daß bei Lanolin statt 20% Wasser 22—46% zugefügt war. Ungt. molle enthielt statt 10% Wasser 12—21%.

Da an der Wollfettgrundlage die Emulgierwirkung, die Hydrophilie (wie man früher sagte), wertvoll ist, bemühte sich LIFSCHÜTZ um eine Salbe, die emulgiert, ohne aber die Nachteile des Wollfettes zu besitzen. Das Eucerin (Beiersdorf), das aus den Versuchen entstand, enthält 5 Teile unverseifbare Cholesterinderivate „Eucerit", 95 Teile Vaselin oder Ungt. Paraffini. Es nimmt bis zu 600% Wasser auf und ist eine brauchbare Grundlage zur Wasser-in-Öl-Salben-Bereitung, da es nicht so reaktionsfähig ist wie Wollfett. C. P. UNNA ging so weit, daß er Eucerin als einzige Grundlage empfahl[3]. Es wäre ebenso wie andere Grundlagen für manche Fälle wohl noch wertvoller, wenn es statt der Paraffinsalbe ein Glycerid enthielte. Eucerin ist als Salbengrundlage den Apotheken vorbehalten und steht dem Kosmetiker nicht zur Verfügung. Der Emulgator ist überhaupt kein Handelsartikel. Will man ihn in Cremen haben, so muß man die Beiersdorfschen Niveapräparate verwenden.

Auch sonst blieben die Versuche, auf Cholesterinbasis fertige Salbengrundlagen oder Cholesterinderivate als Emulgatoren in den Handel zu bringen, nicht aus. Die wichtigsten sind bzw. waren:

Almecerin (Chem. Fabrik Tempelhof), eine Grundlage zur Herstellung fetter Salben. Es enthält als Emulgator Cholesterinderivate und als Grundlage Paraffinkohlenwasserstoffe, Wachsalkohole und Fett-

---

[1] SÉZARY u. HORWITZ: Bull. Soc. franç. Dermat. 43, 7, 1544 (1930), sowie SÉZARY: Presse méd. 1936, 93.

[2] MAYER: Pharmaz. Ztg 1933, 36, 483.

[3] UNNA, G. P.: Med. Klin. 1907, 42, 43.

säureester und war früher nach JOSEPH[1] vaselinfrei; seither wurde aber nach AUGUSTIN[2] dieses Präparat zugesetzt. Almecerin kann auf kaltem und auf warmem Wege verarbeitet werden.

Aquaphil (Wollwäscherei Döhren bei Hannover) nimmt bis zu 500% Wasser auf. Salbengrundlage auf Wollfettbasis, die auch als Aquaphil W, das bis 60° wärmebeständige Emulsionen liefert, erhältlich ist. Das von derselben Firma früher hergestellte Percutilan findet sich in den neuen Listen nicht mehr vor.

Dermosapol (Lakemeier, Bonn) bestand aus Ölen, Fetten, Lanolin und Ceresin und ist nicht mehr im Handel.

Eumattan Speiko (Kripke, Speier & Co., Berlin) ist dem Aussehen und den Eigenschaften nach ein Wollfett-Vaselin-Gemisch, das 400% Wasser aufnimmt. Die Zusammensetzung wird nicht angegeben.

Eumolloin (Louis Ritz in Hamburg) ist eine geruchlose, neutrale, wasserfreie Salbengrundlage. Als Emulgator werden auch hier Cholesterin- und „Oxy"cholesterinabkömmlinge genannt, als Träger Kohlenwasserstoffe.

Eulestol (Synochem-Präparat) ist eine cholesterinhaltige Salbengrundlage mit großer Wasseraufnahmefähigkeit.

Euvaselin (Reiss) ist weißes Vaselin mit einem Wollfett und Ceresinzusatz.

Hydrocerin und *Börocerin* (Böhringer, Ingelheim) sind keine Salbengrundlagen im engeren Sinne, nicht Trägersubstanzen, sondern Emulgatoren, die nur in kleinem Prozentsatz der Grundlage zugeführt werden, um die Eigenschaften der Salbe oder Creme, insbesondere die Emulgierfähigkeit zu heben. Beide Produkte sind Cholesterinderivate und machen laut Prospekt Fette, die kein Wasser emulgieren, emulsionsfähig, so daß sie 100—200% und mehr Wasser aufnehmen.

Hydrocerin, ein wachsartiges Produkt, wird z. B. mit Vaselin zusammengeschmolzen und dann im Erkalten emulgiert.

Börocerin hat einen besonders hohen Cholesteringehalt und ergibt glanzlose Cremes, die, obwohl Wasser-in-Öl-Emulsionen, äußerlich den Stearatcremen ähnlich sind, so daß der Kosmetiker, für den die Produkte vorwiegend gedacht sind, durch die beiden Emulgatoren die Möglichkeit zu variieren besitzt. Verarbeitung wie bei Hydrocerin.

Lanogen (Hentschel-Wien) ist laut Angabe in Gehes Kodex gelbes, stark wasserbindendes Vaselin, das Wollfett enthält.

Lanogen (Scheurich-Hirschberg) ist ein Gemisch von Cholesterinestern und Viscoselösung, eine gelbliche, stark wasserbindende Grundlage. (Angabe in Gehes Kodex.)

Lovan (Queisser, Hamburg) nimmt bis zu 300% Wasser auf und soll ein Produkt aus Rohwollfett sein.

Mattan (Speiko) ist nach WINTER eine Mischung von Lycopodium, Wasser und Vaselin.

Milkuderm (Klinke) wird als Vollmilch-Fettsalbe mit einem Wasseraufnahmevermögen von über 100% bezeichnet; ihr können Medikamente

---

[1] JOSEPH: Dermat. Wschr. **1934**, 40, 1296.
[2] AUGUSTIN: Dtsch. Parfümerie-Ztg **1934**, 12—13.

wie Resorcin, Borsäure zugesetzt werden. In Form des Hydromilkuderm enthält es Hexamethylentetramin.

Mitinum purum (Krewel-Leuffen), das von JESSNER stammt, ist eine fertige Emulsion einer isotonischen Flüssigkeit (Milch?) in einem lanolinhaltigen Fettkörper; es nimmt das Doppelte seines Gewichtes an Wasser auf. Es wird auch als Paste und Creme in den Handel gebracht.

Mollcerin (Schmatolla, Hamburg) enthält Cholesterin und andere hochmolekulare Alkohole des Wollfettes in Vaselin und nimmt viel Wasser auf. Es wird jetzt unter dem Namen **Cholesterin-Vaselin** von Wetz, Hamburg, hergestellt.

Novitan (Medicator, Berlin) ist eine lecithinhaltige Salbengrundlage auf Lanolin- und Kohlenwasserstoffbasis.

Parachol enthält ebenfalls Cholesterin und dessen Derivate als Emulgatoren.

Protegin (Goldschmidt A.G., Essen) ist ein Gemisch aus Paraffinkohlenwasserstoffen und Cholesterin. Dieses Präparat wie auch das stärker emulgierende Protegin x derselben Firma ergeben denselben Emulsionstyp, nämlich Wasser-in-Öl. Sie werden bis zum Schmelzpunkt erhitzt und mit dem portionsweise zugesetzten angewärmten Wasser verrührt und nach erfolgter Emulgierung kaltgerührt. Die meisten Medikamente können diesen Salben zugefügt werden, nicht jedoch Emulgatoren, die den Öl-in-Wasser-Typ geben. Protegin wird von STAHL[1] günstig beurteilt.

Salbengrundlage (Riedel-de Haën) enthält Cholesterin und dessen Derivate als Emulgatoren, nimmt bis zu 500% Wasser auf.

Unguentum Vasenoli (Vasenol-Werke) ist eine Salbengrundlage und besteht aus Wollfettalkoholen, Wollwachsen, Wachsestern des Cetylalkohols, Bienenwachs und Vaselin, nimmt gut Wasser auf und ist beständig und reizlos.

Resorbin (Agfa) ist wie die folgenden nicht mehr im Handel. Es war ein Gemisch aus Mandelöl, Wollfett, Seife, Gelatine und Wasser. Es findet sich in allen Lehrbüchern immer wieder, ebenso

Fetrou, ein Gemisch von Vaselin und 3—10% Stearinsäureanilid, ferner

Curtacerin und *Curtacerin super*, zwei Emulgatoren auf Wollfettbasis, sowie

Cearin, nach ISSLEIB eine Mischung aus Carnaubawachs, Ceresin und Paraffinen.

Cholesterinderivate und Cetylalkohol sind unsere wichtigsten Emulgatoren; die bisher besprochenen Grundlagen enthielten die ersteren, beide enthält das Ungt. cetylicum P. Helvet. 5, das unter dem Kapitel Vaselin besprochen wurde und nach MEYER[2] dem Dermocetyl Siegfried nachgebildet zu sein scheint.

Der Cetylalkohol ist für sich allein kein Emulgator, wird aber in Gegenwart von Fetten und Kohlenwasserstoffen ein solcher; er schmilzt

---

[1] STAHL: Parfumeur **1935**, 43.   [2] MEYER: Diss. Bern 1936.

bei 49,2°, wird aus dem Walrat gewonnen und ergibt Wasser-in-Öl-Emulsionen. Er werde leicht von der Haut resorbiert und fördere die Resorption anderer Fette[1], ein Satz, der in dieser Form nicht richtig ist, denn damit bereitete Salben dringen zwar in das Stratum corneum ein, resorbiert werden sie aber ebensowenig wie die anderen Alkohole, Fette und Kohlenwasserstoffe. Die kosmetische Industrie hat sich die emulgierenden und die emulsionsverbessernden Eigenschaften des Cetyl-alkohols schon seit langem nutzbar gemacht und bringt auf dieser Basis die verschiedensten Cremes in den Handel. Der Alkohol steht in seiner Emulgierfähigkeit hinter dem Wollfett zurück, verbessert aber die Konsistenz nicht nur der Wasser-in-Öl-, sondern auch der Öl-in-Wasser-Emulsionen. Als Lanettewachs soll der technische Cetylalkohol unter den Alkoholen eingehender besprochen werden.

Cetylalkohol und Octodecylalkohol mit weißem Vaselin und 30% Wasser ergeben die Salbengrundlage **Cetosan** Fresenius (**Hirsch-apotheke Frankfurt/Main**), die HERXHEIMER[2] empfohlen hat.

Butter, eine Wasser-in-Öl-Emulsion, und auch Butterschmalz waren als Salbengrundlagen beliebt und werden in der Volksheilkunde noch verwendet. In den Vorschlägen für ein neues österreichisches Arzneibuch war die Butter als Grundlage für Augensalben in Erwägung gezogen worden. Man wird mit ihr die Wirkung von Wasser-in-Öl-Emulsionen erzielen und hauptsächlich wegen der geringen Haltbarkeit Störungen erwarten müssen.

Laneps war ein mit Paraffin verdicktes Gemisch flüssiger Benzyl-und Xylylnaphthaline, eine Salbengrundlage der Nachkriegszeit, die viel Wasser aufgenommen hat und nicht gereizt haben soll.

Weitere Versuche, Wasser-in-Öl-Emulsionen herzustellen, wurden von verschiedener Seite unternommen. So haben COHN und HIRSCH sich im DRP. 587846 das Dammarharz als Emulgator schützen lassen; insbesondere wasserun- oder -schwerlösliche Medikamente kann man mit diesem Emulgator, wenn sie in der Ölphase gelöst sind, in wirksame Salbenemulsionen einarbeiten. Man löst z. B. 1 Teil Dammarharz in 2,2 Teilen Äther auf, verdünnt, damit die Klebrigkeit verschwindet, mit 5 Teilen Paraffinöl und emulgiert nun mit 12—15 Teilen H_2O. Man kann aber auch die wasserunlöslichen Stoffe mit Dammar und H_2O emulgieren und dann der fertigen Salbe den Arzneistoff in Lösung zu-fügen. (Angaben aus der Patentschrift.)

Die Deutschen Hydrierwerke haben sich im DRP. 648758 ein Ver-fahren zur Herstellung von Salbengrundlagen schützen lassen, das dadurch gekennzeichnet ist, daß man *reduzierte Harze* für sich allein oder mit Fett-Wachs-Alkoholen oder Kohlenwasserstoffen zu Salben-grundlagen verarbeitet. Die Wasseraufnahmefähigkeit dieser Salben-grundlage ist unbeschränkt. Es ergeben sich sehr schmiegsame Wasser-in-Öl-Emulsionen.

Die Wasser-in-Öl-Emulsionen sind nicht in allen Fällen am Platze, haben aber keine eigentlichen Kontraindikationen; nur Kindersalben

---

[1] FILMER: Fette und Seifen **45**. 1 (1938).
[2] HERXHEIMER: Münch. med. Wschr. **1931**, 195.

sollen nach Schwarz[1] stets wasserfrei hergestellt werden (keine Coldcreme). Man nimmt zweckmäßig wasserfreies Wollfettvaselin und Zinkoxyd. Sie sollen zähe sein. Es schadet nichts, wenn sie erst durch die Hauttemperatur streichfähig werden. Nur dann haften sie fest und verhindern sicher Schädigungen durch den Harn. Auch Lebertransalben sollen wasserfrei sein, da sie sich in Gegenwart von Wasser leichter zersetzen.

Die Wasser-in-Öl-Emulsionen dringen gut in die Haut ein; es muß daher berücksichtigt werden, daß Paraffinkohlenwasserstoffe, in die Haut eingedrungen, wenig Wert besitzen. Will man daher das Hautfett der tieferen Schichten ersetzen, so ist als Fettsubstanz neben dessen anderen Bestandteilen auch ein Glycerid zu verwenden.

Da Wasser-in-Öl-Emulsionen leichter in die Haut eindringen, bringen sie zugefügte Medikamente, insbesondere wasserlösliche Substanzen, besser als Kohlenwasserstoffe zur Resorption, öllösliche aber langsamer. Eine allgemeine Klassifikation läßt sich aber nicht geben, vielmehr müssen in jedem einzelnen Fall die Eigenschaften des Medikaments mit berücksichtigt werden. Die WZ. ist bei den Wasser-in-Öl-Emulsionen jedenfalls kein Maßstab für die Resorption zugesetzter Medikamente. Sie muß nicht höher als 100 sein. Grundlagen, die das 5- und 6fache ihres Gewichts an Wasser aufnehmen, bieten zwar wirtschaftliche, aber nicht therapeutische Vorteile.

Öl-in-Wasser-Emulsionen.

Ebenso wichtig wie die Wasser-in-Öl- ist der andere Typ, die Öl-in-Wasser-*Emulsionen*. Hierher gehören Salben, die mit Hilfe von Polysacchariden und Lecithin emulgiert werden, sowie die in der Kosmetik viel verwendeten Stearatcremes. Diese letzteren haben als sog. Tagescreme viele Freunde, da sie einen schönen Matteffekt geben und konservierend wirken. In der Dermatologie erfreuen sie sich als Salbengrundlagen keiner so großen Wertschätzung und Verbreitung, nur Macremal und Cremor (beide von Fresenius) sind derartige Präparate.

Zunächst seien die **Polysaccharide** als Emulgatoren enthaltende Öl-in-Wasser-Emulsionen besprochen.

Rapp erwähnt ausführlich die an der Hautklinik München geprüften quellungsfähigen *Physiolsalben* der Polydyn-Werke, Prag VIII, die auch Moncorps in seine Resorptionsversuche eingeschlossen hat. Es stehen folgende 3 Hauptsorten zur Verfügung:

Physiol A besteht nur aus Schleim, ist fettfrei und keine Emulsion;
Physiol B enthält 30% Fett nicht genannter Art als innere Phase;
Physiol C enthält 50% Fett.

Physiol enthält keine Konservierungsmittel, sondern ist durch lockere Additionsverbindungen der Polyosen mit anorganischen Ionen unzersetzt haltbar und sogar selbst eine Art mechanisches Desinficiens. Es sei die künstliche Nachahmung des arteigenen Schleimes ohne dessen unästhetische Nachteile. Es sei die natürlichste und unschädlichste Salben-

---

[1] Schwarz: Parfumeur 1931, 31.

grundlage, die die Poren nicht verstopft und gute Resorption gewähr-leistet, sagt ihr Erfinder ZAKARIAS[1].

Öl-in-Wasser-Emulsionen auf **Pectinbasis** machen nach dem Ein-dringen des Fettes in die Haut an ihrer Oberfläche einen Film, der trocknet und so die Haut schützt[2].

Zu den ältesten Emulsionen gehören die **Lecithin** enthaltenden, denn alle mit Eigelb verarbeiteten Cremes und flüssigen Verarbeitungen be-ruhen auf der Emulgierung durch ein Lecitho-Protein, das 20% Lecithin enthält. In neuerer Zeit haben die Lecithine in der Kosmetik an Be-deutung gewonnen, denn Lecithin als „Zellbaustoff" ist ein Bestandteil vieler Nährcremes. Da die Lecithine zwar vor Bakterienwirkung ge-schützt werden müssen, aber Fette selbst als Antioxydationsmittel vor dem Ranzigwerden bewahren (WITTKA)[3], wird ihre Bedeutung vielleicht noch steigen. Zwischen Ei- und Pflanzenlecithin bestehen chemische und physiologische Unterschiede.

In der Pharmazie haben Japaner Lecithin-Vaselin als Salbengrund-lage empfohlen. Sojalecithin sei jetzt so billig, daß man daraus Salben herstellen kann. Die Resorption aus Öl-in-Wasser-Emulsionen sei besser als aus umgekehrten Produkten (ITO, MINOR und TAKASHI NARUSE), ein Satz, der nur bedingt seine Richtigkeit hat und nicht verallgemeinert werden darf.

Lecithinsalben werden hergestellt, indem man das Lipoid entweder in Wasser quellen läßt und Fett zufügt, oder es werden 10% Lecithin unter gelindem Erwärmen mit Fett verrührt. Diese Mischung nimmt dann ihr Gewicht und mehr an Wasser auf. Die Salbe muß mit einem Desinficiens versehen werden. SCHWARZ[4] gibt folgende Vorschrift:

<pre>
 5,0   Pflanzenlecithin
 0,15 Nipasol
45,0   Vaselin alb.
50,0   Aqua dest.
</pre>

Diese gelblichweiße Creme dringt in die Hautschicht ein, ohne zu fetten. Man kann mit derartigen Cremes der Haut „Fett" zuführen, muß sich dann aber natürlich eines vaselinfreien Rezeptes bedienen.

Wir kommen nun zu einer weiteren wichtigen Gruppe der Öl-in-Wasser-Emulgatoren, den Lanettewachsen, Aminoalkoholen und den fettsauren Salzen.

Lanettewachs SX N (Deutsche Hydrierwerke A.G., Berlin-Charlottenburg) ist Cetylalkohol, der einen säurebeständigen Emul-gator enthält und dadurch eine gute Grundlage für Cremes und andere kosmetische Präparate darstellt (O/W-Emulsion).

Cefatin (Tempelhof) besteht nach WOJAHN aus einem Gemisch von Fettalkoholen, Fettsäuren, Polyaminoalkoholen, ergibt Öl-in-Wasser-Emulsionen und ist wachsartig. Die geringe Oberflächenspannung er-

---

[1] ZAKARIAS: Chemik.-Ztg **1927**, 34.
[2] RUEMELE: Pharmaz. Z.halle Dtschld **75**, Nr 48, 753 (1934).
[3] WITTKA: Chemik.-Ztg **1937**, 37.
[4] SCHWARZ: Seifensieder-Ztg **1938**, Nr 23. 438.

leichtert nach Joseph[1] das Eindringen in die Zellen und Gewebsspalten. Die Verarbeitung des Cefatin erfolgt auf warmem Wege.

Cefatinsalben sollen nach Grossmann und Simon[2] nicht mehr als das $2^{1}/_{2}$—3fache des Fettgewichtes an Wasser enthalten. Cefatin wird geschmolzen und dann in flüssigem Zustand emulgiert, da es bei Zimmertemperatur die Konsistenz von Bienenwachs besitzt. Cefatin, insbesondere Ricinus-Cefatin-Salben, sind cremeartig und haben in der Kosmetik eine gewisse Verbreitung[3].

Tegin der Goldschmidt A.G., Essen, besteht nach einigen Autoren aus Kaliumstearat, Glycerinmonostearat und Glycerindistearat und ist eine wachsartig aussehende Substanz, die nach Salmony[4] bei 57° schmilzt. Tegin (10—15%) wird mit den Fetten oder Kohlenwasserstoffen sowie dem Wasser zusammen geschmolzen, aufgekocht und dann kaltgerührt.

Das saure **Tegacid** ist Tegin mit Sapaminphosphat als Emulgator. Schrader und Marchionini haben damit einen sauren Crem zur Behandlung der Seborrhöe ausgearbeitet, das Aciderm vom p_H 2,3 bzw. 4,6[5].

Sapamine (Ciba, Basel) sind Salze des Diäthylaminoäthylolylamids oder des Stearylamids. Sie haben seifenartigen Charakter und sind gute Öl-in-Wasser-Emulgatoren. Sapaminphosphat ist der Emulgator des Tegacids. Sapaminemulsionen sind sauer, in saurem Medium haltbar und abwaschbar. Kaiser und Eggensberger[6] haben die Sapaminemulsionen der Pharmazie erschlossen, nachdem sie in die Kosmetik schon Eingang gefunden hatten. Jodkalisalbe, weiße Präcipitatsalbe waren gut, verfärbten sich aber beim Lagern. Bei solchen Versuchen muß ein sehr wichtiger Punkt bedacht werden. Die Sapamine geben Öl-in-Wasser-Emulsionen, die Präcipitatsalbe enthält kein Wasser, die Jodkalisalbe ist eine Wasser-in-Öl-Emulsion. Der Ersatz derartiger altbekannter Salben durch Sapaminemulsionen ändert die Zusammensetzung und Wirkung der Präparate, ein Umstand, der bei vielen Salben nicht unberücksichtigt bleiben darf. Daher sind solche Versuche erst dann wertvoll, wenn sie nicht nur pharmazeutisch, sondern auch dermatologisch durchgearbeitet werden.

Triäthanolaminseifen sind gute, in der Kosmetik viel verwendete Emulgatoren zur Herstellung von Öl-in-Wasser-Emulsionen, deren Verwendung in der Dermatologie Munford[7] bespricht, aber nicht empfiehlt, da Reizungen auftreten können. Das Triäthanolamin selbst, eine Mischung von Mono- und Triäthanolamin, bildet nur mit Fettsäuren Seifen, ist aber nicht in der Lage, Glyceride zu spalten. Die Verseifung wird durch Einrühren der Base in die — wenn nötig — geschmolzenen Säuren vorgenommen. Nach dem Amer. P. 2129836 kann man ein Gemisch aus einer Fettsäure, Triäthanolamin und z. B. Vaselin als

---

[1] Joseph: Dermat. Wschr. **1934**, Nr 40.
[2] Grossmann u. Simon: Med. Welt **1935**, Nr 32.
[3] Notiz in Pharmaz. Ztg **82**, 1077 (1935).
[4] Salmony: Chem.-techn. Rdsch. **1931**, Nr 12.
[5] Schrader u. Marchionini: Dtsch. med. Wschr. **1934**, 25.
[6] Kaiser u. Eggensberger: Pharmaz. Ztg **1932**, 898.
[7] Munford: Brit. J. Dermat. **50**, 540 (1938).

Emulsionsgrundlage aufbewahren. Mit Wasser verdünnt bildet die Mischung dann sofort eine brauchbare kosmetische Salbe. Näheres über Triäthanolamin in F. Fischers Broschüre: Das Triäthanolamin und andere Äthanolamine, ihre Eigenschaften und vielseitige Verwendung. Berlin: Allg. Industrie-Verlag 1937.

Trigamine der Glyco Products Co. ist technisches Triäthanolamin.

Cremor (Fresenius), eine stark wasserhaltige Öl-in-Wasser-Emulsion, enthält als wirksamen Bestandteil Stearinseife.

Macremal (derselben Firma) enthält neben Cetaceum, Cetosan und Wasser Stearinseife als Emulgator (Herxheimer[1]).

Tylose, Morpholin (Diäthylenimidooxyd) und die Ester der Sebacinsäure (Octan 1, 8-dicarbonsäure), wie Triäthanolaminsebacinat, sowie das Diäthylglycolmyristinat sind Öl-in-Wasser-Emulgatoren, die in der Kosmetik Bedeutung besitzen oder zu anderen Zwecken verwendet werden. Zur pharmazeutischen Salbenherstellung werden sie unseres Wissens nicht gebraucht.

Milch- bzw. Sahnesalben werden nur selten verwendet und wären frisch zu bereiten. Die in der Pharmaz. Ztg[2] angegebenen Mischungen verdienen den Namen nicht; sie sind bestenfalls butterfetthaltige Cremes, denn ein Rezept

Paraffin	24,0		Lanolin	10,0
Walrat	60.0		Ol. Cacao	15,0
Ol. Ricini	70,0	oder	Sahne	30,0
Sahne	300,0		Cera alba	22,0
Cera alba	90,0		Aqua	20,0
Wollfett	58,0			

ergibt ein Gemisch, das mit Sahne nur wenig mehr zu tun hat. Nach dem Streit der gegensätzlich wirkenden Emulgatoren wird wahrscheinlich eine Salbe entstehen, die nicht mehr eine Öl-in-Wasser-, sondern eine Wasser-in-Öl-Emulsion darstellt oder einen Mischtyp. Sahne ist das jedenfalls nicht, auch nicht, wenn Paraffin und Wachs wegbleiben.

Eine Öl-in-Wasser-Emulsion stellt auch die von C. P. Unna empfohlene *Caseinsalbe* dar, eine Mischung von Alkali-Caseinat, Glycerin, Vaselin und Wasser. Sie ergibt eine äußerst feine Emulsion, die sich mit Säuren und Kalksalzen aber nicht verträgt, weil dadurch das Casein ausgefällt wird. Sie trocknet auf der Haut in wenigen Minuten zu einem schützenden Film ein.

Sehr beständige Emulsionen entstehen nach dem Amer. P. 109842 aus einem nur teilweise mit einer hochmolekularen Fettsäure veresterten, mehrwertigen Alkohol, einer alkalisch reagierenden Verbindung und Wasser, zu der noch Fettsäuren, Wachse, natürliche Fette oder Öle zugesetzt werden können.

Munford[3] hat eine Salbengrundlage aus 3 Teilen Paraffin liqu., 3 Teilen Vaselin, 2 Teilen Hexa- und Octodecylalkohol, die 10% ihrer Phosphorsäureester enthält, beschrieben; sie ist reizlos, stabil gegen

[1] Herxheimer: Münch. med. Wschr. **1932**, 47.
[2] Notiz in Pharmaz. Ztg **1936**, S. 123.
[3] Munford: Brit. J. Dermat. **50**, 540 (1938).

zugesetzte Medikamente und kann durch Wasser- oder Ölzusatz variiert werden.

Erwähnt seien noch die Alkalien, die man früher für Emulgatoren hielt. Sie bilden aber nur mit freien Fettsäuren Seifen, und diese wirken emulgierend. Man kann daher nur Fette, aber nicht Vaselin damit emulgieren; da ein Überschuß der Alkalien zudem schadet, sind sie als Emulgatoren im engeren Sinne verschwunden. Auch Emulgade (Dehydag), der Emulgator 157 (Goldschmidt) und der Emulgator B (Böhringer) sowie die PF-Grundlage (Tempelhof) müssen erwähnt werden, Präparate, die schöne Öl-in-Wasser-Emulsionen ergeben, aber nicht so sehr zur Herstellung von Salben, als vorwiegend zur Verarbeitung in flüssige Cremes und milchartige Produkte empfohlen werden.

MONCORPS hat festgestellt, daß die Salicylsäure aus Öl-in-Wasser-Emulsionen weitaus am intensivsten von der gesunden Haut aufgenommen wird. Schwefel, ein Körper, der sich besser in Öl löst als in Wasser, wurde jedoch nur schlecht resorbiert. Mit wasserlöslichen Medikamenten wird man auf der geschädigten Haut eine intensive und rasche, durch die Ölkomponente aber gemilderte Wirkung erreichen. Öllösliche Körper hingegen werden in diesem Emulsionstyp spät und schwach und oberflächlich wirken.

Mischtypen Öl-in-Wasser- und Wasser-in-Öl-Emulsionen

treten dann auf, wenn die Emulsion zum Umschlagen neigt[1]. Verrührt man 0,15 ccm einer in der Hitze bereiteten klaren 1proz. Kaliumstearatlösung mit 5 ccm Olivenöl, so entsteht bei langsamem Zureiben von 5 ccm Wasser eine ziemlich unbeständige Emulsion von Wasser-in-Öl. Gibt man nun langsam weitere Kaliumstearatlösung hinzu, so beginnt zwischen 0,6 und 0,9 ccm die Emulsion sich teilweise zu entmischen. Das frei werdende Öl emulgiert sich jetzt in Form größerer Kügelchen im Wasser. Prüft man die Emulsion nach der auf S. 17 geschilderten Methode mit Methylenblaulösung 1:100000, so zeigt sich, daß die Öltröpfchen immer noch reichlich Wasser in sich schließen.

Es liegt also eine Doppelemulsion vor. Fügt man weitere 0,5 ccm der Kaliumstearatlösung zu, so bildet sich beim Verrühren eine Emulsion von Öl-in-Wasser. Diese Wirkung dürfte darauf zurückzuführen sein, daß der Gummi der Emulsion durch Adsorption Kaliumstearat anzieht und so Mengenverhältnisse schafft, wie sie vorher bestanden. Man wird aber auch die Bindung des freien Wassers durch den Zusatz des leicht quellenden Gummis in Rechnung zu setzen haben[2].

Zusammenfassung. Öl-in-Wasser- und Wasser-in-Öl-Emulsionen sind unentbehrliche Salbengrundlagen. In welchem Falle der eine, in welchem der andere Typ die optimale Grundlage darstellt, wann wir Fette und wann wir Paraffinkohlenwasserstoffe emulgieren müssen, entscheidet das zugefügte Medikament und die Indikation, bei der die Salbe angewendet werden soll. Zwischen Emulsionen und Lösungen sind prinzipiell Unterschiede vorhanden. Lebertran kann man mit

---

[1] BERNHARD u. STRAUCH: Z. klin. Med. **104**, 723 (1926).
[2] Notiz in Pharmaz. Z.halle Dtschld **68**, 567 (1927).

Vaselin-Lanolin nicht emulgieren, wohl aber in diesem Gemisch lösen.
Diese Lösung wird von der Haut fester gehalten als das Öl allein, da
letzteres abtropfen würde. Daher ist intensivere Wirkung zu erwarten,
nicht durch die Emulgierung, wie BAMBERGER[1] annimmt.

Die Emulsionssalben der Pharmazie brauchen im allgemeinen nicht
mehr Wasser als 50% des Endgewichtes aufzunehmen. Grundstoffe
mit WZ. von über 100 geben einen erwünschten Spielraum. Das hohe
Wasseraufnahmevermögen derartiger Salben bringt therapeutisch aber
keine Vorteile. Auch in der Kosmetik machen sich Bestrebungen
gegen den Ehrgeiz mancher Hersteller, in die Creme möglichst viel
Wasser hineinzupumpen, bemerkbar (AUGUSTIN[2]). Die Ansicht, daß
besonders wasserreiche Salben auch eine besonders große Resorption
gewährleisten, beruht auf einem Irrtum. Sie verschwinden gut in der
Haut, sofern der Emulgator noch aktiv und nicht restlos beansprucht
ist. Sie gewährleisten aber keine besonders gute Resorption.

Aussehen der Emulsionen.

Über die Theorie und die Herstellung der Emulsionen ist bereits
so viel Literatur vorhanden, daß wir uns auf die schönen Ausführungen

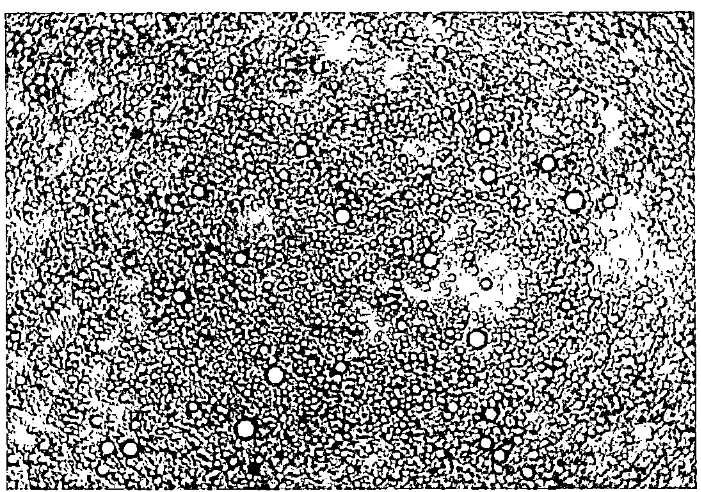

Abb. 2. Flüssige Öl-in-Wasser-Emulsion nach Art der flüssigen Hautcremes. (Handanreibung.)·
(Vergr. 1:300.)

von KERN in seinem Buche beschränken können. Wir möchten nur ihr
Aussehen in Erinnerung bringen, insbesondere das mikroskopische, denn
die makroskopischen Bilder sind bekannt.

Die Emulsionen mit 2 flüssigen Phasen, die dem Apotheker geläufiger
sind, stellen infolge der Oberflächenspannung das bekannte regelmäßige
Mosaik von Kugeln der inneren Phase, die in der äußeren schweben,

---

[1] BAMBERGER: Dermat. Wschr. **1936**, 28.
[2] AUGUSTIN: Seifensieder-Ztg **1937**, 8.

dar (Abb. 2). Die Größe der Kugeln schwankt je nach der Verarbeitung, dem Emulgator und den sonstigen Eigenschaften der beiden Phasen.

Bei den Salbenemulsionen ist ein Bestandteil, das Fett, annähernd fest (Abb. 3). Wir erhalten daher im mikroskopischen Bild oft nicht mehr

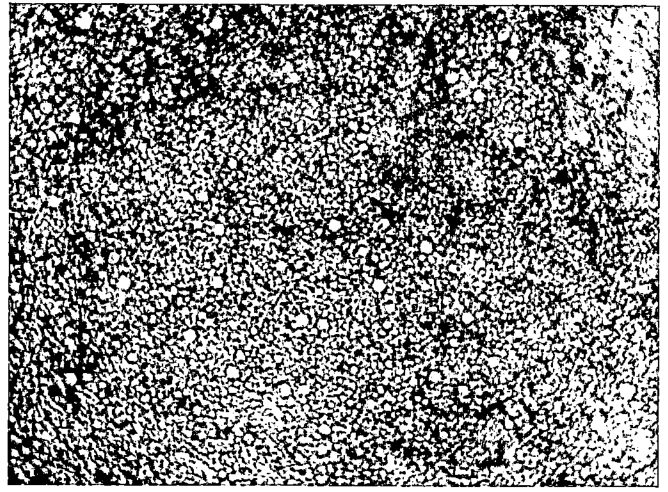

Abb. 3. Salbenartige Wasser-in-Öl-Emulsion. Die innere wäßrige Phase hat die Kugelform nahezu immer bewahrt. (Handanreibung.) (Vergr. 1:300.)

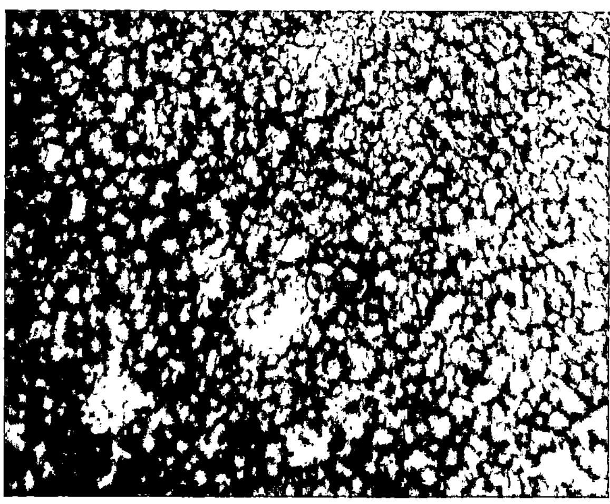

Abb. 4. Die fein verteilte helle Wasserphase ist von dunkelgefärbtem Öl umgeben. (Handanreibung.) Ungt. molle. Vergr. 1:300.

kugelige Gebilde; sie sind vielmehr in manchen Fällen verrieben, zerquetscht, und ein Ungt. molle (Abb. 4) sieht im Mikroskop nicht immer wie ein Mosaik runder Steinchen, sondern oft wie ein aus sehr feinen Teilen bestehender Preßkork aus. Zwischen dieser Form und gröberen

Verreibungen bestehen zahllose Übergänge und Mischformen, je nachdem man maschinelle Hilfsmittel heranzieht oder nur einfache Hand-
anreibungen im Mörser vorliegen.

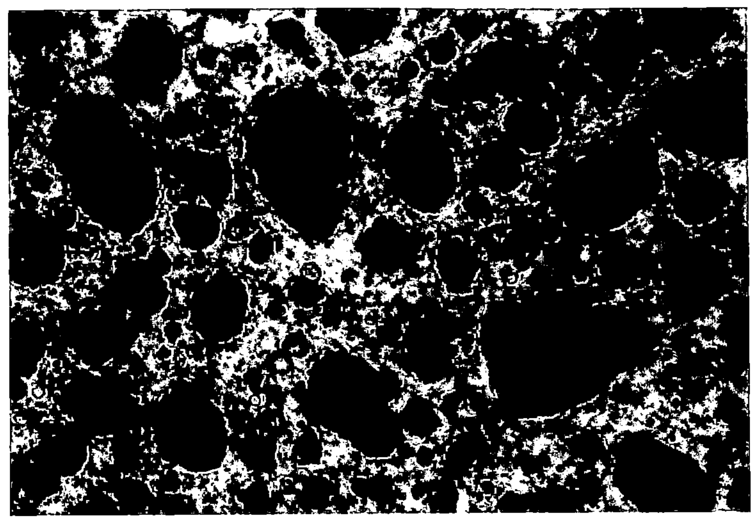

Abb. 5. Die dunkelgefärbten Fettbrocken sind vom hellen Wasser umgoben. Die Kugelform ist
annähernd erhalten. (Handanreibung.)
Öl-in-Wasser-Emulsion. Vergr. 1:300.

Dasselbe finden wir bei den Öl-in-Wasser-Emulsionen, die bei der
Verarbeitung im Mörser überhaupt nur in Ausnahmefällen feine Verreibungen ergeben. Sie sind, insbesondere wenn sie hochschmelzende
Fette enthalten und
nur im Mörser verrieben
werden, schon makro-
skopisch griesig. Im
Mikroskop (Abb. 5) zeigt
sich ein grob disperses
Gemenge, das aber trotz-
dem eine bei beschei-
deneren Ansprüchen
noch brauchbare Emul-
sion darstellt.

Pseudoemulsionen
vom Wasser-in-Öl-Typ,
wie das Ungt. leniens,
halten nur infolge der
Viscosität der äußeren

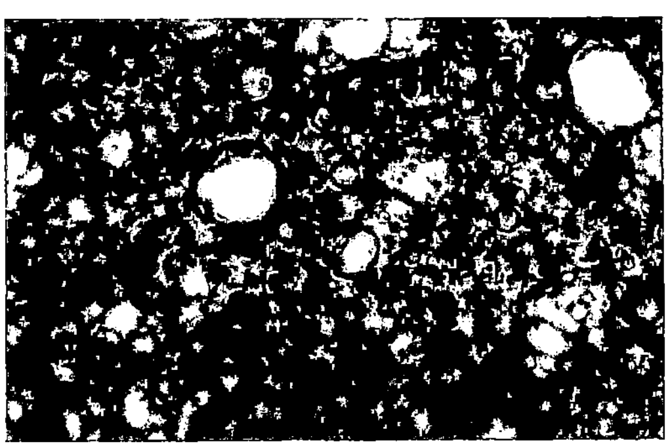

Abb. 6. Helle Wassertropfen verschiedener Größe im Fett.
Infolge der Lichtbrechung fast schwarze Luftblasen.
Ungt. leniens. Vergr. 1:300.

Fettphase zusammen. Im Mikrobild zeigen sie sehr unregelmäßig große
Wassertropfen im Fett verteilt (Abb. 6). Man sieht einer solchen Emulsion die Tendenz zur Entmischung schon von außen an.

Sehr wasserreiche Wasser-in-Öl-Emulsionen können geradezu das Aussehen von mit Wasser gefüllten Bienenwaben besitzen. Auf der Haut verhalten sie sich, sofern sie bis zur äußersten Grenze mit Wasser gefüllt sind, ähnlich den unstabilen Emulsionen.

Wasserlösliche Salben, fettfreie Salben und Trockensalben.

Die wasserlöslichen und fettfreien Salben sowie die eintrocknenden salbenartigen Firnisse treten in ihrer Bedeutung hinter den Emulsionen, Fetten und Paraffinkohlenwasserstoffen zurück. Es handelt sich meist um in Wasser gequollene Pflanzenschleime oder um anorganische Pasten und Gallerten, in vielen Fällen also gleichsam um Öl-in-Wasser-Emulsionen ohne Ölzusatz, so daß sich die Indikationen oft überschneiden.

Die älteste Salbe der ersten Gruppe ist das Ungt. Glycerini, die *Glycerinsalbe*, die nach dem DAB 6 aus Weizenstärke, Wasser, Glycerin, Weingeist und Tragant bereitet wird und etwas abgeändert als Glycerolatcreme oder mit Zinkoxyd versetzt als Creme Simon auch in der Kosmetik Bedeutung besitzt. Sie war bisher infolge ihrer Wasserlöslichkeit das Mittel der Wahl für Salben für den behaarten Kopf, sofern aus ihr Wirkung des zugefügten Medikamentes zu erwarten ist. Zu bedenken ist, daß eine 75% Glycerin enthaltende Salbe durch die osmotischen Eigenschaften des Glycerins Reizerscheinungen verursachen kann, so daß Vorsicht bei Wunden und Schleimhäuten am Platze ist.

Man hat versucht, das Glycerin durch Glykol oder andere Körper zu ersetzen. Dies gelang pharmazeutisch und dermatologisch mit zufriedenstellendem Erfolg. Nach GROSS[1] ist keine lokale Schädigung oder Nierenreizung durch resorbiertes Glykol zu befürchten.

In ihrer Konsistenz sind die Glycerinsalben nicht besonders befriedigend. E. UNNA (im TRUTTWIN) schlägt daher ihre Verbesserung durch Eucerinzusatz vor. Man erhält dadurch eine Emulsion, die günstigere Eigenschaften besitzt, ein Produkt mit mehr salbenartigen Eigenschaften, wogegen das Glycerolatum aromaticum (HERXHEIMER) mehr leimartig ist und Aceton sowie Parfüm enthält. Auch ihm können Arzneimittel zugesetzt werden, genau so dem Ungt. solubile (STEFAN) und der Bassorinpaste, modifizierten Glycerinsalben.

In der Kosmetik spielen die Glycerin-Honigcremes nach Art des Kalodermagelees eine wichtige Rolle. Es handelt sich nach der Literatur vermutlich um Gelatine, um Agar-Agar- oder *Tragant*-Glycerin-Gemische. Verschiedene Vorschriften, die derartige Produkte ergeben sollen, sind in den Fachbüchern zu finden. So soll Tragant (etwa 1%) mit Glycerin (etwa 25%) verrieben oder durch Aufkochen im Glycerin zur Lösung gebracht werden. Borax oder Borsäurezusätze scheinen die Haltbarkeit des so gewonnenen Gelees zu erhöhen[2].

Die Tragantsalben haben auch als Massagecremes Verbreitung. Sie enthalten meist Tragacanth. plv., Zinc. oxyd. plv. und Aq. dest. sowie

---

[1] GROSS, in LEHMANN-FLURY: Toxikologie und Hygiene der technischen Lösungsmittel. Berlin: Julius Springer 1938.

[2] SIEBERT: Handbuch der Haut- und Geschlechtskrankheiten. 5 (1), 431. Berlin: Julius Springer 1930.

Glycerin. Man bereitet zunächst den Schleim und rührt dann den festen Bestandteil darunter.

Unter den Gelatinesalben, für die es verschiedene Vorschriften gibt, ist das Gelatol, das SIEBERT erwähnt[1], zu nennen; es besteht aus Gelatine, Glycerin und Wasser und ist eine Salbengrundlage, ebenso Gelantum.

Das fettfreie Physiol A (Polydyn-Werke, Prag) ist nach RAPP ein Carraghen-, nach der Seifensieder-Ztg 1930, 3, ein Tragantschleim. Es ist mit Wasser leicht abwaschbar und hat gute Schmiereigenschaften. Die Salicylsäure wird aus Physiol etwa so wie aus einem Lanolin-Vaselin-Gemisch resorbiert (MONCORPS). Der Fettzusatz bei Physiol C verbessert die Salicylresorption außerordentlich.

Außer Tragant kommen noch die Schleime von Salep, Cydonia, Eibisch, Lein, Carraghen gelegentlich in diesen Salben als Quellsubstanzen zur Anwendung. Auch Pektine (Hemicellulosen) werden von MOSIG als Grundlagen zu fettfreien Salben und eintrocknenden Firnissen empfohlen[2]. In derartigen Salben kann man auch organische Säuren einarbeiten, ein Vorzug, da viele Emulsionen sich damit nicht vertragen und zerfallen.

Alle diese Salbengrundlagen (Glycerin-Stärkesalben, Tragantsalben, „Physiol") nehmen beträchtliche Mengen von Quellungswasser auf, sie vergrößern also ihr Volumen, wenn man sie ins Wasser legt. Sie sind daher nach ZAKARIAS[3] resorptionsfähig, wogegen dies bei dem nicht-quellenden Lanolin nicht der Fall sei. Nun enthalten diese Salben, sofern Fette darin vorhanden sind, diese als Öltröpfchen, als Öl-in-Wasser-Emulsion. Nach ZAKARIAS' Angaben vereinigt eine solche Salbe die physikalisch-chemischen Eigenschaften der wäßrigen Lösungen mit denen der fetten Salbengrundlagen. Leider ist dies eine Verallgemeinerung, der nicht gefolgt werden kann. Sie stimmt bei der Salicylsäure, ist aber bei Schwefel unrichtig, denn letzterer wurde nach MONCORPS gerade aus Physiol beinahe am schlechtesten resorbiert. Zudem ist Quellfähigkeit mit Resorbierbarkeit noch lange nicht identisch.

Es muß noch berücksichtigt werden, daß diesen wasserhaltigen Salben vom Hautfett das Eindringen in die tieferen Partien erschwert wird; es sei denn, daß es sich bei den zugefügten Medikamenten um Körper handelt, die infolge ihrer Lipoidlöslichkeit aus der Masse herausgelöst und in die Tiefe weiterbefördert werden.

Weitere Möglichkeiten, um fettfreie Salbengrundlagen zu finden, haben PÄSSLER und KÜHL zur Debatte gestellt, indem sie den Quark oder Pflanzeneiweiße, wie Kleber, vorschlugen. Die Eiweißstoffe werden durch H_2O_2 sterilisiert und mit 60—70% sterilem Wasser versetzt. Man erhält so eine reizlose, im Hinblick auf ihre therapeutische Verwendung und Wirkung noch nicht näher bekannte Salbengrundlage, die laut DRP. 669158, das dem letzteren Autor erteilt wurde, als Bleich- und Reinigungsmittel gute Dienste leistet (s. auch DRP. 667409 derselben Anmelder).

---

[1] SIEBERT: Zit. S. 31.
[2] MOSIG: Pharmaz. Z.halle Dtschld 1937, Nr 1, 1.
[3] ZAKARIAS: Handbuch der Haut- und Geschlechtskrankheiten 5, 83 (1930).

SNOEK hat im Franz. P. 827095 Mischungen von Glycerin mit höheren Alkoholen wie Myristinalkohol beschrieben. Die salbenartigen Produkte können als Hautpflegemittel verwendet werden.

Einen ganz anderen Weg zu fettfreien Grundlagen beschreiten die Hersteller der *Stearatcremes*, Zubereitungen, die auf Grund der Reizlosigkeit des Stearins und ihres Matteffektes als Tagescremes Verbreitung besitzen. Sie gehören nur beschränkt, z. B. als Adeps saponaceus, verseiftes Schweinefett mit Wasser, ferner als Cremor (Fresenius), in die Pharmazie, sie interessieren aber als wichtige Cosmetica. Sie bestehen aus den Alkali- oder Ammonsalzen vorwiegend der Stearinsäure, freier Stearinsäure, Wasser, Glycerin, evtl. Fettstoffen und sind Öl-in-Wasser-Emulsionen und im diesbezüglichen Kapitel kurz erwähnt. Obwohl selbst sauer, beeinflussen sie den Säuremantel der Haut manchmal ungünstig, da sie durch dessen Säuren zersetzt werden, ihr System ändern und neutralisieren. Sie können nach MUNFORD dadurch Reizungen verursachen[1]. UNNA meint im TRUTTWIN, daß die Stearinsäure als Hautcosmeticum brauchbar sei, da sie ein Bestandteil des Hautfettes ist. Doch muß dieser Ansicht die Tatsache entgegengehalten werden, daß die freie Säure im Hautfett gegenüber den Estern und Wachsen nicht in wesentlichen Mengen vorhanden ist. Die einseitige Zugabe eines Teiles verbessert daher die Lage weniger als die aller oder der fehlenden Komponente.

Als Beispiel einer Stearatcreme sei folgende Vorschrift angeführt:

Man schmilzt 150 g Stearin im Wasserbad, erhitzt 150 g Glycerin und 750 g Wasser auf 60°, gibt dann 7,2 g starke Ammoniakflüssigkeit und das geschmolzene Stearin hinzu, rührt gut durch und erhitzt $^{1}/_{2}$ Stunde unter öfterem Umrühren im Wasserbade. Man läßt die Mischung 3 Tage stehen und setzt dann Riechstoffe zu[2]. Derartige Verarbeitungen, die noch zahlreiche Zusätze enthalten können, sind die Mouson- und die Marylancreme, fettfreie, seifenhaltige Cosmetica. Ebaga (Bayer, Budapest) besteht aus Na-Stearat, Palmitat und Mineralöl, es wird als Salbengrundlage, besonders in der Augenheilkunde, empfohlen.

WINTER[3] nennt als weitere nichtfettende Stearatcreme das Reaktionsprodukt aus

Stearin	20,0
Vaselinöl	2,0
Ammoniak	8,0
Wasser	140,0

und als fettende Stearatcreme

Stearin	10,0
Vaselinöl	45,0
Wasser	45,0
Calc. Soda	1,0

Erwähnt seien noch die fettfreien Reinigungscremes, die beim Verreiben auf der Haut Krümel bilden und so Schmutzpartikelchen mit-

---

[1] MUNFORD: Brit. J. Dermat. **50**, 540 (1938).
[2] Notiz in Chem. a. Druggist, zit. in Pharmaz. Z.halle Dtschld **66**, 438 (1925).
[3] WINTER: Handbuch der kosmetischen Chemie, 2. Aufl., **6**, 580.

nehmen; sie werden als Vanishing-Cremes angepriesen. Die fettfreie Schaumcreme Hacelineschnee enthält z. B. Acid. stearinic., Natriumbicarbonat und Hamameliswasser.

Rost, Tübingen, hat Salben aus wasserlöslichen Aminen und Kohlehydraten, z. B. aus Harnstoff und Traubenzucker, hergestellt. Man mischt die beiden Komponenten im Verhältnis 1:1 und verrührt die Masse mit Wasser oder Glycerin zu einer salbenartigen Grundlage. Die Salbe nimmt Schwefel, Hg, ätherische Öle und andere dermatologische Präparate leicht auf und soll sie infolge der durch die Wasserlöslichkeit bedingten großen Penetrationskraft intensiv zur Wirkung bringen. Tatsächlich mag eine solche Salbe große Vorteile auf den epithelberaubten fettfreien Partien in der Wundbehandlung besitzen. Schon die Masse an sich dürfte da indiziert sein; denn Harnstoff ist ein gutes Mittel bei entzündlichen Affektionen sowie bei Infektionen, wo er desinfizierend wirkt (MULDAVIN und HOLTZMANN[1]) und wird in Amerika in 2proz. oder gesättigter Lösung bzw. in Krystallen viel zur Wundpflege verwendet. In derselben Richtung wirkt auch der Zucker, der, in Salben und in Form von Honig verwendet, wohl nicht nur osmotisch bedingte Heilwirkung zeigt. Welche Eigenschaften diese Salben als Medikamententräger aufweisen, hängt wohl auch vom Medikament ab. Nur Versuche mit jedem einzelnen Wirkstoff können hier klären. Das Reoxyl Tosse, das später noch besprochen werden soll, berechtigt zu weiteren Versuchen.

In den letzten Jahren sind unter dem Schutznamen **Fissan** Salbengrundlagen bekanntgeworden, welche sowohl therapeutischen als auch kosmetischen Zwecken dienen. Unter den Salbengrundlagen für Fissantherapeutica werden grundsätzlich zwei Gruppen unterschieden, denen gemeinsam das bei Bluttemperatur zubereitete labile und aktivierte Milcheiweiß, worunter nach HASEMANN[2] „Eiweiß in leicht abgebauter Form" zu verstehen ist, sowie das sog. Fissankolloid, d. h. eine aktive Kieselsäure feinster Teilchengröße, zugrunde liegt. Durch dieses Fissankolloid wird die Verteilung therapeutisch wirksamer Stoffe auf größte Oberfläche ermöglicht.

Die eine Gruppe baut sich auf einem Organosol, d. h. auf einer hochdispersen und homogenen Verteilung der obengenannten Stoffe in organverwandten Fetten (Wollfett?), auf. Aus diesem Organosol — als Ungt. Fissani im Handel — lassen sich durch rezeptmäßig gegebene Zusätze Salben und Pasten verschiedenster Art zubereiten. Ungt. Fissani bildet die Grundlage aller fetthaltigen Fissan-Pasten und -Salben.

Die zweite Gruppe ermöglicht als Hydrogel unter gleichzeitiger Verwendung präparierter Diatomeen die Bereitung von Pudern für die Trockenbehandlung. Außerdem bildet das Hydrogel die Grundlage für eine Schüttelmixtur.

Dermacym (Blaes) ist nach ESCHENBRENNER[3] eine Aufschwemmung frischer Bierhefe in Form einer weichen Paste. Die eiweißhaltige Grund-

[1] MULDAVIN u. HOLTZMANN: Lancet 1938 I, 549.
[2] HASEMANN: Hippokrates 1936, 44.
[3] ESCHENBRENNER: Dtsch. Apoth.Ztg. 1934, 93.

lage ergibt mit fetten Ölen Öl-in-Wasser-Emulsionen, kann aber auch für sich allein als eintrocknende Salbengrundlage verwendet werden. Sie eignet sich zur Herstellung von allen Salben mit wasserlöslichen Medikamenten. Öllösliche Substanzen werden in Fett gelöst zugegeben. Über die Resorption aus Dermacym fanden sich in der zugänglichen Literatur nur die Angabe SPANIERS[1], der von guter Wirkung spricht, und die Rezepte RAPPS, der sich auf Herstellungsvorschriften beschränkt[2].

Interessant sind die in einem amerikanischen Patent von der U. S. Industriel Alcohol Co., New York, beschriebenen **Alkoholsalben**, die über 75% Äthyl- oder Propylalkohol enthalten. Zur Herstellung dieser Grundlagen werden hochmolekulare Fettsäuren und echte Wachse mit Ätznatron verseift und dem Alkohol zugemischt. Der Salbe können Vaselin u. dgl. als Emulsion zugefügt werden. Den Produkten kommt wohl nur beschränkte Verwendung zu.

Zu den kolloidalen **Metallsalzgelen** als Salbengrundlage leitet ein im DRP. 587142 geschütztes Verfahren bzw. sein Endprodukt über. Demzufolge gewinnt man mit hochmolekularen Säuren, namentlich solchen der Fett- und Ölsäurereihe, aus Silicatlösungen Abscheidungen. Diese pastenförmigen Massen stellen höchstwahrscheinlich Gleichgewichtszustände zwischen Fett- und Ölsäuren, Kieselsäure und den Salzen dieser Säuren dar; sie sollen kosmetisch und therapeutisch als Salbengrundlage von ausgezeichneter Wirkung sein.

Siliciumdioxydgele enthalten 80—90% Wasser und dienen als Grundlage zu Spezialhautcremes.

Aluminiumhydroxydgel hat annähernd das Aussehen von weißem Vaselin, ohne aber dessen Zähigkeit zu besitzen. Auf der Haut bildet das Gel einen unsichtbaren Überzug. Es verträgt sich mit vielen medikamentösen Zusätzen, insbesondere wasserunlöslichen, natürlich aber nicht mit Säuren, wie Salicylsäure.

Berücksichtigen muß man, daß solche Gelarten nicht von jeder gesunden, geschweige denn von kranker Haut vertragen werden. Man wird sie daher nur in besonderen Fällen für sich allein verwenden und, da sie emulgieren, meist Fetten zufügen, um ihre therapeutischen, meist adstringierenden Eigenschaften in milderer Form auszunützen.

Antiphlogistine, Albertistine, Enelbin sind Bolusverreibungen mit Glycerin und Salicylsäure, ätherischen Ölen und Borsäure als Zusätzen. Es handelt sich um hyperämisierende Umschlagpasten.

Trockensalben in „Pulverform" bespricht KLAUSNER[3] und faßt damit den Begriff „Salben" etwas zu weit. Pflanzenschleimpulver mit Seifenzusatz, die aufgestäubt erst mit dem Sekret quellen, sind für manche Zwecke sehr geeignet, aber keine Salben im Sinne der Definition dieser Galenica.

Wiederholt wurde der Versuch gemacht, eintrocknende und abwaschbare oder als Film abziehbare Salben einzuführen. Daher verdient

---

[1] SPANIER: Med. Welt **1933**, 39.   [2] RAPP: Pharma-Medico **1934**, 5.
[3] KLAUSNER: Dermat. Wschr. **1937**, 32, u. Engl. P. 2396/38.

eine Patentanmeldung von BEUTNER, die ihr Prinzip erläutert, der Erwähnung. Die Salbe hat als Grundlage zwei Arten von Kunstharzen: eines, das in Lösungsmitteln unlöslich ist und der Salbe teigartige Konsistenz verleiht, z. B. ein Harnstoff-Aldehyd-Kondensat, andererseits ein in flüchtigen Lösungsmitteln gelöstes, das als Schutzkolloid für das erste Harz dient, z. B. ein Phenol-Aldehyd-Harz. Das Produkt soll als Medikamententräger brauchbar sein, trocknet mit den Medikamenten schnell zu einem fest haftenden Film ein, schützt die Haut wirkungsvoll und schmutzt nicht, wie z. B. Salben auf Vaselingrundlage.

Wachse, Alkohole, Fettsäuren.

Wachse sind Fettsäureester ein- oder zweiwertiger zyklischer oder aliphatischer hochmolekularer Alkohole, wie z. B. der Sterine (Cholesterin), des Cetylalkohols (im Walrat) oder des Myricylalkohols (im Bienenwachs).

Wollfett, Adeps Lanae, ist das wichtigste tierische Wachs, das im wesentlichen verschiedene Sterinester enthält und diesen seine emulgierenden Eigenschaften verdankt. Seine Emulsionen gehören in das diesbezügliche Kapitel; hier sollte es nur als Wachs erwähnt werden. Es ist zähe und wird insbesondere in Form des Lanolins ranzig. Auf Wunden scheint es die Heilungstendenz zu verzögern (s. unter Lebertransalben), so daß es selbst wie auch seine Emulsionen hier durch andere Mittel ersetzt werden könnte.

Man war bisher immer der Ansicht, daß *Cholesterin* und seine Ester die Resorption fördern. Diese Ansicht hat jedoch keine Allgemeingültigkeit. Es gibt auch Fälle, in denen es als Dämpfer und als Verzögerer auftritt. Wir werden dies bei der Salicylsäure, beim Bienengift und dem Insulin noch sehen. Ist dies aber nicht natürlicher? Cholesterin hat neben der Emulgierwirkung in der Haut doch wahrscheinlich den Zweck, die Haut zu schützen und unerwünschte Stoffe an der Passage zu hindern; daher bindet es hämolytische Gifte, wie Schlangengift und Saponine, und ist ein Antagonist des Lecithins, das die Entzündungsbereitschaft fördert. Es erleichtert die Passage von Fetten[1]. Demgemäß ist also Cholesterin ein willkommener Zusatz bei Cremen und in der Kosmetik zweckmäßig, aber als Medikamententräger in der Dermatologie, zumal auch Überempfindlichkeit festgestellt wurde[2], nicht in allen Fällen am Platze.

„Synthetisches Wollfett" wurde von BURGMANN[3] empfohlen. Es ähnelte dem echten Produkt zwar äußerlich, hat sich aber nicht bewährt. Es enthielt 32% harzige Bestandteile und war vermutlich ein Gemisch veresterter Harze mit Paraffinkohlenwasserstoffen[4]. Bedürfnis für einen derartigen Ersatz ist nicht vorhanden, da das Adeps Lanae von unseren Wollwäschereien für den Inlandsbedarf in vollkommen genügender Weise hergestellt wird[5].

[1] THIEME: Pharmaz. Z.halle Dtschld **73**, 434 (1932).
[2] SÜLZBERGER u. LORSE: J. amer. med. Assoc. **96**, 25 2099.
[3] BURGMANN: Pharmaz. Z.halle Dtschld **65**, 392 (1924).
[4] Pharmaz. Z.halle Dtschld **66**, 82 (1925).   [5] Pharmaz. Ztg. **81**, 96 (1936).

Walrat- (Cetaceum-) Palmitinsäure-Cetylester wird durch Ausfrieren aus dem Pottwalöl oder auch synthetisch (Patente der Deutschen Hydrierwerke) gewonnen, ist krystallin und hat selbst nur geringe Emulgierwirkung. Er ist aber sehr indifferent und reizlos und verleiht den Salben, denen er zugefügt wird, größere Festigkeit und besseres Aussehen und drückt den Schmelzpunkt herab[1]. Er wird mit Öl verschmolzen auch zu einer pasta-cerata-artigen Salbe, ferner zu Pomaden verwendet.

Bienenwachs ist schon im Altertum den Salben zur Konsistenzverbesserung zugesetzt worden und wird es noch heute. Die ungebleichte Form Cera flava und die gebleichte unterscheiden sich in ihrer Verträglichkeit nicht voneinander. Doch wird letztere leichter ranzig und soll benzoiniert werden.

Carnaubawachs besteht vorwiegend aus Cerotinsäure-Melissyl-Ester und dient in seltenen Fällen zur Versteifung von Salben.

Die **Wachssalben** vom Typ des Ungt. cereum bestehen aus einem festen Wachs und einem flüssigen Fett. Sie werden durch Zusammenschmelzen der einzelnen Bestandteile gewonnen und gegebenenfalls mit Arzneistoffen versetzt. In ihrer Konsistenz sind sie härter als die gewöhnlichen Salben. Sie härten auch leichter nach und bilden Knötchen. Um dies zu verhindern, gießt man das Öl-Wachs-Gemisch an einem kühlen Ort in einen Mörser, dessen Wandungen beim Füllen möglichst wenig benetzt werden sollen. Nach 8—24 Stunden wird mit einem leichten Pistill durchgeknetet, dann in einem anderen Mörser nochmals durchgearbeitet (OBIGER[2]).

Ungt. simplex nach LEISTIKOV, das die alte österreichische Pharmakopoe übernahm, besteht aus 15 Teilen Wachs und 85 Teilen Schweinefett.

Pasta cerata. 10 Teile Bienenwachs (gelb) werden geschmolzen und mit 1 Teil Liquor Ammon. caustic. versetzt. Dann wird gegebenenfalls unter Zusatz weiterer Ammoniakflüssigkeit kaltgerührt. Sie wird allein oder mit gleichen Teilen Vaselin vermischt als Salbe verwendet.

Ungt. basilicum:

Erdnußöl	9	Teile
Gelbes Wachs		
Kolophonium $\overline{aa}$	3	„
Hammeltalg	3	„
Terpentin	2	„

Ungt. cereum wird aus Erdnußöl und gelbem Wachs im Verhältnis 7 : 3 zusammengeschmolzen.

Ungt. leniens. Je nach dem Land ist die Arzneibüchervorschrift verschieden. Hauptbestandteile sind Wachs, Mandelöl, Wasser, evtl. Rosenwasser. Statt Mandelöl kommen in einzelnen Ländern Sesam- oder Erdnußöl in Frage. Die Engländer fügen Borax zu. Es handelt sich meist um Pseudoemulsionen, doch sollen diese Salben in einem anderen Kapitel besprochen werden.

---

[1] Pharmaz. Z.halle Dtschld **79**, 449 (1938).
[2] OBIGER: Dtsch. Apoth.-Ztg **1937**, 823.

Salbenstifte sind mit Wachs oder Paraffin versteifte Salben, die schwer schmelzen und daher eine lokale Behandlung einzelner Stellen mit den zugesetzten Arzneimitteln gestatten. UNNA hat sie eingeführt, Beiersdorf und Kermes bringen sie heraus.

Polycera-Präparate (Reichold, Rothenkirchen) sind Wachsgemische für die Kosmetik. Als Salbengrundlage wird Polycera ungt. anhydricum, das 300% Wasser aufnimmt, empfohlen.

Epidor (Truttwin, Dresden) ist eine Öl-Wachs-Emulsion, eine Salbengrundlage für feste und ölige, aber nicht für wäßrige Substanzen.

Penetran des gleichen Herstellers soll weniger Fett enthalten.

In der Patentliteratur finden wir auch noch einige nicht uninteressante wachshaltige Salben. So sind im DRP. 629526 als Hautschutzmittel insbesondere gegen Berufskrankheiten die Lösungen fester Wachse in flüssigen geschützt. Derartige Salben sind nicht emulgierbar und wären im Gegensatz zu Vaselin „hautaffin".

Das DRP. 648606 ermöglicht laut Angabe des Erfinders auch Stoffe in die Haut einzuverleiben, die bisher nur oral gegeben werden konnten. Es handelt sich im wesentlichen um eine Lösung von Äthylalkohol in wasserfreiem Wollfett. Diesem Präparat kann man dann die wäßrigen Arzneimittel mit der Lösung zusetzen, oder man löst das Medikament, das man der Salbe einverleiben wird, in Alkohol und mischt diese dem entwässerten Wollfett zu.

Die **Alkohole** sind wasserlöslich oder, sofern es sich um Produkte mit längeren Ketten als z. B. die Wachsalkohole handelt, emulgierbar oder selbst Emulgatoren. Sie sind dann in der Lage, Paraffinkohlenwasserstoffe und Fette mit Wasser zu emulgieren.

Cholesterin und dessen Derivate, also die Alkohole des Wollfettes, sind ebenso wie der Cetylalkohol, der Alkohol des Cetaceums, bereits unter den Emulgatoren besprochen.

Corol und Satol, zwei flüssige Fettalkohole, werden in letzter Zeit als Zusatz in der Kosmetik empfohlen, um die Emulsionen homogener, geschmeidiger und haltbarer zu machen.

Der **Myristinalkohol**, also ein Alkohol des Bienenwachses, dient nach dem DRP. 633056 der Deutschen Hydrierwerke zum Geschmeidigmachen von Salben und Cremes. Er ist unter dem Namen Lanettewachs K im Handel und bildet auf Grund seines Schmelzpunktes von 35 bis 38° einen wertvollen Bestandteil von Salben und Suppositorien.

Lanettewachs (Deutsche Hydrierwerke A.G., Berlin-Charlottenburg). Unter diesem Namen steht ein Gemisch von Palmitin- und Stearinalkohol zur Verfügung. Ein kleiner Prozentsatz Lanettewachs in Wasser-in-Öl-Emulsionen verbessert deren Stabilität und erhöht das Eindringungsvermögen und damit die Tiefenwirkung. Ein Zusatz von 10% Lanettewachs zu Vaseline gestattet, in diese 10—20% Wasser bzw. wäßrige Lösung einzuarbeiten.

Stearinsäure wird vorwiegend als Alkalisalz, aber auch als freie Säure, Cremen zugesetzt und wird gut vertragen.

Seifenhaltige Salben und salbenähnliche Produkte.

Die Alkaliseifen sind Emulgatoren und werden als solche zur Herstellung von Öl-in-Wasser-Emulsionen in der Salbenbereitung verwendet. Da diese Verwendung unter den Emulsionen behandelt ist, interessiert hier lediglich die Seife als Therapeuticum und als Salbenzusatz.

Als ersteres wird Schmierseife, **Sapo kalinus** (aus Leinöl), Sapo kal. venalis (auch aus anderen Pflanzenölen) bei Tuberkulose angewendet. Für uns sind die Seifenzusätze, die durch ihre Emulgier- und Hautmacerationswirkung die Resorption verbessern sollen, wichtiger (Salicylsäureresorption). Eigentlich sollte dies nicht erwartet werden, da doch Salicylsäure und Seife Salicylate, die schwerer resorbiert werden, bilden. Anscheinend reicht aber die Seifenwirkung aus, um auch noch das Salicylat zur Resorption zu bringen. Bei den anderen Medikamenten nimmt man ein ähnliches Verhalten an, und zwar bei einigen wohl zu Unrecht, bei anderen mit Berechtigung. Exakte Versuche sind in der Literatur nicht beschrieben.

Sapo unguinosus, eine überfettete, aus Adeps suill. bereitete salbenartige Seife.

Naphthalan ist selbst ein Therapeuticum, das nach CASPER resorbiert wird, kann aber auch als Salbengrundlage verwendet werden[1]. Es ist ein Gemisch von Rohnaphtha und 2,5—4% Seife und besitzt nach obigem Autor vor allem folgende Vorzüge: hohen Schmelzpunkt, der auch in größter Sommerhitze ein Abtropfen verhindert, weiche Konsistenz, Reizlosigkeit und gute Resorption, worunter wohl das Eindringen in die Haut zu verstehen ist.

Lanaftal, Nafalan und Petrosapol sind ähnliche Präparate.

Die **Vasogene** (Pearson, Hamburg) und ihre Ersatzprodukte, die Vasolimente, sind flüssige homogene, mit Wasser zu Öl-in-Wasser-Emulsionen emulgierbare Zubereitungen von flüssigen Paraffinkohlenwasserstoffen, Ölsäure und spirituöser Ammoniaklösung. Sie stellen für sich allein Medikamente dar und können auch als Grundlagen Arzneimittel (Jod, Campher, Chloroform) zur Resorption bringen. Sie wirken da wohl wie Salben mit niedrigem Schmelzpunkt.

Die Herstellung der Vasolimente im Apothekenlaboratorium ist, wie RAPP betont, mit Schwierigkeiten verbunden, da die dazu nötige 10proz. alkoholische Ammoniaklösung nicht im Handel erhältlich ist und erst selbst hergestellt werden muß. Auch die Ölsäure ist nicht immer in gleicher Qualität zu erhalten, so daß die in der Apotheke hergestellten Vasolimente den Vasogenen nicht gleichwertig sind. Die Vasolimente zersetzen sich leicht, insbesondere das 10proz. *Salicylvasoliment,* das sich entmischt. Eine Verbesserung der Haltbarkeit erreicht man, wenn man sich statt eines 90proz. Alkohols des absoluten bedient.

Isapogen (Schürholz), ein ähnliches Produkt, ist laut Angabe im Gehe eine Seifenlösung mit Zusätzen von Jod und Campher. Es dient zur Behandlung rheumatischer Erkrankungen und ist bei diesen Indikationen ohne Zweifel auf Grund seiner Bestandteile am Platz. Ob

---

[1] CASPER: Dermat. Wschr. **50**, 1615 (1934).

allerdings GERECKE[1] mit der Behauptung recht hat, daß die Isapogene ebenso wie die Schmierseife selbst resorbiert würden, bedarf wohl noch eines eindeutigen Beweises. Die Annahme, daß die resorbierten Seifen eine Anreicherung der Lipolysine im Blutserum ermöglichen und so die lipolytischen Fähigkeiten des Körpers verstärken und den Tuberkelbacillus beim Tuberkulösen angreifbar machen, ist eine Theorie, die angezweifelt werden muß. Die guten Erfolge, von denen der Autor berichtet, können auch dem Campher und dem Jod zuzuschreiben sein. Die Seifen könnten nach HÜBNER mit ihrer Umstimmung der Haut-p_H-Werte als Reiz wirken[2]. Es ist dies wahrscheinlicher als die Lipolysine-theorie, derzufolge es sich ja um spezifische Lipolysine für Tuberkelfett handeln müßte, denn sonst würden nicht nur diese Lebewesen, sondern auch das Körperfett in Mitleidenschaft gezogen werden. Wahrscheinlicher sind daher die Folgerungen aus den Untersuchungen von v. BAYER und MOSBERG[3], denenzufolge die Schmierseife dieselben Veränderungen im K/Ca-Stoffwechsel bewirkt wie die kochsalzarme Kost. Damit scheint ihre Wirkung bei Tuberkulose u. dgl. geklärt zu sein. Schmierseifeneinreibung steigert auch die Antikörperbildung, so daß z. B. die WASSERMANNsche Probe dadurch negativ werden kann.

Neue Wege geht FELDHOFF. Er hat Tallöl zur Herstellung von Vasolimenten verwendet und bezeichnet es als einen Rohstoff für wichtige Handverkaufsartikel. Das Verfahren, auf diese Weise einen neuen Grundstoff in die Therapie einzuführen, kann aber nicht empfohlen werden. Tallöl ist ein Produkt, das bisher nur in der Technik verwendet wird und in der Medizin vollkommen ungeprüft ist, ein Gemisch von Phytosterinen, Harzestern und Säuren, deren Reizlosigkeit noch nicht erwiesen ist. Seine Verwendung in der Pharmazie muß deshalb bis zur endgültigen Klärung zurückgestellt werden.

Velopural (Neoslaboratorium, Berlin) ist eine überfettete Seifensalbe mit Alkohol. Es soll zugefügte Medikamente, wie Ichthyol, Salicylsäure und ätherische Öle, bei inneren Indikationen zur Wirkung bringen.

Sudian (Krewel, Leuffen), eine gelbe Salbe aus Kaliseife, Schwefel und Fett, wird bei Tuberkulose empfohlen.

Zusammenfassend ist zu sagen, daß der Seifenzusatz in Salben vorwiegend drei Gründe hat:

1. Die Seife dient als Öl-in-Wasser-Emulgator. Man erhält leicht abwaschbare Salben.

2. Der Seifenzusatz soll die Resorption anderer zugesetzter Medikamente, wie der Salicylsäure, verbessern.

3. Die Seife soll auf und in der Haut, vielleicht auch nach erfolgter Resorption von Spuren, im Körper umstimmend wirken; sie soll auch den Blut- und Exsudatzucker zum Absinken bringen und verringere den Ca-Gehalt zugunsten des K-Spiegels. Dadurch werde die Entzündungsbereitschaft gefördert und die Abwehr begünstigt.

[1] GERECKE: Med. Klin. **25**, 352 (1929).
[2] HÜBNER: Dtsch. med. Wschr. **1930**, 13.
[3] v. BAYER u. MOSBERG: Münch. med. Wschr. **1932**, 7, 261; ferner Münch. Med. Wschr. **1932**, 17 u. **1931**, 22.

Definition der Salben und Pasten.

Salben sind zum äußeren Gebrauch bestimmte Arzneizubereitungen, die bei Zimmertemperatur streichbar sind und mit Ausnahme der Glycerinsalbe beim Erwärmen schmelzen.

Fette, Kohlenwasserstoffe, deren Mischungen und andere Stoffe, die als Salbengrundlage verwendbar sind, besitzen einen Aggregatzustand, der mit dem der Teige, Teere und Peche zwischen fest und flüssig steht. Sie sind aber geschmeidig, streichbar, butterartig. Die Salben gehen zum Unterschied von den Talgen und Paraffinen, die in den Salben nur zur Versteifung dienen, bei Temperaturerhöhung von harten Körpern allmählich in feste und weiche Salben über und schmelzen unscharf zu Flüssigkeiten. Der Temperaturbereich zwischen fest und flüssig ist bei verschiedenen Fetten und Kohlenwasserstoffen verschieden groß.

Pasten sind Salben, in die größere Mengen feste Bestandteile eingearbeitet wurden. Über Emulsionssalben wurde bereits unter dem diesbezüglichen Kapitel berichtet. Sowohl die Wasser-in-Öl-Emulsionen als auch die Pasten sind etwas weniger temperaturgebunden und bleiben infolge ihres Gehaltes an festen oder flüssigen Bestandteilen, ähnlich wie z. B. Peloide, durch ein verhältnismäßig weites Temperaturintervall streichbar.

Man kann die Streichbarkeit einer Salbe am einfachsten mit dem Finger oder Spatel auf der Hand oder einer Glasplatte feststellen. Im ersteren Falle muß man berücksichtigen, daß die Arbeitstemperatur dann die der Haut ist und daß man das Temperaturintervall, in dem das Fett oder Gemisch streichbar ist, nicht feststellen kann. Ein anderer Weg zur exakten Feststellung ist das Arbeiten mit dem Farinographen oder mit dem BRABENDERschen Plastographen, der automatisch die Strukturveränderungen der plastischen Massen, die durch mechanische oder thermische Beanspruchung hervorgerufen werden, in Kurvenform registriert. Auch beim Durchsaugen von Fetten und Salben durch Siebplatten kann man aus dem Widerstand, den das zu prüfende Gut entgegensetzt, verwertbare Schlüsse auf die salbigen Eigenschaften ziehen.

Man kann auch die Torpedomethode nach FREUND und WACHTEL[1], die EMMERICH und HEBENSTREIT[2] modifiziert haben, anwenden. Ein torpedoförmiger Körper wird darin an einem Faden durch Gewichte durch die zu untersuchende Masse gezogen.

Da in Apotheken diese Apparate kaum je notwendig und vorrätig sein dürften, haben wir Vorversuche mit einer einfachen Fallmaschine, die für den Apothekenbetrieb genügende Ergebnisse zeigt, angestellt. Der Apparat besteht aus einem 50 g schweren Glasstab mit einem Durchmesser von 0,8 cm, der durch ein senkrechtes Rohr vom Durchmesser von 1 cm in die Salbe hineinfällt. Der unten mit Millimetereinteilung versehene Glasstab wurde durch das Rohr aus immer gleicher Höhe (150 cm) in weithalsige Salbentöpfe von 100 g Salbeninhalt, 6 cm Weite und 8 cm Höhe, die mit der zu prüfenden Salbe vollkommen gefüllt

---

[1] FREUND u. WACHTEL: Balneologe **1936**, 8.
[2] EMMERICH u. HEBENSTREIT: Dtsch. med. Wschr. **1939**, 12.

waren, einfallen gelassen. Jeweils wurden vorher 5 Töpfe mit gleich zusammengesetzter Salbe 24 Stunden in einem Raum aufbewahrt, der eine bestimmte konstante Temperatur besaß. Nach 24 Stunden hatte die Salbe die Raumtemperatur angenommen und wurde mit dem Fallstab auf ihre Zähigkeit gemessen. Das Verfahren wurde an sämtlichen 5 Töpfen angewandt und bei den verschiedensten Temperaturen wiederholt.

Fette, in die der Glasstab weniger tief eindrang als $1/2$—1 cm, sind talgartig; von 1—5 cm reichen die gewöhnlichen, von 5—8 cm die weichen Salben. Je größer das Temperaturintervall ist, in dem eine Einfalltiefe von mehr als 1 cm und weniger als 8 cm festgestellt wird, um so einfacher ist die Verarbeitung der Grundlage. Bei Talg und Kakaobutter ist die Einfalltiefe bis nahe an den Schmelzpunkt sehr gering. Synthetisches Vaselin bewegte sich von 5—40° in dem genannten Intervall. Bei Fetten ist die Temperaturspanne, in der sie salbig sind, meist wesentlich geringer. Pasten und Wasser-in-Öl-Emulsionen verhalten sich etwas günstiger als die dazu verarbeitete Grundlage allein. Glycerinsalben sind kaum temperaturempfindlich.

Die Versuche mit dem Fallstab, die sich, wie wir hoffen, zu einer verwendbaren Meßmethode ausbauen lassen, unterrichten schon jetzt unabhängig vom ungleichmäßigen Fingerdruck und der Hauttemperatur über die zur Verarbeitung brauchbare Salbenkonsistenz, die bei möglichst vielen Temperaturgraden, zumindest aber bei Zimmertemperatur, vorhanden sein soll.

Eine Salbe muß also möglichst schon unter oder wenigstens bei Zimmertemperatur und darüber hinaus bis zur Körpertemperatur geschmeidig streichbar sein, sie soll je nach dem Verwendungszweck auf der Haut fest oder flüssig sein, in diesen Zustand aber noch nicht bei Sommertemperaturen übergehen.

Spezieller Teil.

Welche Grundlage ist die beste?

Wir haben nun die große Anzahl der zur Verfügung stehenden Salbengrundlagen an uns vorüberziehen lassen. Jede einzelne hat ihre Vorteile, die Kohlenwasserstoffe die Beständigkeit, die Fette ihre gute Verträglichkeit. Beide sind keine Nährböden für Bakterien, ihr gutes Haftvermögen an der Haut, ihre Fähigkeit, Wasser abzustoßen, machen sie zu unentbehrlichen Grundlagen für sich allein und in Emulsionsform. Die wasserlöslichen Salben wieder sind leicht abwaschbar und zeigen in vielen Fällen besondere Resorptionsbedingungen.

Alle diese Vorteile müssen wir bei der Wahl einer Salbengrundlage gegeneinander abwägen, denn „die schematische Verordnung bei der Salbenbehandlung ist sicherlich verbesserungsbedürftig. Wenn wir als Grundlage immer nur das Vaselin verschreiben, so ist das schon nicht richtig. Die Alten haben auf diesen Teil (die Salbengrundlage) der Salben einen ganz besonderen Wert gelegt. Es ist auch tatsächlich ein sehr großer Unterschied, ob wir die mit den Wundsekreten verseifbaren Fette tierischen oder pflanzlichen Ursprungs als Salbengrundlage verwenden oder mineralische Öle, die als undurchlässige Schicht eine Ansammlung der Wundabsonderung unter dichtem Abschluß bewirken. Der Sinn des Verbandes ist beide Male ein wesentlich anderer", sagt MAGNUS[1]. Er zeigt damit die Bereitschaft des Klinikers, von der Polypragmasie abzurücken, wenn ihm die richtigen Grundlagen zur Verfügung gestellt werden. Das reichliche Angebot haben wir in den vorstehenden Abschnitten an uns vorüberziehen lassen und die Vor- und Nachteile der einzelnen Bestandteile besprochen. Nun sollen die Forderungen, die man an eine Salbe stellt, durchgearbeitet werden; denn immer wieder kommen neue Salbengrundlagen, und wir wollen diese doch kritisch beurteilen können. Je nach Einstellung des Verbrauchers sind die Ansprüche natürlich verschieden. ZIELER[2] z. B. unterscheidet zwischen

weichen Salben . . . . wie Schweinefett, Vaselin und Eucerin,
sehr weichen Salben . „ Paraffinsalbe, Zinksalbe und Borsalbe,
zähen Salben . . . . . „ Ungt. cereum,
Pasten . . . . „ Zinkpaste, aber auch Zinköl.

HOPF zeigt in einem Schema die Hilfsmittel der Dermatologie[3]:

Salben (reine Fette)	⟶	Pasten (Fette und Puder)	Schüttelmixturen Puder
↓			Wasser
Cremes (Fette und Wasser)	⟶	weiche Pasten (Cremes und Puder)	Glycerin

G. P. UNNA (Ointment bases. 1912) hat seine Forderungen an eine ideale Salbengrundlage wie folgt präzisiert:

1. Haltbarkeit. — 2. Beständigkeit. — 3. Geschmeidigkeit. — 4. Indifferenz. — 5. Reizlosigkeit. — 6. Aufnahmefähigkeit für Flüssigkeiten, insbesondere Wasser. — 7. Leichte Abgabe des in ihm verteilten Arzneimittels an die Haut.

ROSENTHALER (zit. bei WOJAHN) stellt an eine Salbengrundlage folgende Anforderungen:

1. Sie darf die Haut nicht reizen.
2. Sie muß gegen Licht, Luft und zugesetzte Arzneistoffe beständig sein.
3. Sie muß in vielen Fällen schnell und vollständig resorbiert werden, bei Deck- und Augensalben muß dagegen die Resorption möglichst gering sein.
4. Sie muß möglichst Wasser binden können.
5. Sie muß Arzneimittel aufnehmen und an die Haut abgeben können.

Zu alledem kommt unseres Erachtens noch die Forderung, daß die Salbe den *Haut-p_H-Wert* nicht nachteilig beeinflußt, daß sie das *Hautfett* — wenn nötig — *soweit als möglich ersetzt*, sowie die Wahl des *richtigen Schmelzpunktes*. Bevor wir aber diese Punkte besprechen, müssen wir uns noch eingehender mit der Literatur beschäftigen.

Wenn man vom Standpunkt des Arztes, und insbesondere des Dermatologen, die Entwicklung der Pharmakologie der Salben in den letzten Jahrzehnten überblickt, so muß wohl einmal die Erkenntnis des Diffusionsvorgangs und ferner das Studium der Emulsionsgesetze als wich-

---

[1] MAGNUS: Münch. med. Wschr. **1934**, 31, 1174.
[2] ZIELER: Lehrbuch der Haut- und Geschlechtskrankheiten. 4. Aufl. 1937.
[3] HOPF: Fette u. Seifen **1939**, 3.

tigster Fortschritt bezeichnet werden. V. HAHN[1] wies darauf hin, daß
ein fettlöslicher Körper von Orten höherer Konzentration zu solchen
niederer Konzentration diffundiert und das Eindringen wirksamer Körper aus der Salbe nach denselben Gesetzen erfolgt.

BERNHARDT und STRAUCH gaben in ihren Untersuchungen über die
Emulsionstypen und ihre Beziehungen zur Medizin Richtlinien für eine
zielbewußte Salbenlehre. Die Emulgatoren bestimmen je nach ihrer
Eigenart die Beständigkeit, Aufnahme- und Abgabefähigkeit des Salben-
vehikels, während die allgemeinen Eigenschaften der Salbe, wie Haltbarkeit, Schmelzpunkt und Indifferenz, von der Wahl jedes einzelnen
der zugegebenen Stoffe, besonders des Fettes, abhängen.

Wenn nun auch in der Monographie von PERUTZ über die Pharmakologie der Haut sowie durch die wichtigen Untersuchungen von MON-
CORPS die prinzipiellen Fragen der Salbengrundlagen geklärt und fest-
gelegt sind, so haben doch diese Erkenntnisse bisher wenig Beachtung
von Arzt und Apotheker gefunden und, abgesehen von der Ausnutzung
durch die kosmetische Industrie, keine wesentliche praktische Bedeutung
erlangt.

Eine klinisch-therapeutische Umfrage[2] beleuchtet die Stellungnahme
der Klinik zu dem Problem, wobei bezeichnenderweise nach der Verträglichkeit von Salben, Pasten und Schüttelmixturen gefragt wird, während
von den Diffusions- oder Penetrationsverhältnissen bei der Umfrage
keine Rede ist.

Es sei kurz auf die Antworten der einzelnen Autoren eingegangen,
um den bisherigen Standpunkt einzelner Kliniken in Erinnerung zu
bringen.

K. HERXHEIMER stellt gewissermaßen für die Verträglichkeit eine
Skala auf, in welcher die Schüttelmixturen in Form von Umschlägen
am besten vertragen werden, dann folgen die Pasten, wobei durch den
inkorporierten Puder eine austrocknende Wirkung erzielt werden soll
und bei gleichzeitigem Luftabschluß eine hyperämisierende Wirkung.
An nächster Stelle wird die Schüttelmixtur als Trockenpinselung·ge-
nannt und an letzter Stelle erst die Salben, ,,weil hier die mechanische
Reizung des Verbandes und die Empfindlichkeit gegen Fette bei Störung
der Wasserverdunstung und Verminderung der Wärmeabgabe in Betracht komme".

E. KEINING hält die Aufstellung von umfassenden formulierten Regeln
für die Wahl des Therapeuticums kaum für möglich, da eine ,,individuelle
Behandlung" angestrebt werden müsse. Ganz allgemein wird noch hervorgehoben, daß bei sehr komplex zusammengesetzten Medikationen der
Grund für eine aufgetretene Reizung wohl meistens nicht in der Salbengrundlage liegt. Der Beweis dafür kann leicht dadurch erbracht werden,
daß für kurze Zeit die Salbengrundlage allein ohne alle Zusatzsubstanzen
auf ihre Verträglichkeit geprüft wird. Bei solchen Vorprüfungen haben
sich zwei Gruppen von Menschen unterteilen lassen: solche, die besser
Schüttelmixturen, und solche, die bevorzugt Salben vertragen. Die

---

[1] HAHN, V.: Zbl. Hautkrkh. 21 (1926).   [2] Dermat. Wschr. 1933, 14.

Analyse dieser Gruppen hat ergeben, daß Salben und weiche Pasten von Seborrhoikern wegen ihrer sekretstauenden Eigenschaft nicht vertragen werden, während Patienten mit verminderter Talgsekretion (Talgstockung oder Sebosthase) keine Schüttelmixturen vertragen, da sie zu austrocknend wirken. In solchen Fällen ist also gerade die Zufuhr von Fetten am Platze. Voraussetzung für die Reizlosigkeit ist immer, daß die Grundlage von der normalen Haut des betreffenden Patienten vertragen wird. Dabei ist der Hinweis interessant, daß sich nach der geographischen Lage eine Verschiedenartigkeit des Krankengutes zeigt, wobei in Hamburg die Seborrhoiker überwiegen. Der Autor betont, daß bei Frauen die Notwendigkeit zur Kopfwäsche einen brauchbaren Anhaltspunkt für die Talgdrüsentätigkeit ergibt.

E. KROMAYER erwähnt, daß Salbenreizungen häufiger bei Gegenwart von tierischen und pflanzlichen Fetten auftreten, da durch deren Zersetzung eine Unverträglichkeit entstehen kann. Der Autor sieht die häufigsten Irritationen durch fehlerhafte Anwendungsart, z. B. wenn die Salbe oder Paste in zu dichter Schicht aufgetragen wird, wodurch Schweißretention verursacht wird. Durch diesen Umstand sollen 95% der Störungen erklärt werden können.

R. LEDERMANN ist der Ansicht, daß sich die Indifferenz der verschiedenen Arzneiträger auf der Haut weder bei gesunder noch bei kranker Haut vorausbestimmen läßt, sondern vorher Testversuche erforderlich sind. Daher sei es auch unmöglich, generelle Regeln über die Verträglichkeit von Medikamenten aufzustellen. Subakute oder chronische Entzündungsprozesse vertragen meist die Zinktrockenpinselung gut. Bei Salben werden häufig Überempfindlichkeiten der Haut beobachtet, wenn die Salbe ranzig geworden ist; daher sei der Adeps benzoatus vorzuziehen, obwohl der Benzoezusatz bei mancher Haut nicht am Platze ist. Vaseline als Salbengrundlage kann dann Reizerscheinungen machen, wenn sie ungereinigtes Petroleum oder Paraffin enthält. Daher soll nur reines Vaselin verwendet werden, das bei trockenen Hautentzündungen besser als bei nässenden brauchbar ist. Für nässende Hautflächen wird die Zinkpaste empfohlen, die aber ebenso wie das ihr nahestehende Zinköl gelegentlich durch Zusatz von unreinem Vaselin reizen kann.

C. MONCORPS fordert als Grundbedingung für den therapeutischen Erfolg, die Erfahrung und das Einfühlungsvermögen, das klinisch-morphologische Bild mit der biologischen und physiko-chemischen Vorstellung des Heilmittels zu vereinen. Der Autor geht dann auf seine Versuche bezüglich der keratolytischen Wirkung der Salicylsäure ein, die bei Verwendung einer Schüttelmixtur als Vehikel fehlt, bei Pasten nur schwach und am meisten in Form einer Wasser-in-Öl-Emulsion wirksam ist. Bezüglich der Kühlsalben wird hervorgehoben, daß die Kühlwirkung von der Abdunstungsmöglichkeit des inkorporierten Wassers aus dem Vehikel abhängt. Bei Schwefelzusatz ist die Resorption des Schwefels von der Wahl des Vehikels abhängig und dementsprechend auch der pharmakodynamische Effekt. Das inkorporierte Pharmakon kann in verschiedenen Grundlagen eine verschiedene Wirkung entfalten.

Als grundsätzlicher Fehler bei der Herstellung von Salbengrundlagen wird das sog. „geschönte" Vaselin erwähnt, dessen leuchtend gelbe Farbe durch Zusatz von Tropaeolinfarbstoff zustande kommt und reizbare Haut irritieren kann. Bestimmte Sorten von Adeps suill. benzoat., die von mit Fischmehl gefütterten Schweinen stammen, sind zugunsten des deutschen Schweinelendenfettes abzulehnen. Auch das Entwässern mit Natrium sulf. kann durch den Sulfitgehalt zu Hautreizungen führen. Ferner wird noch als Fehlerquelle ungenügende Dispergierung des Salbenwirkstoffes genannt, die zu einer hohen Konzentration auf der Haut führen kann. Es wird daher die Dreiwalzenmühle für Salbenherstellung empfohlen. Auch die spurweise Beimengung von Kolophonium oder Seife kann zu Reizungen führen. An einwandfreien Salbengrundlagen, die im Großbetrieb hergestellt werden, ist der Dermatologe interessiert, nicht jedoch an unkontrollierbaren Salbenkompositionen.

A. PERUTZ glaubt, daß die Pasten durch ihren Pudergehalt und die dadurch bewirkte Capillarattraktion eine Aufsaugung des Sekretes ermöglichen, permeabler als Salben sind und eine geringere Tiefenwirkung haben. Sie reizen daher auch weniger als Salben. Da die Salben die Hautwasserabgabe verhindern, sollen sie bei akut entzündlichen Prozessen der Haut mit nässenden Flächen nicht verwendet werden. Die austrocknende Fähigkeit des Puders ist eine Funktion seiner Oberfläche.

F. PINKUS glaubt ebenfalls, daß manche Salben wegen einer bestehenden Fettüberempfindlichkeit nicht vertragen werden, ebenso wie es intestinale Fettunverträglichkeiten gibt. Akute, vesiculöse Dermatitiden ebenso wie die dyshidrotischen Ekzeme sollen nicht mit Fett behandelt werden. Für diese unverträglichen Fälle kommen Schüttelmixturen oder nur Bäder und Umschläge in Betracht.

K. TOUTON steht etwa auf demselben Standpunkt wie der vorige Autor.

R. WINTERNITZ hebt hervor, daß die Verträglichkeit von Salben und Pasten von ihrer Grundlage, ferner von den Salbenwirkstoffen und der Technik der Verbände abhängt. Dabei empfiehlt er den Benzoezusatz zum Fett und weist auf die besonders sorgsame Bereitung von Augensalben hin.

Bezüglich der Verträglichkeit und der Saugfähigkeit der Pasten steht der Autor auf demselben Standpunkt wie die anderen. Er nimmt durch den größeren Pulvergehalt der Paste eine gesteigerte capillare Saugfähigkeit an, die das flüssige Hautsekret aufnimmt und besser auf der Hautfläche haftet, so daß ein Deckverband überflüssig wird. In die physikalisch wirkenden Applikationsmittel können dann noch mit Erfolg resorptionsfördernde Therapeutica eingearbeitet werden, deren Verträglichkeit von der Substanzmenge, Einwirkungsdauer, Technik und Hautbeschaffenheit abhängt.

Wir können aus allen diesen Antworten das Bestreben nach individueller Behandlung erkennen, wir sehen, daß zwischen den einzelnen Grundlagen Unterschiede vorhanden sind. Diese Differenzen zu kennen und zu nutzen, muß das Ziel des Therapeuten sein.

Eine Salbengrundlage, die in allen Fällen optimal wirkt, kann und wird es nie geben. Keine Salbe kann zugleich oberflächlich und in der

Tiefe intensiv wirken, ist gleichzeitig neutral, sauer und alkalisch, kann wasserfrei und doch eine wäßrige Emulsion sein.

Wir müssen daher zunächst auch andere Gesichtspunkte berücksichtigen und überlegen, ob sie nicht die beste Klassifikationsmöglichkeit geben. Wir stellen folgende Fragen, nach deren Beantwortung eine Einteilung möglich ist:

a) In welchen Fällen wird Resorption oder Diffusion und wo Penetration oder Invasion verlangt

und in welchen Hautschichten soll die Salbe angreifen?

Zu diesen Fragen wird man von klinischer Seite hervorheben müssen, daß zwischen *Resorption und Penetration* eine scharfe Trennung nötig ist. Wir möchten die Resorption der Diffusion gleichstellen, wobei ein Salbenwirkstoff durch die Hautschicht hindurchdringt und vom Blut- oder Lymphstrom aufgenommen wird. Es handelt sich also um die sog. percutane Therapie. Durch die intakte Haut soll ein Medikament durch intensives Einreiben der Salbe zur Aufnahme gebracht werden. Ein Beispiel dafür ist die früher allgemein verwendete Hg-Schmierkur oder die zur Rheumabehandlung verwendete Salicylsalbentherapie. Dabei kann in manchen Fällen bei besonders geeigneter Salbengrundlage die Diffusion des Wirkstoffes so schnell durch die Haut erfolgen, daß in kurzer Zeit histologisch der Nachweis in den oberen Hautschichten nicht mehr gelingt. Als Beispiel für die besonders schnelle Diffusionsmöglichkeit durch die Haut sei die Diffusion von Gasen durch die gesunde Haut erwähnt. Lang[1] und Schmidt-Labaume[2] konnten Radiumemanation nach Einwirkung auf die gesunde Haut schon 5—10 Minuten später in der Atemluft nachweisen.

Im Gegensatz zur Diffusion soll die *Penetration oder Invasion* das Eindringen eines Salbenwirkstoffes in die gesunde oder kranke Haut bezeichnen, er soll dort an Ort und Stelle zur Wirkung kommen, gespeichert werden. Für die Penetrationstherapie kommen besonders infektiöse Hauterkrankungen, Pyodermien, Mykosen, Hauttuberkulosen u. a. in Frage. Auch Schälkuren bei Acne sind durch die Invasion des Wirkstoffes erfolgreich. Ebenso ist die Salbenätzbehandlung, die z. B. früher bei Hautkrebsen verwendet wurde, hier zu erwähnen. Im Gegensatz zur Diffusion werden bei der Penetrationstherapie hauptsächlich krankhaft veränderte Hautzellschichten mit Salbenwirkstoff imbibiert oder gespeichert, wobei Krankheitsbilder mit Veränderungen im Corium eine tiefere Penetration des Wirkstoffes aus der Salbengrundlage erfordern. Gerade in solchen Fällen, z. B. bei der elektiven Maceration von subepidermal sitzenden Lupusknötchen, wird die Wahl der Salbengrundlage für das Tempo der Penetration des Wirkstoffes von Wichtigkeit sein (vgl. Pyrogallolsalben S. 131).

Die Penetrationstherapie wird nur ausnahmsweise bei gesunder Haut angewendet, so z. B. als Schälkur bei Epheliden. Oft sind besonders verhornte oder undurchlässige Epidermiszellen mit dem Wirkstoff in

---

[1] Lang: Strahlenther. **52** (1935).
[2] Schmidt-Labaume: Arch. f. Dermat. **172** (Kongreßband).

Kontakt zu bringen oder zu durchdringen, so bei Lupus tumidus oder bei Hyperkeratosen. Es sei hierbei auf die Untersuchungen von Mon-corps über die Wirkung der salbeninkorporierten Salicylsäure hin-gewiesen[1].

Bisher hat sich die praktische Hauttherapie im allgemeinen damit begnügt, bei verschiedenen Hautkrankheiten bestimmte Wirkstoffe empirisch auszuwählen, z. B. bei Seborrhöen Schwefel, bei Mykosen Salicyl und Betanaphthol oder Hg, bei Pyodermien Farbstoffe, Sulfur oder Hg, ohne die Salbengrundlagen nach den einzelnen Wirkstoffen abzustimmen. Auch die experimentellen Untersuchungen von Moncorps, deren Resultate bei den einzelnen Wirkstoffen erwähnt werden, haben die praktische Salbenkomposition bisher wenig geändert. Es klafft also nach wie vor eine Lücke zwischen der zielbewußt aufgebauten Chemo-therapie oder Pharmakodynamik der Haut und deren praktischen Ver-wendung. Der Grund dafür liegt wahrscheinlich in der oft recht schwie-rigen praktischen Auswertung der am Modellversuch gefundenen Resul-tate. Es sei hier nur kurz auf die Verschiedenheit der bei Schwefelsalben ausgeführten Schwefellösungsformen (molekular oder kolloidal) hin-gewiesen, die natürlich bei der systematisch durchgeführten Simultan-therapie zur Beurteilung der Salbengrundlagen beachtet werden müssen.

Nach den Ausführungen wird man ferner verstehen, wenn z. B. für die Diffusion oder Resorption von Schwefel eine steigende Reihenfolge für den Schwefelgehalt des Serums (Pasta Zinci, Physiol C, Eucerin cum Aqua 50%, Lanolin cum Aqua 25%, Vaselinum flav. und am besten Adeps benzoat.) von Moncorps gefunden wurde, ohne daß klinisch bei an-gestellten Penetrationsversuchen mit Schwefelsalben in den oberen Haut-schichten ein absolut gleiches Abhängigkeitsverhältnis von den ver-schiedenen Salbengrundlagen erwartet werden kann. Immerhin konnten recht bemerkenswerte Beobachtungen bei Fett- und Vaselingrundlagen gesammelt werden, die später angeführt sind.

b) Wann soll eine entquellende oder gerbende Wirkung erreicht werden?

Eine besondere Form der Penetration oder Invasion von Wirkstoffen stellen Versuche dar, die *Entquellung* entzündlich veränderter Epidermis oder auch die *Gerbung* der oberen Hautschichten zu bewirken. Die Ent-quellung der entzündlichen Epidermis wird im allgemeinen durch feuchte Verbände nach der von Hermann aufgestellten „entquellenden Reihe"[2] durchgeführt. Diese an überlebenden Epithelzellen gewonnenen Resul-tate wurden an lebender Haut von Schmidt-Labaume elastometrisch bestätigt[3]. Mikroskopisch zeigt die entzündlich veränderte Epidermis in den Zellen des Rete granulosum Protoplasmaveränderungen in Form der von Unna beschriebenen ballonierenden Degeneration oder der trop-figen Entmischung. Ähnlich wie die feuchten Dunstverbände können bei beginnender entzündlicher Veränderung auch Puder oder Schüttel-mixturen durch Austrocknung (Oberflächenvergrößerung) einen ent-

---

[1] Moncorps: Arch. f. exper. Path. 141.
[2] Hermann: Dermat. Z. 50 (1927).
[3] Schmidt-Labaume: Arch. f. Dermat. 153, H. 3 (1927).

quellenden Effekt auslösen. Häufig stellt bei der Ekzemtherapie der Übergang von feuchten Verbänden zu Salben eine gewisse Schwierigkeit dar, wobei das Ekzem, wahrscheinlich durch Wärmestauung und dadurch bedingte Kapillarerweiterung unter der luftabschließenden vaselinhaltigen Salbe, wieder aufflackern kann. Auch wird der Sekretfluß durch Salben bei nässendem Ekzem behindert. Wie später ausführlich beschrieben, sind auch Zinkpasten nicht in der Lage, große Sekretmengen aufzusaugen. Sie können nur durch Lückenbildung geringe Flüssigkeitsmengen von der Haut aus an die Oberfläche der Paste hindurchtreten lassen.

Die ersten Bestrebungen, den Übergang von feuchten Verbänden zu Salben zu erleichtern oder zu überbrücken, sind wohl in dem Ungt. glycerini (DAB) zu suchen, doch ist die osmotische Wirkung derartiger 75 proz. glycerinhaltiger Massen häufig zu stark. Der Erfolg dieser Entquellungsversuche liegt wohl sicher in dem physiologischen Tempo der Entquellung. Wenn der „eukolloidale Zustand" der Zelle nicht wieder erreicht wird, ist eine Desepithelisierung durch Platzen der Zellmembrane die Folge. Der *biologische Takt der Entquellung* stellt die Lösung der Frage dar. Hierauf und auf die Wahl der Konzentration des Entquellungsmittels wurde bisher zu wenig Wert gelegt. So werden häufig bei feuchten Umschlägen, z. B. mit einer 1 proz. Tanninlösung oder der offizinellen Liq. Al. acet.-Lösung starke Reizungen beobachtet, die durch Zellmembransprengung infolge zu schneller Entquellung zu erklären sind. In solchen Fällen würden die zehnfachen Verdünnungen der angeführten Lösungen angezeigt sein.

Wahrscheinlich sind auch die Erfolge von traubenzuckerhaltigen Salben bei Allergosen durch osmotische Wirkung und Entquellung zu erklären. In derselben Richtung liegen die Bestrebungen der im Kapitel über aluminiumsalzhaltige Salben besprochenen Beobachtungen.

Hier muß zusammenfassend hervorgehoben werden, daß der Erfolg von der „biologischen Konzentration" des entquellenden Mediums abhängt, um überstürzten Wasserentzug und Zellmembranschädigung zu vermeiden.

Daraus erhellt ohne weiteres, daß diese entquellenden Salben, ebenso wie feuchte Umschläge, immer nur für eine gewisse kurze Zeitspanne — einige Stunden bis Tage — vertragen werden, bis sich der Flüssigkeitsspiegel in den entzündeten Hautschichten gesenkt hat. Für diese Zeitspanne kann natürlich keine Norm angegeben werden, sie hängt vielmehr von der Stärke der entzündlichen Veränderungen ab und muß dem Einfühlungsvermögen des Arztes überlassen bleiben.

Es soll noch auf Versuche hingewiesen werden, mit bestimmten Salben-Beimengungen eine Gerbwirkung zu erzielen. Das Problem wurde von JÄGER[1] mit Tactocutemulsionen bereits bearbeitet und wird neuerdings durch ein „Dulgon" (Benckiser) genanntes Präparat, das aus einer Kombination polymerer Phosphate besteht, ebenfalls in Bäderzusätzen und als Wirkstoff in Salbengrundlagen versucht. Die Möglichkeit einer

---

[1] JÄGER: Die rauhe Haut. Hippokrates **8**, 449 (1937).

v. Czetsch u. Schmidt-La Baume, Salben. 4

„Lebendgerbung" und dadurch erhöhter Widerstandsfähigkeit gegen Allergene hat für die Praxis eine große Bedeutung. Auch hier wird für den Erfolg die geeignete Konzentration und Wirkungszeit in einer Salbengrundlage, die eine Penetration des Wirkstoffes erlaubt, maßgebend sein.

c) Wann wird lediglich eine Kühlwirkung und Entspannung gewünscht?

In einer besonderen Gruppe werden mit Recht Salben mit Kühlwirkung und Entspannungseffekt zusammengefaßt. Eine Kühlwirkung wird klinisch einmal bei juckenden Dermatosen ohne sichtbare Hautveränderungen, also normaler Hautbeschaffenheit, z. B. bei Pruritus, am Platze sein. Ferner aber auch bei chronischen Ekzemen mit starkem Juckreiz oder anderen Dermatosen, wie z. B. die DUHRINGsche Krankheit, die mit Juckreiz einhergeht. Wenn gleichzeitig eine Entspannung der Haut erreicht werden soll, also wenn entzündliche Veränderungen vorlagen, wird man nicht nur eine instabile Wasser-in-Öl-Emulsion, sondern besser eine Trockenpinselung wählen, deren Kühlwirkung noch größer ist. Dabei wird auf die eingehende Ausführung in dem Kapitel über Kühlsalben verwiesen.

d) Wann wird ein oberflächlicher Schutz der Haut vor äußerer Einwirkung benötigt?

Sog. Schutzsalben werden bei der Zunahme der Hautberufskrankheiten immer häufiger erforderlich werden. In späteren Kapiteln werden die Lichtschutz-, Luftschutz- und die gewerblichen Schutzsalben ausführlich besprochen. Es ist leider bei zunehmender Kenntnis der Affinität der Salbengrundlagen zu den in Frage kommenden Noxen eine erhebliche Komplizierung der Rezeptur zu erwarten. Eine einheitliche Schutzsalbe etwa in Form einer deckenden Fettschicht ist keine Lösung. Dazu kommt noch, daß von vielen Handarbeitern jede Salbe auf der Haut als störend abgelehnt wird, weil z. B. mit einer eingefetteten Hand ein bestimmter Präzisionsgriff nicht ausgeführt werden kann. Der Schutz unserer Arbeiter in chemischen Betrieben oder allen Industriezweigen, in denen Berufskrankheiten beobachtet werden, sollte besonders in einer ausführlichen Belehrung über zweckmäßiges Entfernen der reizauslösenden Substanzen von der Haut in den Arbeitspausen eine wichtige Grundlage erfahren.

R. und F. JÄGER haben in ihrer Arbeit über die Hautoberflächenstruktur, ihre Methodik und ihre Bedeutung für die Gewerbehygiene[1] mit ausgezeichneten Mikrophotos vom Hautrelief die von ihnen als capillären Räume bezeichneten Dehiscenzen unter den Epidermisschollen der rauhen Haut als Speicherungsmöglichkeit für Allergene hervorgehoben. Die Entfernung dieser kleinen Staub- und Allergenpartikel ist durch einfaches Waschen nicht ohne weiteres zu erreichen, wie die Autoren fluorescenzmikroskopisch nachgewiesen haben. Eine systematische Hautpflege, welche die Beseitigung der rauhen Haut und der

---

[1] JÄGER, R. u. F.: Gewerbepath. 9, H. 2 (1938).

Rhagaden zur Folge hat, muß unterstützt von aufklärenden Belehrungen, in den verschiedenen Industriezweigen angestrebt werden. Eine glatte Haut bietet viel weniger Möglichkeiten zur Bildung von sessilen Antikörpern in den Epidermiszellen als eine mit Rissen und Oberflächensubstanzverlusten übersäte Haut.

Diese klinischen Darlegungen sollen nicht abgeschlossen werden, ohne noch kurz auf die notwendigsten Voraussetzungen für die Beurteilung der Salbentherapie am Kranken einzugehen. Wie schon im Vorwort angedeutet, ist die *fehlerfreie Simultantherapie* dazu erforderlich. Diese können wir nur dann anwenden, wenn an symmetrischen Körpergegenden mit der gleichen Capillarversorgung und gleichen Gefäßverhältnissen, wobei besonders auf einseitige Varicen als Störungsfaktor zu achten ist, ferner, wenn bei gleichem Säuremantel der Haut dieselben Krankheitserscheinungen bezüglich Intensität und Ausdehnung vorhanden sind. Bei der Behandlung der Hautkrankheiten sind wir in der Lage, alle diese Bedingungen häufig vorzufinden. Es sei nur an die mehr oder weniger universellen Ekzeme, symmetrisch lokalisierten Allergosen, Mykosen und Pyodermien erinnert, die ein weites Betätigungsfeld für die Simultantherapie bilden.

Dabei muß auch kurz die *Verbandtechnik* erwähnt werden. Es ist dringend zu raten, niemals bei dieser explorativen Simultanbehandlung die zu vergleichenden Salben dem Kranken selbst zu überlassen, da weder eine richtige Verbandtechnik noch die Vermeidung von Verwechslungen der für die rechte und der für die linke Seite bestimmten Salbe gewährleistet ist. Es liegt nicht im Rahmen dieses Buches, allgemeine Applikationsmethoden für die verschiedenen Hautzustandsbilder zu geben[1]. Es sei nur kurz zitiert, daß für akute Hautkrankheiten feuchte Umschläge, Puder, Schüttelmixturen, Zinköl, für subakute Hautkrankheiten Zinköl und Pasten, für chronische Hautkrankheiten Pasten und Salben in Frage kommen.

Für unsere Versuche mit Salben ist es wichtig, an den Vergleichsstellen genau dieselbe Verbandtechnik anzuwenden. Die Salben werden in gleicher Schichtdicke (messerrückendick) am besten auf feines, weiches Leinen (oft durchgewaschener alter Hemdenstoff) ausgestrichen und auf die Haut gelegt. Im Sommer wird Leinen noch besser als der etwas dickere Lintstoff vertragen, der sich wieder im Winter besser eignet. Auch die Zahl der Bindentouren ist zu beachten sowie die Schichtendicke der etwa auf das Leinen aufgelegten Watte. Auf alle Fälle darf eine einseitige Wärmestauung durch ungleiches Verbandmaterial nicht übersehen werden, ebenso wie auch die Dochtwirkung durch Aufsaugen von tief schmelzender Salbe (Ungt. leniens) in das Verbandmaterial. Soll mit Emulsionen behandelt werden, so wird am besten auf jeden Verband verzichtet. In diesen Fällen wird die Salbe vom Pflegepersonal an den Simultanstellen mit einem Gummifingerling in gleicher Dicke aufgetragen, wobei auch darauf geachtet werden muß, daß auf

---

[1] Siehe SCHÄFFER-ZIELER-SIEBERT: Behandlung der Haut- und Geschlechtskrankheiten. — Ferner MONCORPS: Jahreskurse ärztl. Fortbildg **4**, 7 (1932). — Ferner HOPF: Fette u. Seif. **1939**, 3.

beide Hautstellen genau der gleiche leichte Druck zum Verreiben der Emulsion ausgeübt wird. Falls die Hautstellen nässen, so kann auf beiden Seiten ein Trikotstrumpf darübergezogen werden. Oft werden gerade bei chronischen Ekzemen und Neurodermitis verbandlose Salbeneinreibungen angenehmer empfunden, so besonders als Nachbehandlung und zum Arbeitsschutz, der später von den Geheilten selbst ausgeführt wird.

Sehr wichtig ist die *Beachtung des Schmelzpunktes* der Simultansalben. Ein bei 50° schmelzendes Vaselin wird in dicker Schicht auf der Haut bleiben, während eine bei 35° schmelzende Salbengrundlage besonders im Sommer leicht vom Verband als Docht. aufgenommen wird. Für circumscripte Pyodermien wird zweckmäßig eine „harte" Paste verwendet, die, mit einer dünnen Lage Watte abgeschlossen, ohne Verband an Ort und Stelle bleibt, falls es sich nicht um unruhige Kranke oder Kinder handelt, die überhaupt nicht zur Simultantherapie geeignet sind, da sie die Verbände häufig herunterreißen.

Auch der Entfernung von Salbenresten ist vom Arzt Beachtung zu schenken. Es geht nicht an, daß Salbenreste mit Benzol oder Benzin entfernt werden, da in unserer Zeit der Motorisierung häufig eine Überempfindlichkeit gegen diese Stoffe besteht oder aber eine Sensibilisierung damit erreicht werden kann. Salbenreste, besonders solche, die ranzig werden können, müssen morgens und abends vorsichtig mit Watte und, wenn erforderlich, mit einem reizlosen Öl (Oleum vaselini) entfernt werden.

Die *Beurteilung der Simultanbehandlung* stützt sich in erster Linie auf den objektiven Befund, den die symmetrischen Hautstellen nach der Behandlung bieten. Nur gelegentlich wird man auch subjektive Empfindungen des Kranken berücksichtigen. Dabei wird von manchen Kranken eine Fettgrundlage, die sich meist schneller in die Haut einreibt und von der Haut schneller aufgenommen wird, als „angenehm" bezeichnet; aber auch das mehr als Oberflächenschichtmittel empfundene Vaselin wird gelegentlich subjektiv vorgezogen, ohne daß wir dafür besondere Richtlinien erkennen konnten.

Zum Schluß sei hier noch auf die *Berücksichtigung der allgemeinen Heillage* des Kranken verwiesen. Es ist jedem Arzt, der Hauttherapie treibt, geläufig, daß bei vielen Krankheitszuständen, die zunächst sehr therapieresistent waren, plötzlich eine große Heilbereitschaft einsetzt, ohne daß diese auf die äußere Salbenmedikation bezogen werden darf. Jahreszeitliche Einflüsse, vitaminreiche Kost oder Umstellung der sauren Winterdiät auf alkalische Sommerkost sind, um einiges anzuführen, damit in Zusammenhang zu bringen. Ferner spielen interne Medikationen, z. B. Arsen bei Schuppenflechten, eine wichtige Rolle. Ebenso wie man von einem isomorphen Reizeffekt bei Psoriasis dann spricht, wenn die Haut auf irgendeinen Reiz mit den bereits vorhandenen Hautveränderungen an der gereizten Stelle antwortet, so möchten wir hier den *isomorphen Heileffekt* hervorheben, der die oft plötzlich einsetzende Heilbereitschaft der Haut bezeichnen soll. In solchen Fällen wird man sich leicht vor einer falschen Relation zwischen Salbenverordnung und Heileffekt hüten können, wenn man berücksichtigt, daß der Heileffekt dann tatsächlich simultan aufgetreten ist bei Verwendung verschiedener äußerer Wirkstoffe und Salbengrundlagen.

Wenn wir die Salbengrundlagen und ihre Eigenschaften nochmals in einem Schema zeigen, so sehen wir die Fülle des Gebotenen, die Übergänge zwischen den Typen. Jede einzelne hat besondere Vorteile.

Tabelle 2. Salbengrundlagen.

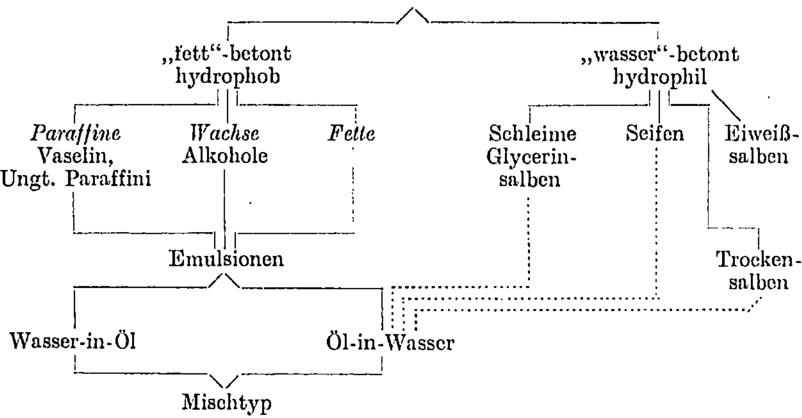

Alle die oben skizzierten Fragen müssen beantwortet werden, bevor man eine Salbe, die optimal wirksam sein soll, verordnet oder anfertigt. Die beste Salbe wird dann diejenige sein, die möglichst vielen Anforderungen nachkommt und den drei Grundfragen entsprechend ausgewählt ist. Für den Arzt und den Kranken ist der Unterschied, ob die Salbe durch die gesunde Haut hindurch wirksam sein soll, ob sie auf der geschädigten Haut direkt mit den zu behandelnden Schichten in Berührung kommt oder nur decken soll, grundsätzlich wichtig.

Im ersteren Falle müssen wir uns entweder

1. fettlöslicher Substanzen (Ätherische Öle),
2. die Haut verändernder Körper oder Verbände (Salicylsäure, feuchte Kammer),
3. der Scarifikation (Bienengifttherapie),
4. der Iontophorese,
5. der Verdauungsmethode nach UNNA (Pepsinumschläge) oder
6. einer Gleitschiene wie der ätherischen Öle

bedienen. Eine andere Möglichkeit, durch die Haut dem Körper Wirkungsstoffe in wirksamen Mengen aus Salben einzuverleiben, besteht nicht.

Die Haut hemmt als nach außen gerichtetes Organ alle Versuche, durch sie Medikamente einzuführen, mit Erfolg; nur auf die obengenannten Substanzen und Methoden ist sie nicht vorbereitet und ihnen daher nicht gewachsen. Sie schützt sich zunächst durch die Fette, die sich als Emulsion in tieferen Schichten und als Überzug in der Hornschicht befinden, dann durch die Hornschicht selbst sowie durch die wäßrige Durchtränkung. Nicht das Fett allein verwehrt den Medikamenten den Eintritt, auch nicht das Wasser oder das Eiweiß, sondern alle drei oder in einzelnen Fällen die Phase, die das zugefügte Arzneimittel nicht löst. Nur das Zusammenspiel aller ergibt den Schutz. „Entfettete" Haut, bei der aber nur die oberflächlichste Fettschicht entfernt ist, läßt schon Insulin (HERMANN und KASSOWITZ), nicht aber Bienengift oder Anaesthetica durch; mit Pepsin angedaute Haut läßt Elektrolyte (UNNA), nicht aber Fette durch.

Scarifikation zerstört den Schutz teilweise, die scarifizierte Haut ähnelt ja dann der durch Verwundung oder Krankheit epidermisgeschädigten Haut. Hier können auch wasserlösliche Substanzen angreifen, etwa wie bei der Schleimhaut. Nur sind hier bei letzterer natürlich die Voraussetzungen noch günstiger, da hier ein Organ vorliegt, das zur Resorption geeigneter ist oder, wie die Darmschleimhaut, sogar dazu geschaffen ist.

Man kann je nach der Salbengrundlage bei gleicher Verbandtechnik eine stärkere oder eine schwächere Resorption, lokale oder nur Deckwirkung erreichen. Es muß daher nicht nur eine Pharmakognosie und eine Pharmakologie des in der Salbe inkorporierten Medikamentes geben, es muß diese Lehre auch über die Salbengrundlagen geben, auch über das Zusammenspiel beider. Modellversuch, Tierversuch und dermatologisch-klinisches Experiment müssen zusammen jedem einzelnen Wirkstoff die geeigneten Grundlagen vorschreiben. Am wichtigsten ist natürlich der klinische Versuch. Das Tierexperiment nützt bei Schleimhaut- und Wundsalben, weniger bei der Beurteilung der Wirkung an gesunder Haut, da Menschen- und Tierhaut in ihrem Bau zu unähnlich sind. Der Modellversuch besitzt, wie wir sehen werden, nur orientierenden, nicht entscheidenden Einfluß auf die Wahl der Salbengrundlage.

Allen Forderungen kommt keine Salbengrundlage nach. Die eine ist fett und eine Salbe im engeren Sinne, die Schleime sind wäßrig oder glycerinhaltig und sozusagen feste Schüttelmixturen. Die Kosmetica sind einerseits als Schönheitsmittel, andererseits als Konservierungsstoffe zu betrachten. Kunst des Arztes ist es, alle zu kennen und im geeigneten Augenblick das Richtige zu wählen. Bei akuten Ekzemen z. B. sind nicht die Salben kontraindiziert, sondern die „fettbetonten" Präparate, bei Sebostase sind sie wieder indiziert.

Modellversuche.

Wie schon oben erwähnt, wurde der Versuch, den Wert einer Salbe im Modellversuch zu klären, von den verschiedensten Autoren und in verschiedener Versuchsanordnung angestellt. Soweit eigene Prüfungen am Modell nicht in den einzelnen Kapiteln unter den diesbezüglichen Salben bearbeitet sind, folgen sie weiter unten.

Zunächst seien die Versuche von P. UNNA[1] besprochen. Er hat z. B. drei Soxhlethülsen mit 1 proz. Phenolphthaleinsalben gefüllt. Als Salbengrundlagen dienten ihm

1. Vaselin. — 2. Adeps Lanae anhydr. — 3. Adeps suillus.

---

[1] UNNA, P.: Dtsch. med. Wschr. **1926**, 197.

Die drei Hülsen· wurden in schwach alkalische physiologische NaCl-Lösung getaucht. Adeps suillus gab schnell ab und färbte die Lösung in einigen Minuten dunkelrot. Das Wasser um Adeps Lanae war nach 2 Stunden rosa, dem Vaselin wurden auch nach vielen Stunden kaum merkbare Farbspuren entzogen.

Unsere ersten Versuche wurden in ähnlicher Weise angestellt. Sie seien erwähnt, wenn sie auch dem tatsächlichen Geschehen in der Haut ebensowenig entsprechen wie die UNNAS. Zunächst wurde mit verschiedenen Salbengrundlagen eine 1proz. Salicylsalbe angerieben. 1 g der Salbe wurde zwischen Filtrierpapierstreifen zu einer etwa 1 mm dicken Schicht zusammengepreßt und dieser Streifen dann mit der Salbe in eine 1proz. Eisenchloridlösung getaucht. Aus dem Grad der Violettfärbung der Eisenchloridlösung wurde auf die Abgabe der Salicylsäure durch die Salbengrundlage geschlossen, wobei noch bemerkt sei. daß die Salicylsäure zuerst mit dem Fett angerieben wurde, dann kam bei den Emulsionen erst der Wasserzusatz hinzu. Nach einer halben Stunde zeigte

1. Vaselin überhaupt keine Färbung der umgebenden Eisenchloridlösung,
2. Vaselin-Lanolin mit 20% Wasser eine mäßige violette Färbung,
3. Schweinefett dunkelviolette Färbung.
4. ein synthetisches schweinefettartiges Produkt mit 20% Wasser etwa dieselbe dunkelviolette Färbung.
5. das gleiche Fett ohne Wasserzusatz ebenfalls eine äußerst intensive Violettfärbung.

Da Vaselin die eingearbeitete Salicylsäure festhielt, wurde versucht, die Abgabefreudigkeit durch Zusätze zu erhöhen. Es zeigte sich folgende Reihe:

1. Vaselin . . . . Eisenchloridlösung bleibt farblos.
2. Vaselin-synth. Adeps āā . . . . .   „   wird leicht blau.
3. Wollfett-Vaselin āā . . . .   „   wird leicht blau.
4. Adeps: als Kontrolle . . . . .   „   wird dunkelblau.

Es gelingt mithin nur unvollkommen, dem Vaselin seine unerwünschte Eigenschaft, eingearbeitete Medikamente Wasser gegenüber festzuhalten, durch Zusätze von leichter abgebenden Fetten oder Emulgatoren, aber ohne Wasser, zu nehmen.

Die vorstehenden Versuche wurden bei Zimmertemperatur ausgeführt. Um den Bedingungen auf der Haut näherzukommen, wurde der letztgezeigte Versuch nochmals angestellt, und zwar auf eine Dauer von 24 Stunden im Brutschrank. Das Bild verschob sich hier ganz wesentlich. Das Vaselin zeigte keine Abgabe. Vaselin und synthetisches Adeps zu gleichen Teilen zeigten — wie auch Wollfett-Vaselin — starke Abgabe. Die beiden Salben waren beinahe geschmolzen und schwammen auf der Oberfläche. Am Boden des Gefäßes bildete sich ein dunkler Niederschlag, der beim Lanolingemisch noch stärker war als bei Salbe 2. Das beste Ergebnis zeigte auch hier wieder das synthetische Glycerid. Es tritt hier die Abhängigkeit der Versuche von der Temperatur zum erstenmal zutage. Wir werden uns in einem besonderen Kapitel damit beschäftigen müssen.

Beim nächsten Versuch wurden 8 Gelatineblöcke messerrückendick mit 8 verschiedenen 0,1proz. Methylenblausalben bestrichen und festgestellt, inwieweit innerhalb von 24 Stunden das Methylenblau von der Salbengrundlage wieder abgegeben wird und in die Gelatine diffundiert, wobei zu bemerken ist, daß LIESEGANG[1] mit Trypaflavin ähnliche Versuche angestellt hat.

Es ergaben sich nach 24 stündiger Einwirkung bei Zimmertemperatur folgende Resultate, die in nachstehender Tabelle niedergelegt sind.

Tabelle 3. Zunahme der Methylenblauabgabe an die Gelatineblöcke vom Vaselin. ⟶ zum synthetischen Fett steigend.

1	2	3	4	5	6	7	8
Vas. fl.	Vas. Ad. Lan. aä 2 Aqua 1	Vas. synth.	Adeps suill.	Synth. Fett, schmalzig, 20% Wasser	Seb. ov.	Synth. Fett, talgig	Synth. Fett, schmalzig
ø	+	+	++	++	++ +	++ ++	++ ++

Versuchsdauer 24 Stunden.

Erklärung der Zeichen: ø Keine Abgabe. + Abgabe. Je mehr Kreuze desto stärker und tiefer die Färbung der Gelatine.

Die beiden Versuche zeigen eindeutig, daß Vaselin gegenüber wäßrigen Medien den eingearbeiteten wasserlöslichen Farbstoff überhaupt nicht wieder abgibt. Die vom Vaselin umgebenen Medikamententeilchen sind umschlossen und wäßrigen Medien gegenüber nicht imstande, dem Verteilungskoeffizienten Öl-Wasser entsprechend wirksam zu werden. Die Glyceride, die seit altersher als Salbengrundlage bevorzugt wurden, aber infolge ihrer Neigung, leicht ranzig zu werden, als Medikamententräger zurückgedrängt waren, sind *dem Modellversuch nach* zweckmäßigere und abgabefreudigere Salbengrundlagen.

Dies gilt aber alles nur dem wäßrigen Medium, nicht der gesunden Haut gegenüber. Es läßt Schlüsse zu, mit welcher Salbengrundlage Salben für die Schleimhäute, für die verletzte Haut, für Augen und Nasen zu bereiten sind, nicht aber, welches Medium an gesunder Haut anzuwenden ist. Die Versuche geben gewisse Fingerzeige. Von „eindeutigen Ergebnissen", wie P. UNNA meint, kann im Hinblick auf die Therapie nicht gesprochen werden.

Ähnlich sind auch die von BAUSCHINGER[2] erwähnten Versuche mit Leder, sowie die Capillaritätsproben und die Versuche an toter Haut nicht als Kriterien, die Schlüsse auf den wahren Sachverhalt auf der lebenden Haut zulassen, geeignet, sondern nur als Modellversuche zu werten.

Warum sind die viel versprechenden Versuche nicht maßgebend? Weil wir das Medium „Haut", dieses komplizierte Gebilde aus fettdurchtränkten Hornzellen, Eiweißstoffen, wäßrigen Schichten, dieses nach außen auf Defensive eingerichtete lebende Organ, nicht nachbilden können. Wir müssen uns daher auf Versuche am Menschen beschränken, denn auch Tierversuche geben uns nur Anhaltspunkte. Die Tierhaut ist wenig

---

[1] LIESEGANG: Dermat. Wschr. 1918, 697.
[2] BAUSCHINGER: Fette u. Seif. 1938, 186.

geeignet, bindende Schlüsse auf das Verhalten an der anders gebauten menschlichen Cutis zu geben.

Wollen wir die Wirkung an der lebenden Haut beurteilen, so müssen wir auch die Haut als Testobjekt verwenden. Ein Versuch mit Trypaflavinsalben, also mit Verarbeitungen eines wasserlöslichen Farbstoffes, soll, obwohl er den sonstigen Versuchen mit Farbstoffen vorweggenommen ist, ein Bild von den Unterschieden geben, die schon mit primitivsten Mitteln festgestellt werden können.

Folgende drei Salben:

1. Die Verreibung von 0,5 g Trypaflavin   in   Vaselin   30 g
2. Die Lösung   „   0,5 g   „   in 5 g Wasser in Vaselin-Wollfett $\overline{aa}$ 12,5 g
3. Die   „   „ 0,5 g   „   „ 8 g   ..   .. Fett u. Cetylalkohol 22 g

wurden an drei verschiedenen Stellen eines gesunden Unterarmes aufgestrichen, die Salbe mit einem Leinenläppchen bedeckt und 1 Stunde liegengelassen. Nach dieser Zeit wurden alle drei Salben mit Watte weggewischt. Nach Abwischen der Vaselinsalbe zeigte die Haut nicht die geringste Gelbfärbung, die Salbe 2 brachte deutliche Färbung, die Salbe 3 ebenfalls. Nun wurden alle drei behandelten Stellen mit Seife und Wasser in gleich kräftiger Weise bearbeitet. An den Stellen, an denen die Salbe 1 und 2 gelegen hatten, war nichts mehr zu sehen; die Salbe 3 dagegen war so tief eingedrungen, daß die Gelbfärbung auch durch einmaliges Waschen mit Seife nicht entfernt werden konnte. Der Versuch beweist die an sich ja bekannte Tatsache, daß es meist zwecklos ist, wasserlösliche Medikamente in Vaselin zu verteilen. Man kann bei einer derartigen Salbe nicht immer mit einer therapeutischen Wirksamkeit, geschweige denn mit einer Resorption rechnen.

Bevor wir auf die einzelnen in Salben wirksamen Medikamente und ihre Einarbeitung in das beste Medium zu sprechen kommen, müssen wir vier Gruppen aufstellen:

Wasserlösliche Medikamente. Sie müssen dem Modellversuch zufolge entweder in Wasser in Form von Öl-in-Wasser- oder von Wasser-in-Öl-Emulsionen gelöst oder in Polysaccharidsalben appliziert werden. Welche Form die geeignetste ist, kann erst nach Versuchen mit dem in Frage kommenden Medikament in jedem einzelnen Falle geklärt werden.

Fettlösliche Körper folgen anderen Gesetzen und sind in den diesbezüglichen Kapiteln besprochen.

In Wasser und Fett unlösliche Substanzen dienen vor allem zur Konsistenzänderung, um Salben in „Pasten" zu verwandeln, und werden unter dem Kapitel „Zinkpasten" behandelt.

Medikamente, die sowohl in Wasser als auch in Lipoiden löslich sind, interessieren als nächste Gruppe. Sie werden sich je nach ihrer Phasenlöslichkeit entweder wie wasserlösliche oder wie öllösliche Körper verhalten. Welcher Fall eintritt, zeigt am besten ein Versuch in vitro und in vivo.

Auch wir haben in dieser Richtung orientierende Vorversuche mit Cardiazol- (Knoll) Salben angestellt. Dieser leicht wasser- und in 90 Teilen Sesamöl lösliche Körper schien geeignet zu sein, doch konnten wir auch bei der 5fachen therapeutisch per os verwendeten Dosis weder aus synthetischem Vaselin, noch aus synthetischem Fettsäureglycerinester Fp. 35°, noch aus einer Wasser-in-Öl-Emulsion, in der Cardiazol in dem suspendierten Wasser gelöst worden war (Fett-Cetylalkohol), eine meßbare und verwendbare Reaktion auf den Körper feststellen.

Es scheint demnach und nach den sonstigen Erfahrungen, daß auf der gesunden Haut die sowohl wasser- als auch lipoidlöslichen Körper nicht so leicht zur Resorption kommen, wie man vielleicht erwarten sollte. Vielmehr werden derartige Körper nur so resorbiert, wie sie aus der Phase heraus aufgenommen werden, in der sie leichter löslich sind. Ein Mittel, das leicht wasser- und schwer lipoidlöslich ist, verhält sich ähnlich den nur wasserlöslichen Medikamenten; im umgekehrten Fall ähnelt die Wirkung eines leicht lipoid- und schwer wasserlöslichen Stoffes der der ätherischen Öle.

Das Verhalten einer Salbe im wäßrigen Milieu können wir noch eher im Modellversuch nachahmen als das auf der gesunden Haut. Aber auch im ersteren Fall bleibt es ein Modellversuch, der nur bedingt übertragen werden darf. Dessen ist sich wohl auch SCHULZ-UTERMOHL[1], der eine neue Methode der experimentellen Wirksamkeitsprüfung von Wundsalben beschrieben hat, bewußt. Er prüft die direkte Keimschädigung nach einer Suspensionsmethode, die Beeinflussung der Leukocyten durch die Salbe und die Beeinflussung der Phagocytose. Die im Versuch gewonnenen Ergebnisse an verschiedenen Wundsalben stimmten in 3 Fällen mit den Ergebnissen der Praxis überein und seien deshalb verwertbar. Wer weiß, wie schwer die Beurteilung einer Salbe in der Praxis ist, wird der Folgerung nur bedingt recht geben.

Diese Modellversuche zeigen, und das war der Zweck dieses Kapitels, daß man allgemeinorientierende Versuche im Hinblick auf die Hauttherapie nicht direkt übertragen kann. Die Ergebnisse im wäßrigen Medium läßt keine Folgerung auf die Haut zu. Die Eigenschaften des Medikamentes A in einer Salbe auf der Schleimhaut lassen keinen Schluß auf die des Medikamentes A auf der gesunden Haut zu. Es wäre grundfalsch, wollten wir aus den Ergebnissen eines Modellversuches das Verhalten ganzer Gruppen von Medikamenten beurteilen. Es wäre verfehlt, wenn wir aus dem Verhalten einer Salbengrundlage auf das einer ähnlichen folgern wollten.

Es bleibt daher nur übrig, wenn nicht für jedes einzelne Medikament, so doch für jede Gruppe, für jeden Verwendungszweck unter den tatsächlichen Bedingungen, die in der Therapie vorkommen, Versuche anzustellen. Vieles ist in dieser Richtung schon getan worden. Viel bleibt unerledigt, denn bei Berücksichtigung aller Punkte würde jeder der nun folgenden Abschnitte ein Buch für sich. Daher soll Bekanntes und bereits Veröffentlichtes nur kurz gestreift, Neues ausführlicher besprochen werden. Die Übersichtlichkeit leidet darunter etwas, doch sollen Zusammenfassungen am Schlusse jedes Kapitels diesen Nachteil nach Möglichkeit korrigieren.

---

[1] SCHULZ-UTERMOHL: Z. exper. Med. **105**, 3, 322 (1939).

Über den Weg der Substanzen, die durch die Haut zur Resorption gelangen, sind in der Literatur nur einzelne Hinweise zu finden. Allgemeine Regeln sind jedenfalls nicht aufzustellen. Die Talgdrüsen sind als Vermittler in vielen Fällen beteiligt, die Emulgierwirkung zugesetzter oder in der Haut vorhandener Emulgatoren, ferner die Diffusion und Konzentrationsgefälle. Je nach den Eigenschaften des Medikamentes wird diese oder jene Möglichkeit besonders ausgenützt werden. Unlösliche und fettlösliche Substanzen ziehen vorwiegend den Talgdrüsen entlang, wasserlösliche kommen durch Emulgierung zur Wirkung.

Werden Salbengrundlagen resorbiert?

„Eine Einwirkung auf die Haut im Sinne von Nährcremen, Hormoncremen, Vitaminsalben und Funktionsölen gibt es nicht", sagt OPPENHEIM[1]. Durch die Spezialisierung und diesen ablehnenden Standpunkt, der den Hersteller und Verbraucher derartiger Cosmetica nicht befriedigt, ist die Pflege der gesunden Haut dem Hautarzt und Apotheker immer mehr entglitten. Die kosmetische Industrie geht eigene und oft fortschrittliche Wege und sucht den entstehenden Mängeln mit Salben und Cremes vorzubeugen oder vorhandene zu behandeln bzw. sie zu überdecken. Den ersteren Zweck trachtet er mit Tages- und Nachtcremes, Reinigungsmitteln, den letzteren mit Bleichcremes, Schminken, Lippenstiften, Depilatorien u. dgl. zu erreichen.

Wenn wir uns der ersten Gruppe zuwenden, so interessiert vor allem die Frage, was eigentlich mit einer eingeriebenen Creme bzw., dermatologisch gesehen, mit einer Salbengrundlage geschieht. Sie verschwindet in der Haut. Dient sie tatsächlich als Hautnahrung? Wird sie wirklich resorbiert, gelangt sie also ins Körperinnere und wird sie dort verbrannt?

In der Literatur gehen die Meinungen über die „Resorption" der Salbengrundlagen auseinander. MIGAZAKI[2] meint, daß die ganze Haut resorbiert und Adeps suillus, Adeps Lanae, Ol. oliv. und Vaseline sicher hindurchgingen. Weiter sprechen die Kosmetiker immer wieder von „leichter Resorption", von „Hautnährstoffen" u. dgl., doch wird hier eben das Verschwinden einer Creme in der Haut der Resorption gleichgesetzt. Unter Resorption ist aber die Diffusion durch die Haut hindurch in die Blut- und Lymphbahn zu verstehen; es besteht kein Grund, hier eine andere Definition gelten zu lassen, um so mehr, als das tatsächliche Verhalten der Salben und Cremes durch das Wort „Tiefenwirkung" viel besser erklärt wird.

UNNA und FREY haben über die „Resorption", besser Penetration oder Tiefenwirkung, von Salben Versuche angestellt[3]. Sie versetzten verschiedene Fettstoffe mit Tusche, rieben diese in *Meerschweinchenhaut* ein und stellten das Eindringen der Tusche in Schnitten fest. Bei Vaselin war kein Eindringen festzustellen. Dagegen drang die Tusche aus Wasser-in-Öl-Emulsionen verschieden tief ein, aus Ungt. leniens weniger

---

[1] OPPENHEIM: Wien. klin. Wschr. 1936, 13, 416.

[2] MIGAZAKI: Jap. J. of Dermat. 31, 5 (1931).

[3] UNNA u. FREY: Dermat. Wschr. 1929, 327.

tief als aus Eucerinum cum aqua. Der Versuch ist interessant, läßt aber
auf die Resorption der Salbe selbst keine wesentlich entscheidenden
Schlüsse zu, er zeigt, wie Tusche sich verschieden verhält, wie Tusche
von den Fetten und Kohlenwasserstoffen festgehalten oder freigegeben
wird, nicht aber, was mit den „Gleitschienen" geschieht. Die Fragestellung will über das Schicksal der Fette und des Cholesterins und ihre
Resorption Bescheid wissen, nicht aber über die darin aufgenommene
unlösliche Tusche.

Eher verwendbar sind noch die Versuche BAUSCHINGERS, wonach
man der auf die Haut aufzutragenden Salbengrundlage einen Farbstoff
— je nach der Art der Grundlage — fett- oder wasserlöslich zufügt.
Das Eindringen der Farben kann dann als Maßstab für das Eindringungsvermögen der Fette gewertet werden[1], da der öllösliche Farbstoff
mit dem Medium eine Einheit bildet und der wasserlösliche bei wäßrigen Salben dieses Medium verkörpert.

Derselbe Autor schlägt ferner vor, die Capillarität einzelner Salben,
die an Filterpapier leicht geprüft werden kann, zu Modellversuchen über
die Resorption heranzuziehen. Er erwähnt ferner die Bedeutung der
Löslichkeit und der Diffusion der Salben durch halbdurchlässige tierische
Membranen sowie die Bedeutung des mechanischen Elementes beim
Einreiben in die Haut. Als Modell darf nur frische unbehandelte Haut
verwendet werden, Kalbshaut oder ungebrühte Schweinehaut.

All dies sind aber Modellversuche, deren Wert nicht überschätzt
werden darf. Sie zeigen in vitro das Eindringen in die Haut, die „Penetration", geben aber über das Verhalten der lebenden Haut und die
Resorption im eigentlichen Sinne keinen Aufschluß.

JOLLES gibt in Truttwin S. 129 an, daß äußerlich applizierte Fette
nach einigen Autoren durch die Hautfollikel auch in die tieferen Hautschichten und durch die Lymphbahnen in das Blut gelangen sollen. Derselbe Autor (zit. nach RAPP) erwähnt ferner, daß mineralische Fette
und Wachse (gemeint sind also Kohlenwasserstoffe und nicht Fettsäureester) als körperfremde Substanzen eine wesentlich geringere Resorbierbarkeit gegenüber tierischen und pflanzlichen Fetten sowie Ölen besitzen. Resorbiert werden sie, wie wir sehen werden, alle nicht, aber
die *echten* Fette dringen tiefer ein, sie emulgieren leichter und bilden
glanzlosere Schichten, verschwinden in tieferen Hautpartien und können
so Resorption vortäuschen. Das Wollfett dringt infolge seiner Emulgierfähigkeit besonders schnell ein. Ob und wie sich die immer wieder betonte
besondere „Hautaffinität" in der Haut auswirkt, ist eindeutig noch
nicht erwiesen. Bei dem Estergemisch ist sie nicht wahrscheinlich, denn
STAHL[2] hat mit der Feststellung wohl recht, daß bei *Ersatz* des Oberhaut-
fettes auch ein diesem ähnliches Gemisch, also Wachse, Fett, freies
Cholesterin, und nicht so sehr tierische, von der Natur zu anderen
Zwecken bestimmte Cholesterinester allein zur Anwendung kommen sollen.

Die quantitative Erfassung der von der Haut aufgenommenen Salbe
kann durch Rückwägen der nicht aufgenommenen Fettmenge, sofern

---

[1] BAUSCHINGER: Fette u. Seifen 1938, 186.
[2] STAHL: Seifensieder-Ztg 1935, 43.

die Salbe in überreicher Menge aufgestrichen wurde, festgestellt werden.
Doch hat all dies nichts mit Resorption zu tun. ·Was wir zeigen, ist die
Emulgierfähigkeit im Hautmilieu. Die Fette und Kohlenwasserstoffe
können in die Tiefe der Haut nicht eindringen, wohl nicht nur, weil sie,
wie P. UNNA meint[1], durch die cholesterin- und ölsäurereichen Schichten
nicht durchkommen, sondern vielmehr, weil sie durch die wasserreichen
Schichten nicht durchkönnen. Fett ist für Fett kein Hindernis, Wasser
für Wasser keines, wohl aber Wasser für Fett und Fett für Wasser.
Da die Haut beides enthält, ist sie gegen *Wasser* und gegen *Fett* so widerstandsfähig.

Trotzdem kann es notwendig sein, die Haut möglichst tief zu durchdringen. In diesem Falle nehmen wir Emulgatoren oder fertige Emul-
sionen, z. B. Wasser-in-Öl-Emulsionen wie das Hautfett der tieferen
Partien, denn das der Oberfläche ist nach PERUTZ und LUSTIG[2] keine
Emulsion, sondern eine wasserfreie Fettphase. UNNA empfiehlt in der
oben zitierten Arbeit den Zusatz von Kaliseifen, also Öl-in-Wasser-
Emulgatoren. Diese dringen tief ein, genau wie schleimhaltige Salben.
Fette und Paraffinkohlenwasserstoffe dringen in die Haut nach MACHT[3]
nicht tief ein; ihr Vorteil liegt in ihren erweichenden und schützenden
Eigenschaften sowie in ihrer Funktion als Fixiermittel.

Nach MOSER und WERNLI[4] wurden Fette percutan dargereicht, und
es konnten dann im Harn relativ große Fettmengen gefunden werden.
Damit wäre Resorption erwiesen. Sie haben sich aber wohl ebenso geirrt
wie LATZEL und STEYSKAL[5], die berichten, daß Fetteinreibungen in die
Haut von Normalpersonen eine Abnahme des Körpergewichtes, die nach
ihrer Vermutung auf eine erhöhte Wasserdurchlässigkeit der Haut (verstärkte Perspiratio insensibilis) zurückzuführen sei, bewirken. STEYSKAL
versuchte daraufhin bettlägerigen Kranken, bei denen die orale Ernährung Schwierigkeiten machte, die nötige Calorienzahl in Form von
Fett und Eiweiß sowie Kohlehydraten durch die Haut hindurch zur
Verfügung zu stellen. Die eingeriebenen Eiweißmengen wurden nach
3 Tagen im Urin nachgewiesen, der Blutzucker stieg an.

Dem stehen jedoch die Ergebnisse von WINTERNITZ und NAUMANN[6],
Halle, gegenüber. Diese Autoren weisen mit Recht darauf hin, daß der
anatomische Bau der menschlichen Haut bei intakter Epidermis nur
wenig hautfettlösliche und unlösliche Stoffe durchläßt. Wenn die eingeriebenen Stoffe auch von der Epidermis aufgenommen werden, so ist
damit ihre Resorption noch nicht erwiesen. WINTERNITZ und NAUMANN
führten ebenso wie BERNHARD und STRAUCH Versuche mit jodiertem
Olivenöl und Schweinefett bzw. Jodipin durch, um durch den Jod-
nachweis die Frage der Resorptionsfähigkeit der Haut weiter zu klären.
Die Jodreaktion im Harn war negativ, nachdem als Salbengrundlage

<hr>

[1] UNNA, P.: Dtsch. med. Wschr. **1926**, 5.
[2] PERUTZ u. LUSTIG: Dermat. Wschr. **1933**, 27.
[3] MACHT: J. amer. med. Assoc. **1938**, 909.
[4] MOSER u. WERNLI: Pharmaz. Z.halle Dtschld **69**, 401 (1928).
[5] LATZEL u. STEYSKAL: Wien. klin. Wschr. **1926**, Nr 42.
[6] WINTERNITZ u. NAUMANN: Dtsch. med. Wschr. **1929**, Nr 44.

jodiertes Olivenöl bzw. Schweinefett genommen worden war. Allerdings
stehen diese Ergebnisse im Gegensatz zu den unter dem Kapitel Jodsalben geschilderten Beobachtungen, daß z. B. Iothion schon nach 1 Stunde
im Harn nachzuweisen sei.

Die Beobachtung, daß durch Öleinreibungen die Perspiratio insensibilis erhöht wird, ist von RISKIEWICZ[1] widerlegt worden. Er
stellte, was ja auch wahrscheinlicher ist, keine Förderung, sondern
eine bis zu 30proz. Hemmung fest. Man muß also die Hoffnung, die
Haut zur Beeinflussung der Fettbilanz heranzuziehen, begraben; etwas
Fett wird resorbiert, jedoch bleibt, wie WINTERNITZ und NAUMANN in
der oben zitierten Arbeit angegeben haben, die Menge unter dem $\frac{1}{1500}$
der applizierten Dosis. Hiermit sind also die STEYSKALschen Arbeiten
ins Wanken geraten. Auf den ursprünglich für den Kliniker gedachten
Arbeiten basiert jetzt die Tokalon-Creme, die Sahne, Olivenöl, emul-
giertes Eiweiß und Pflanzenextrakte enthält, ein Cosmeticum, das auf
die Wirkung an der Oberfläche abzielt und mit großer Durchschlagkraft
empfohlen wird.

Paraffinkohlenwasserstoffe, also Vaseline und Ungt. Paraffini, sind
percutan und parenteral, insbesondere ohne Emulgatorzusatz, nach den
meisten Autoren, wie z. B. nach BERNHARD und STRAUCH, überhaupt
völlig unresorbierbar[2]. Nur POULSSON erwähnt in seinem Lehrbuch, daß
im Tierversuch Vaselin nach langer Applikation durch die Haut resorbiert, im Muskel gelagert und zum Teil nach Monaten verbrannt und
im Darm ausgeschieden werden kann. Sonst bleiben die Kohlenwasserstoffe oberflächlich haften und verkleben die Ausgänge der Schweißdrüsen so, daß die Perspiratio insensibilis zu 60% gehemmt wird. Der
Schweiß dringt zwar, wenn er unter einem gewissen Druck steht, durch,
aber ein Teil wird, wie schon aus dem unangenehmen Gefühl der Wärmestauung zu schließen ist, zurückgehalten. Man kann dies sofort feststellen, wenn man den einen Handrücken mit Vaselin, den anderen mit
gleichen Mengen Fett bestreicht und beide Hände in einen Glühlicht-
kasten hält. Das Vaselin bildet eine Schicht, unter der Wassertröpfchen
auftreten, sie vergrößern sich, durchbrechen den Film und können ab-
geschleudert werden. Fettsäureglycerinester hingegen dringen etwas in
die Haut ein und behindern die Perspiration weniger.

Dem Namen, nicht dem Wesen nach, gehört zu den hier zur Debatte
stehenden Produkten noch die Hautnährsalbe nach Geh.-Rat v. NOOR-
DEN; sie ist laut Angabe eine fettarme Salbe mit einem Calciumchlorid-
zusatz von 3—5%. Der Calciumzusatz soll der Haut zugute kommen
und werde leicht resorbiert. Doch darf hier unter Resorption wohl nicht
mehr als Tiefenwirkung, lokale Calciumwirkung in den tiefen Hautschichten verstanden werden, denn Elektrolyte werden durch die gesunde
Haut hindurch nicht aufgenommen, wie bereits zahlreiche Arbeiten
nachgewiesen haben (Invasasion).

Man kann also wohl feststellen, daß eine Resorption von Fetten und
Paraffinkohlenwasserstoffen durch die Haut hindurch nicht stattfindet.

---

[1] RISKIEWICZ: Diss. Berlin 1927.
[2] BERNHARD u. STRAUCH: Z. klin. Med. **101**, 671 (1927).

Eine Calorienzufuhr durch die Haut, eine Ernährung durch sie von außen her ist nicht möglich. Das Verschwinden unter die Hautoberfläche beruht vorwiegend auf einer Emulsionsbildung. Aus der Haut oder von ihrer Oberfläche wird die Emulsion mechanisch durch andere Körperteile, durch die Wäsche in die Umwelt herausgedrückt und abgewischt. Dieses Verschwinden der Salbe täuscht Resorption vor. Es handelt sich, in der Gesamthaut gesehen, aber nicht um Verschwinden nach innen, sondern nach außen.

Man kann den Fettentzug bei trockener Oberhaut kompensieren und ihr genügend Fett zuführen. Empfehlenswert sind hierzu cholesterinhaltige Wachs-Fettsäureglycerinester-Gemische. Die Pharmaz. Z.halle Dtschld 1928, Nr 2, empfiehlt Lanolin-Wachs-Mischungen mit Lecithinzusätzen. Sie rät auch zu fettfreien Stearatcremes. Um die Wärmeabgabe der Haut herabzusetzen, kann man die Haut einfetten, muß aber bedenken, daß es zu unerwünschten Nebenwirkungen kommen kann[1].

Das „Fett" der obersten Schichten besteht größtenteils aus Alkoholen und Wachsen; erst das Unterhautfett ist vorwiegend aus Glycerinestern zusammengesetzt. Bei der Substitution der fehlenden Mengen müssen wir dem Rechnung tragen. Hautäquate Fette tierischen oder pflanzlichen Ursprungs gibt es, wie HOPF mit Recht betont, nicht[2]. Es gibt aber gut- und schlechtverträgliche Fette, Öle und Paraffinkohlenwasserstoffe, solche, die mehr, und solche, die weniger emulgieren, Präparate, die oft reizen, und solche, die selten zu Beanstandungen Anlaß geben. Theoretisch können wir jeden Paraffinkohlenwasserstoff und jedes Fett durch Emulgatoren zu einer gut eindringenden Hautcreme verarbeiten; die Vorteile der Kohlenwasserstoffe und Glyceride treten hier nicht so in Erscheinung wie bei den Salben, bei denen wir die Löslichkeitsverhältnisse und die Abgabe des zugesetzten Präparates durch Emulgatoren nicht immer beeinflussen können.

Der Säuremantel der Haut und seine Beziehungen zu den Salbengrundlagen.

Wir wissen aus älteren Arbeiten der UNNA-Schule von MEMMESHEIMER, PERUTZ und LUSTIG, von SCHADE und MARCHIONINI sowie von letzterem[3], daß die gesunde Hautoberfläche an den meisten Stellen des Körpers sauer ist, wogegen manche Krankheiten ein alkalisches p_H der Haut verursachen. Alkalisch reagieren ferner die Partien unter den Achseln, die Genital- und Analgegend und die Haut unter den Brüsten der Frauen. Der Säuremantel ist ein Schutz gegen Bakterieneinwirkungen, seine niederen Fettsäuren werden wir daher nach Möglichkeit nicht neutralisieren; alkalisch reagierende Salben und Cremes werden daher nur in Ausnahmefällen auf der gesunden Haut anzuwenden sein.

---

[1] PERUTZ: Im Handbuch der Haut- und Geschlechtskrankheiten.

[2] HOPF: Vortrag auf der Hauptversammlung der deutschen Gesellschaft für Öl- und Fettforschung, Hamburg 1938.

[3] MARCHIONINI: Arch. f. Dermat. **154**, 690; **158**, 290 — Klin. Wschr. **1928**, S. 284; **1938**, Nr 52.

Denn sonst vernichten wir ein wichtiges Bollwerk gegen Infektionen und verbessern den Nährboden pathogener Keime.

Die Kosmetik hat sich diesen Forderungen nach REDGROVE nicht verschlossen[1] und stellt nach Möglichkeit saure Cremes her und vermeidet, wie RUEMELE hervorhebt, Borax und Seife als Zusatz[2]. REDGROVE[3] geht davon aus, daß die Haut bei einem p_H-Wert von 3—5 ziemlich sauer ist. Um diesen natürlichen Schutz nicht zu stören, sollte man Natrium- und Magnesiumcarbonat in Salben vermeiden. Geeignet sind Substanzen wie Sapamine, Alkoholsulfonate, Citronen- und Milchsäure.

Auch LEVINSON[4] empfiehlt den Ausschluß von Rohstoffen mit einem p_H-Wert < 3 und > 11 (kaust. Soda, wasserfreies Al-Chlorid usw. sollen nicht verwendet werden). Seiner weiteren Forderung, daß Sonnenbrandschutzcremes schwach alkalisch und wasserlöslich sein sollen, damit der saure Hautschutzüberzug neutralisiert wird und die Fermentation von Dihydroxylphenyl-Glykokoll durch die Thyrosinase unter dem Einfluß bestimmter UV.-Strahlen und die Bildung von Melanin (natürliches Hautpigment) stattfinden kann, ist nach dem Vorstehenden schwer zu zu folgen, denn eine Verschiebung des Haut-p_Hs nur um kosmetischer Effekte willen sollte, falls sie vermeidbar ist, unterbleiben.

Wir sehen also, daß für die Behandlung und Pflege der gesunden Haut in vielen Fällen eine Salbe mit einem p_H, das kleiner als 7 ist, vorzuziehen sein wird. Auf Wunden, bei geschädigter Haut und auf Schleimhäuten ist die saure Reaktion der Salben nicht so wesentlich; die dort verwendeten Präparate zeigen, wie die Wunden selbst, oft alkalische Reaktion. Ob die sauren oder alkalischen Salben hier angezeigt sind, ist schwer zu entscheiden, jedenfalls steht fest, daß auch letztere keine Schäden verursachen, ja sogar Vorteile haben können.

Um zu zeigen, welche Reaktionen die üblichen Salben haben, wurde von uns eine einfache Methode, die für den Zweck genau genug ist, ausgearbeitet. Sie geht derjenigen von NELSON[5] für die p_H-Bestimmung in Butter und den Angaben MAHLERS[6] parallel. Es wurde zunächst folgendes Rezept angefertigt:

Vaselin synth.   ·   70,0
Cholesterin   2,0
Univ. Indicator Merck 28,0

0,2 g dieser Salbe, deren p_H feststeht, 2 Tropfen bidestilliertes Wasser und 0,2 g der zu prüfenden weißen oder schwach gefärbten Salbe werden in einer kleinen Reibschale zusammengerieben. Nach etwa 1 Minute intensiver Emulgierung erhält man eine echte oder eine Pseudoemulsion. Die eingeschlossenen oder ausgetretenen Wassertropfen zeigen eine Farbe, die an Hand der dem Indicator beigegebenen Tabelle auf das p_H der Salbe schließen läßt.

---

[1] REDGROVE: Pharm. J. **137**, 295 (1936).

[2] RUEMELE: Dtsch. Parfümerie-Ztg **1937**. 120.

[3] REDGROVE: Amer. perf. Cosmet. **1937**, Nr 31, 83.

[4] LEVINSON: Fette u. Seif. **45**, Nr 4, 248 (1938).

[5] NELSON: Proc. amer. Meet. Western Div. Amer. Dairy Sci. Assoc. **23**, 69 (1937).

[6] MAHLER: Parfum modern **1937**, 349.

Manche Salben nehmen das Wasser-Emulgator-Gemisch mühelos auf, dann ist es zweckmäßig, noch 1—2 Tropfen 1 : 1 mit Wasser verdünnten Indicator zuzusetzen. Man wartet dann noch 1—2 Minuten und bekommt dann die zu Vergleichen geeignete Färbung. Die Methode versagt bei stark gefärbten Substanzen.

Nach unseren Versuchen waren die offizinellen Salben sauer. Alkalisch reagierten von den dauernd gebrauchten Salben einer Apotheke das Ungt. Wilkinsoni, Pasta Zinci cum Naphthalano, ferner natürlich Sapo kalinus. Sauer waren Diachylonsalbe, Lebertransalbe, Jodkalisalbe mit synthetischem Fett, Pasta Zinci salicylata, Granugenpaste.

Die Salbengrundlagen, wie Wollfett, Schweinefett, synthetisches Fett und Vaselin, waren leicht sauer; die Ansicht STERNs[1], daß Vaselin sauer, Schweinefett aber basisch reagiert, konnte mit dieser Methode nicht bestätigt werden, beide waren noch sauer, das Vaselin allerdings stärker. Die meisten in der Dermatologie verwendeten Wirkstoffe, wie Chrysarobin, Dermatol, β-Naphthol, Tumenol, sind sauer, Talkum, Xeroform, Pyrogallol leicht alkalisch (MARCHIONINI u. SCHMIDT[2]).

Die Cremes des Handels waren neutral oder sauer, die Stearatcremes leicht alkalisch, sie können auf der Haut aber unter Umständen sauer reagieren, so daß eine Prüfung in dieser Richtung von Wert sein kann und Fehlschlüsse vermeidet.

Von den Industriepräparaten waren die Salben mit Lokalanaestheticis großenteils alkalisch, dieselbe Reaktion zeigte auch Detoxinsalbe und die Lichtschutzsalben.

Nun zu den Salben, die auf Grund der Lehren vom Säuremantel der Haut hergestellt wurden. Ein solches Produkt ist nach der Literatur z. B. das Eucutol, das nach unseren Versuchen ein p_H von 5,5 hatte. Das **Tegacid**, also Glycerinmonostearat mit Sapaminphosphat, ist die Grundlage des Aciderm (Höppner-Düsseldorf), einer sauren Creme, die SCHRADER und MARCHIONINI[3] in die Therapie der Seborrhöe eingeführt haben. Aciderm kommt in zwei Formen in den Handel, und zwar „stark" 2,3 p_H und „schwach" 4,6 p_H. Als Säuren sind Milch und Citronensäure inkorporiert[4].

Die Taxilansalbe (Promonta), ein saures Milchsahnepräparat, berücksichtigt, daß die Säure nicht nur zugesetzt, sondern auch gepuffert werden muß, und verwendet als Puffer Normolactol, eine Mischung von Milchsäure und milchsaurem Natrium mit einem p_H von 3,7.

Der „biologische Säuremantel, Ingelheim", ein Puffergemisch von p_H 3,7, enthält ein den natürlichen Verhältnissen entsprechendes Säuregemisch, das sich in Hautcremes leicht einarbeiten läßt.

Hydrargyrum praecipitatum album wirkt ansäuernd. Näheres unter Hg-Salz-Salben.

Lenicet(Reiss), eine Aluminiumverbindung (s. unter Metallsalzsalben), verursacht durch seine Pufferwirkung auf der Haut ein p_H von 3,5.

---

[1] STERN: Klin. Wschr. **1926**, 38.
[2] MARCHIONINI u. SCHMIDT: Klin. Wschr. **1939**, 13.
[3] SCHRADER u. MARCHIONINI: Dtsch. med. Wschr. **1934**, 25.
[4] RAPP: Münch. med. Wschr. **1935**, 10, 397.

Ammonchlorid wird von STEIN und PERUTZ 10proz. in Ungt. leniens als Läusemittel empfohlen, um ihnen in saurem Milieu die Lebensbedingungen zu entziehen[1].

Zusammenfassend ist zu sagen, daß Hautcremes nach Möglichkeit den Schutz gegen Bakterien, den der Säuremantel bewirkt, nicht abschwächen, sondern eher verstärken sollten. Bei dermatologischen Salben, die auf der kranken epithelberaubten Haut zur Wirkung kommen sollen, richtet sich das p_H der Salbe nach dem applizierten Medikament und der Indikation seiner Anwendung. Die Borsalbentherapie z. B. verdankt sicher einen Teil ihrer Wirkung der günstigen Beeinflussung des Säurespiegels der Haut, da die Säure, adsorptiv an die Haut gebunden, so den fehlenden Säuremantel an epithelberaubten Stellen ersetzt. Im entzündeten Gewebe besteht bereits eine lokale Acidose, so daß hier eine leichte Alkalisierung schmerzstillend wirkt und auch therapeutisch günstig wirken kann. Bei Achselschweiß soll man nicht gerben, sondern ansäuern.

Salben, die die Haut schützen sollen.

a) Lichtschutzmittel.

Zunächst seien die gegen das ultraviolette Licht und dessen Schädigungen eingesetzten Mittel besprochen. Wie MEMMESHEIMER[2] feststellt, werden die Schutzmechanismen der Haut im Epithel und in der Cutis ausgelöst. Im ersteren kommt es zur Bildung von Vitamin D und histaminartigen Verbindungen, die den ganzen Körper beeinflussen. Wir wollen die Schäden ausschalten, doch soll nach Möglichkeit die Hautbräunung nicht verhindert, der Verbrennung aber vorgebeugt werden. Wir suchen dies mit zahlreichen reizlosen Stoffen in verschiedenen Medien zu erreichen.

Es handelt sich um ein Gebiet, das die Kosmetiker, die Dermatologen und jeden einzelnen Laien, der in der Ausübung seines Sportes Lichtschutzmittel benötigt, interessiert, so daß die Literatur über dieses Thema zwar umfangreich, aber widersprechend geworden ist. Die einen Autoren sind der Ansicht, daß eine Salbe, welche die aktiven UV.-Strahlen abfiltriert, oberflächlich auf der Haut bleiben muß, die anderen wollen die Filterung in den tieferen Hautpartien stattfinden lassen. Auch über die Strahlen, die abgehalten werden müssen, herrscht keine Übereinstimmung; nach HAHN[3] ruft die Wellenlänge von 297—303 $\mu\mu$ die stärkste Pigmentierung hervor, von 250—300 $\mu\mu$ glaubt FREUND[4] die intensivste Erythembildung beobachtet zu haben. Nach HENSCHKE[5] (HAUSSER[6] drückt sich ähnlich aus) verursachen die UV.-Strahlen von unter 320 $\mu\mu$ Erythem, das längere UV.-Licht aber Bräunung. Es scheint demnach nicht erstrebenswert zu sein, die Strahlen über der

[1] STEIN u. PERUTZ: Wien. med. Wschr. **1935**, 7.

[2] MEMMESHEIMER: Dermat. Wschr. **1937**, 124.

[3] HAHN: Strahlenther. **1934**, 40.

[4] FREUND: Wien. klin. Wschr. **1933**, 25. 779.

[5] HENSCHKE: Arch. f. exper. Path. **190**, 220 (1938).

[6] HAUSSER, zit. bei WUCHERPFENNIG: Med. Welt **1938**, 52—53.

genannten Länge von $320\,\mu\mu$ abzuschirmen. RAABE[1] hat die wichtigsten von der Industrie angebotenen Lichtschutzsalben in dieser Richtung geprüft und festgestellt, daß Eucutol, Niveacreme, Engadina, Aesculo und Vaselinum album die Erythembildung dämpfen und dadurch auch die Schmerzhaftigkeit der Haut ausschalten. Absoluten Strahlenschutz, der sowohl die Entstehung des Erythems als auch die des Pigments verhindert, bieten gelbes Vaselin, Gletscher-Mattan, Ultrazeozon sowie Lanolin. Diese mit der Höhensonne gewonnenen Ergebnisse werden in neueren Arbeiten nicht bestätigt; wahrscheinlich, weil RAABE seine Versuchspersonen zu dick mit den Salben bestrichen hat, denn er gab 2 g Salbe auf kleinhandtellergroße Flächen. Daher auch die guten Ergebnisse mit Vaselin, die von uns bei dünneren Schichten nicht gesehen wurden. SCHULZE[2], der in schönen Versuchen größte Erfahrung sammeln konnte, teilt mit, daß der natürliche Schutz der Haut von keiner der zahlreichen geprüften Salben erreicht wird. Auch andere Arbeiten, wie auch eine Publikation in der Schweiz. Apoth.-Ztg[3], stimmen darin überein, daß Lichtschutzsalben, die Chininsulfat, Äsculin, Salol u. dgl. filternde Substanzen als Träger der Lichtschutzwirkung enthalten, wenn sie gegen das Erythem wirken, auch die Pigmentierung verhindern. Diese letztere ist eine Funktion der Strahlung, ein natürlicher Schutz des Körpers. Wenn wir nun die Strahlen abhalten, so stellt der Körper sein Schutzmittel, das Pigment, nicht her, denn es wird nicht benötigt. Filtern wir nicht ab, so haben wir keinen Sonnenschutz, und der Körper wird ihn bilden. Teilfilterung erreicht ein Kompromiß, aber Totalabfiltern und doch Bräunen wird nur ausnahmsweise möglich sein.

HENSCHKE (oben zitiert) hat ebenfalls 50 Sonnenschutzmittel geprüft und hat bei 15% seine Forderung nach Dämpfung der Erythembildung und Bräunung erfüllt gesehen. Die meisten Filtersubstanzen hatten auch zu langwelliges Licht adsorbiert. Nur wenige vernichten in geradezu idealer Weise nur die erythemerzeugenden. Doch schon AMELUNG und KUHNKE[4] treten seiner Ansicht entgegen und meinen mit MEMMESHEIMER[5], daß sich ein Lichtschutzmittel auf kurz- und langwelliges Licht erstrecken, aber nicht 100proz. absorbieren soll, damit die Bildung wichtiger Schutzstoffe nicht verhindert wird.

In letzter Zeit soll ein neuer Weg gefunden worden sein. So berichtet CALAME[6], daß es gelungen sei, einen Körper herzustellen, der unter natürlichen Bedingungen die Melaninbildung begünstigt. Dieses Melanigen sei alkalisch, neutralisiere zuerst den Säuremantel der Haut, der der Melaninbildung entgegenstehe. Es sei in Form einer Lichtschutzsalbe, die auf Grund ihrer Zusammensetzung bis an die Pigmentschicht vordringe, erhältlich und fördere dort die Melaninbildung. Zwar würden auch Säurelichtschutzcremes 90% der UV.-Strahlen absorbieren, aber

---

[1] RAABE: Dermat. Wschr. **1934**. 1, 129.
[2] SCHULZE: Münch. med. Wschr. **1935**, 1184.
[3] Schweiz. Apoth.-Ztg **1932**, 24, 289.
[4] AMELUNG u. KUHNKE: Dtsch. med. Wschr. **1938**. 38. 1345.
[5] MEMMESHEIMER: Fortschr. Ther. **1931**. 333.
[6] CALAME: Seifensieder-Ztg **1938**, 24, 456.

die restlichen 10% genügten zur Reizung und seien im sauren Medium nicht imstande, Melanin zu bilden. Neue Erfahrungen, die CALAME bestätigen, liegen unseres Wissens noch nicht vor. Da das Melanigen ein Umbelliferon in Triäthanolamin darstellt, ist eine ganz neue, unbekannte Wirkung auch nur schwer zu verstehen.

Wenn man nun die sonst im Handel befindlichen Lichtschutzsalben, Öle und sonstigen Flüssigkeiten betrachtet, findet man vorwiegend Äsculinderivate als Träger der Wirkung. Die Verwendung des Äsculins geht auf UNNA[1] zurück. Es wurde von ihm eine 10proz. Salbe empfohlen. Zeozon und Ultrazeozon enthalten 3 bzw. 7% eines Äsculinderivates[2]. Sie sollen eingerieben werden und nicht nur oberflächlich die Haut überziehen[3]. Äscuvalcreme enthält 3% Äsculin und 4% „Oxycholesterinsäure". Das Äsculin verliert seine Löslichkeit und mithin seine Fluorescenz- und Filterwirkung im sauren Medium. Die Salben müssen daher alkalisch sein.

Ebenso sind die auch verschiedentlich angewendeten Umbelliferone und Naphtholsulfosäuren in schwach alkalischem Medium wasserlöslich und verarbeitbar. Außer diesen genannten Präparaten sind noch Cumarinderivate und Chininsalze, die evtl. reizen, beliebte Filtersubstanzen. So empfiehlt SCHWARZ[4] eine Chininsalbe auf Polysaccharidbasis. Damit erreicht man auch weitaus mehr als mit 4% Chinin in Vaselin-Lanolin, eine Salbe, die wohl infolge ihrer schwachen Wirksamkeit 2 mm dick(!) aufgestrichen werden soll. An Stelle von Salben kann man auch Tanninlösungen verwenden. WITHFIELD[5] schlug sie für diese Indikation zum erstenmal vor. Das sehr verbreitete Tschamba Fii ist unseres Wissens eine derartige Lösung, die durch weitere Zusätze noch verbessert sein soll. In letzter Zeit ist noch das Methylsalicylat als Sonnenbrandschutz aufgetaucht. Es wird im Amer. P. 2041874 geschützt. *Hamol*, ein Schweizer Präparat, enthält es in Vaselin oder Lanolin. Überempfindlichkeitsreaktion wurde von WINKLER[6] beschrieben. Im Schweiz. P. 187246 werden die Lösungen eines Reaktionsproduktes aus äsculinähnlichen Substanzen mit Tannaten, z. B. Natriumtannat, als wirksames Schutzmittel empfohlen. Im DRP. 621769 werden jodierte Sterine als UV.-Adsorbentia besprochen. Es sollen ganz geringe Mengen genügen, um eine günstige Filterwirkung zu erzielen. Escalol ist ein amerikanisches Produkt, das nur in saurem Medium wirksam ist. Zusammensetzungsangaben fehlen.

Fette und Kohlenwasserstoffe allein genügen den Anforderungen, die man an ein Lichtschutzmittel stellt, nicht[7].

Das Tiroler Nußöl ist meist nicht aus Tirol und kein Nußöl. Es handelt sich um gefärbtes Pflanzen- oder Mineralöl, bestenfalls um eine ölige Abkochung frischer Nußschalen. Verschiedene Bräunungscremes

---

[1] UNNA: Med. Klin. **1910**, Nr 12.
[2] Pharmaz. Z.halle Dtschld **62**, 690 (1921).
[3] Mitt. dtsch. u. österr. Alpenver. **1931**, 4, 96.
[4] SCHWARZ: Parfumeur **1932**, 43, 691.　　　[5] WITHFIELD: Brit. med. J. **1931**.
[6] WINKLER: Schweiz. med. Wschr. **1938** II, 917.
[7] MALOWAN: Parfumeur **1934**, 19, 353.

sind noch im Handel, die Pyrogallol(!), Anilinfarben, Kaliumpermanganat
u. dgl., also hautbräunende Substanzen, enthalten, doch sind diese rein
symptomatischen Modesachen hier nicht zu besprechen.

Nach all diesen Literaturstellen war es also bisher nicht möglich,
ein gleichzeitig bräunendes und die Haut vor Verbrennungen schützendes
Lichtschutzmittel zu finden. Alle die bisher verwendeten adsorbierenden
Salben verhindern bis zu einem gewissen Grad die Erythembildung;
doch geht damit die Störung der Pigmentbildung parallel.

Ausnahme bilden vielleicht die einen oder anderen Präparate, das
Melanigen, das Delial, das z. B. MEYER BULEY[1] als erythemschützend,
aber bräunend schildert. Obwohl die zahlreichen Autoren teilweise mit
Spektralphotometer, mit dem SCHALLschen Erythemmesser und sonstigen genauen Methoden arbeiteten, ließ sich keine Einigung erzielen,
wenn auch gute Methoden zur Prüfung, wie z. B. die von ELLINGER[2]
ausgearbeiteten Versuche, zur Verfügung stehen.

Eigene Versuche mit Äsculin, Chininsalzen und Tannin, die zu keinem
neuen Lichtschutzmittel führen sollten, wurden angestellt, um zu klären,
ob ein bestimmtes bekanntes filterndes Medikament in verschiedenen
Salbengrundlagen dieselbe Wirkung zeigt oder ob hier neben dem Präparat auch die Grundlage wichtig ist. Zunächst wurden drei verschiedene
2proz. Chininsulfatsalben hergestellt. Die Salbe Nr. 1 war eine gewöhnliche Verreibung von hochschmelzendem synthetischem Vaselin mit dem
Chininsulfat; die Salbe Nr. 2 eine Wasser-in-Öl-Emulsion. In der
wässerigen Phase war das Chininsalz, soweit es sich löst, gelöst, sonst
fein suspendiert; die Salbe Nr. 3 war Ungt. Glycerini, dem das Salz
einfach beigerieben worden war. Die drei Salben wurden einige Stunden
stehengelassen, damit sich wenigstens in Salbe 2 und 3 noch ein weiterer
Teil des Chinins lösen könne. Diese drei Salben wurden zunächst unter
der Analysenquarzlampe auf ihre Fluorescenz geprüft. Die Salbe 1,
also die Vaselinsalbe, fluorescierte überhaupt nicht, die Salbe 2 zeigte
bedeutende Fluorescenz, doch wurde diese von der Salbe 3 noch etwas
übertroffen. Ob die Fluorescenz als Maßstab für die Aktivierung der
UV.-Strahlen gewertet werden kann, sollte an dem nun folgenden Versuch am Arm geklärt werden; doch war hier als weitere Unbekannte
der Umstand zu nennen, daß die Salbe 1, das Vaselinpräparat, ganz
oberflächlich die Haut bedeckte, die Salbe 2 als Emulsion, die mit
Lanolin und Glyceriden bereitet war, eindrang und die Salbe 3 wieder
oberflächlich haftete. Der Versuch wurde folgendermaßen angestellt:

Je $^{1}/_{2}$ g der Salbe wurde in 10 qcm Haut (Unterarm) leicht eingerieben. Zwischen den einzelnen „Versuchsfeldern" blieb genügend
unbehandelte Haut übrig, um Vergleichsmöglichkeiten zu gewährleisten.
Der Arm wurde dann in einer Entfernung von 25 cm 12 Minuten lang
dem ungefilterten Licht einer Analysenquarzlampe ausgesetzt. Das
Resultat nach 7 Stunden, nach denen die größte Reaktion nach WUCHER-
PFENNIG[3] zu erreichen ist, war folgendes:

[1] MEYER BULEY: Münch. med. Wschr. 1933, 35.
[2] ELLINGER: Arch. f. exper. Path. 175, 181 (1934).
[3] WUCHERPFENNIG: Med. Welt 1938, 52—53.

Es zeigte sich an der ganzen bestrahlten Seite ein kräftiges Erythem. Das Vaselin hatte keine Schutzwirkung, die Emulsion etwa eine 30 proz., die *Glycerinsalbe eine ungefähr 80 proz.* Schutzwirkung, ohne irgendwie zu reizen, ausgeübt. Dieses an mehreren Personen beobachtete Resultat wurde bei 10 proz. leicht alkalischen Äsculinsalben gleicher Art ebenfalls erzielt.

Mit einer 3 proz. Tanninsalbe bzw. der 3 proz. wäßrigen Lösung wurden die Versuche an derselben und anderen Personen wiederholt.

Salbe 1 enthielt als Salbengrundlage Vaselin synth.

Salbe 2 eine Wasser-in-Öl-Emulsion; die Gerbsäure war in Wasser gelöst, die Ölphase bestand aus synthetischen Glyceriden mit einem Zusatz von 1% Cholesterin.

Salbe 3 war die offizinelle Glycerinsalbe, in die das Tannin eingearbeitet worden war.

Zubereitung Nr. 4 war eine 3 proz. wäßrige Lösung. Die Versuchsanordnung war dieselbe wie bei der Chininsalbe, nur wurden empfindliche Personen statt 12 Minuten nur 5 Minuten bestrahlt.

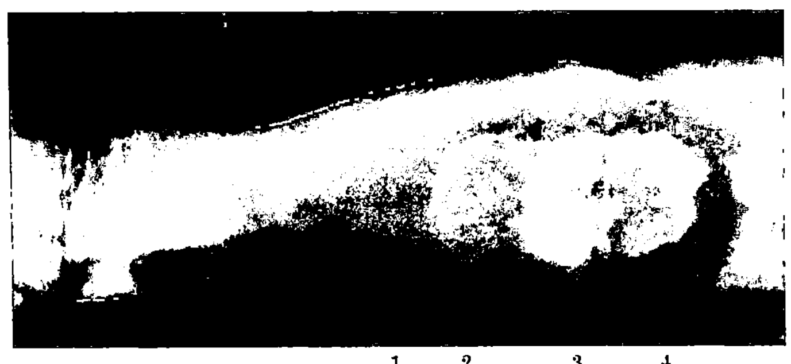

Abb. 7. Innenseite des Unterarmes, 7 Stunden nach Bestrahlung. 1. Tannin in Vaselin suspendiert, 2. Tannin in der wäßrigen Phase gelöst (Lanolin), 3. Tannin in der wäßrigen Phase gelöst (Glycerinsalbe), 4. wäßrige Tanninlösung.

Das Vaselin hatte keine Schutzwirkung, die Emulsion hatte etwa 30 proz., die Lösung 60 proz. und die *Glycerinsalbe vollkommen Schutz* gewährt (s. Abb. 7).

Zusammenfassung. Die UV.-Lichtabsorption ist von der Wahl des Adsorbens oder fluorescierenden Stoffes und von der Salbengrundlage abhängig. Wasserlösliche Wirkstoffe sind in wäßrigen Salben und Schleimen wirksamer als in Emulsionen. Die meisten Lichtschutzmittel sind nur im alkalischen Milieu brauchbar, ein Umstand, der zu den Folgerungen aus der Lehre vom Säuremantel der Haut im Gegensatz steht. Je nach dem wirksamen Körper muß die Salbe ihn oberflächlich festhalten oder in den tieferen Hautschichten zur Wirkung bringen. In beiden Fällen muß eine Schichtdicke von Bruchteilen von Millimetern genügen. Bei der Verwendung von wasserhaltigen Verarbeitungen ist ein Glycerinzusatz notwendig, damit die Salbe durch Eintrocknen nicht an Wirksamkeit verliert. Das Ziel, Erythemschutz und Bräunung gleichzeitig zu erzielen, wird nur in Ausnahmefällen erreicht. Das p_H der Salbe muß beobachtet werden und darf, obwohl es, wie schon bemerkt, meist alkalisch ist, nicht verändert werden, da sonst die gelösten Wirkstoffe ausfallen und unwirksam werden. Wir möchten daher Kombinationen von fertigen Salben mit Resorcin-Zinkpaste und ähnlichen nur nach Prüfung der Wasserstoffkonzentration des Endgemisches empfehlen.

Von den UV.-Lichtschäden verhütenden Präparaten müssen die in der **Röntgentherapie** bisweilen verwendeten Salben unterschieden werden. Sie können in zwei Gruppen eingeteilt werden. Die erste soll die Haut nicht vor den Strahlen, wohl aber vor den durch sie zu erwartenden Schäden schützen.

Es ist ja bekannt, daß jede Röntgenstrahlenanwendung, von einer bestimmten r-Zahl an, die bestrahlte Haut zu einem Locus minoris resistentiae macht, von dem weitere Schäden abgehalten werden müssen.

Man hat versucht, insbesondere die Trockenheit der Haut als hervorstechendstes Symptom der Röntgenschädigung zu bekämpfen, und verwendete nach WELSCH[1] Ungt. leniens und Schweinefett. Die beiden Salben zersetzen sich aber ebenso wie Ol. camphorat. mitior. WINTZ schlug daher die Radermasalbe aus Wollfett, Vaselin und Pflanzenextrakten vor.

Die zweite Gruppe soll die Teile der Haut, deren Beeinflussung durch die Strahlen unerwünscht ist, schützen. Diese Salben enthalten als Adsorbentien Schwermetallsalze. Ein Vertreter dieser Art ist die *Desitin-Strahlensalbe*, die Lebertran, Milch, Wismut und Bariumverbindungen enthält und nach ARENDT[2] vor Röntgenstrahlen schützt und nachträgliche Schäden verhindert.

b) Salben im Luftschutz.

Salben kommen im Luftschutz als Prophylacticum und Therapeuticum insbesondere gegen flüssige Kampfstoffe und deren Schäden in Betracht. Die Kampfstoffe der Gelbkreuzgruppe verhalten sich wie ein ätherisches Öl, dementsprechend muß auch die Prophylaxe und die Therapie sein. Man muß den Kampfstoff in eine unwirksame Form bringen oder ihm die Berührung mit der Haut verwehren.

In der Literatur wird erwähnt, daß das Einfetten der Haut mit Vaseline als Notbehelf gegen Verletzungen durch Gelbkreuzkampfstoffspritzer schütze. Dies ist nur beschränkt der Fall. Die Kampfstoffe sind vaselinlöslich und würden, einmal eingedrungen, durch das Vaselin nur verteilt, aber nicht abgehalten oder herausgelöst werden. Die Amerikaner versuchten im Krieg, sich gegen Gelbkreuz durch Salben aus Zinkoxyd, Leinöl, Schweineschmalz und Lanolin oder aus Stearinsäure, Zinksalzen und pflanzlichem Öl zu schützen. Die Erfolge waren nicht sehr ermutigend.

MUNTSCH[3] hat in Modell- und Tierversuchen festgestellt, daß gegen die Gelbkreuzkampfstoffe Olivenöl, Schweinefett, Glycerin und Kollodium vollkommen versagten. Eine Tonerdegallerte-Vaselin-Mischung

[1] WELSCH: Münch. med. Wschr. **1930**, 35. 1489.
[2] ARENDT: Münch. med. Wschr. **1933**, 29.
[3] MUNTSCH: Gasschutz u. Luftschutz **1933**, H. 5, 130.

und die amerikanischen Schutzsalben wirkten nur kurze Zeit. Wollfett und Wachs (letzteres mit Paraffin liquid. streichbar gemacht) schützten sehr lange. Vaselin bewirkt eine oberflächliche Verteilung des Kampfstoffes und läßt ihn erst nach längerer Zeit in geringer Menge durchdringen. Einen völligen Schutz bieten 1proz. Gelatinelösung und Antiphlogistin. Das Schweinefett erwies sich geradezu als Schlitten für den Kampfstoff beim Eindringen in die Haut.

Diese Versuche stehen nicht im Widerspruch zu unseren später zitierten Ergebnissen mit Salben, die Hautreizstoffe enthielten; denn hier sollen die Hautreizstoffe durch eine Schicht verschiedener Salben abgehalten werden, in unseren Versuchen dagegen enthielten die Salben den Hautreizstoff schon verteilt. Sie mußten ihn nicht abhalten, sondern weiterleiten. Die Versuche MUNTSCHs sind vielmehr eine Bestätigung der Tatsache, daß Fette derartige Substanzen besser lösen und leichter abgeben als Kohlenwasserstoffe und Wachse. In einer anderen Arbeit[1] berichtet MUNTSCH von Versuchen mit Lanolin- oder Paraffinbzw. Stearinsalben, schon eingedrungene Lostteilchen herauszulösen. Die Erfolge der Salbenbehandlung waren wesentlich schlechter als die mit Chlorkalk, so daß erstere nicht empfohlen werden konnten.

Zur Behandlung der eingetretenen Schäden eignen sich innerhalb der ersten 15 Minuten die haltbaren Chlorkalksalben wie Lostex (Heyden) und Chlorsalbe (Marienfelde), die von Wasser ebenso unabhängig sind wie die 5proz. Natrium-Sulfaminochloratum-Salbe, die THOMANN[2] empfiehlt.

Zur Behandlung der Augen nennt MUNTSCH[3] eine alkalische Augensalbe nach folgendem Rezept:

Natr. biborac. subt. pulv.		1,0
Natr. bicarbon. puriss. pulv.		2,0
Aqua dest.		
Adeps Lanae anhydr. āā		10,0
Vasel. americ. alb.	ad	100,0

Borax und Natron gehen bei dieser Salbe nicht vollkommen in Lösung, bilden aber eine Art Depot, das durch die Tränenflüssigkeit des Auges erschöpft und zur Wirkung gebracht wird. Cocainsalben sind abzulehnen, Novocain und andere Ersatzmittel erlaubt.

Zur Ausheilung der Hautschäden empfiehlt MUNTSCH im oben zitierten Buch individuelle Behandlung. Er warnt vor anästhesierenden Salben und rät, die Salbentherapie erst in späteren Stadien aufzunehmen, wenn die akuten Schäden durch Naßbehandlung, etwa durch Berieselung oder Bäder, abgeklungen sind. Am Auge ist die Ophthalmo Z 2-Salbe der Franzosen, die Farbstoffe in einer Wasser-in-Öl-Emulsion enthält, in der Heilperiode angezeigt.

Zusammenfassend ist über Salben im Luftschutz zu sagen, daß sie als Schutz gegenüber Kampfstoffen Gelatinelösungen oder der Antiphlo-

---

[1] MUNTSCH: Gasschutz u. Luftschutz **1933**, H. 9.
[2] THOMANN: Schweiz. Apoth.-Ztg **1936**, 79.
[3] MUNTSCH: Leitfaden der Pathologie und Therapie: Kampfstofferkrankungen. Leipzig: Thieme.

gistine unterlegen sind. Die alkalische Augensalbe hat für ihre Indikationen Bedeutung und ist ein Bestandteil des Werkluftschutz-Zusatzverbandkastens. Lostex und ähnliche Salben wirken, sofort aufgetragen, gut, versagen aber, wenn sie erst nach $^1/_2$ Stunde oder später angewandt werden[1].

Decksalben.

Diese Präparate müssen gesunde Haut vor dem Benetzen durch Wund- und andere Sekrete schützen. Sie sollen also ähnliche Eigenschaften besitzen wie die Salben, die im Gewerbe die Haut vor Schäden durch wäßrige Noxen bewahren.

Die Zinkpaste und ähnliche Produkte sind hier nicht in allen Fällen das optimal geeignetste Medium, da sie nicht dünn genug aufgetragen werden können, eher zähe und wasserabstoßende Salben mit hohem Schmelzpunkt, mit wenig festen Bestandteilen, z. B. Wollfett und Wachs aa 4,0, Olivenöl 2,0. Um sie sichtbar zu machen, können sie allenfalls mit Titanoxyd versetzt werden. In den von uns angestellten Versuchen hat sich

Vaselin DAB 6 oder synth.	8,0
Adeps Lanae	1,0
Titanoxyd	1,0

gut bewährt. Das Wollfett kann, um jede Emulgierung der Sekrete auszuschließen, auch wegbleiben, es erhöht aber die Haftfestigkeit.

Öle und Fette mit einem Schmelzpunkt unter 37° genügen in manchen Fällen, werden aber schnell von der Wäsche weggesaugt. Wasser-in-Öl-Emulsionen können unter ungünstigen Bedingungen Sekrete aufnehmen. „Abwaschbare Decksalben“, die gegen wäßrige Sekrete beständig sein sollen und in der Veterinärmedizin brauchbar sein können, sind nur mit besonderen Kunstgriffen einigermaßen befriedigend herzustellen, da die in dieser Definition geforderten Eigenschaften einander diametral entgegenstehen. So kann der Versuch gemacht werden, einen reizlosen, in Wasser leicht, in Fett aber möglichst unlöslichen Öl-in-Wasser-Emulgator *trocken* in Körnchenform in Fett zu suspendieren. Den Sekreten gegenüber ist er gedeckt durch die Fetthülle. Wird die Salbe aber an der Stelle, die gewaschen werden soll, mit Wasser benetzt und dieses durch Reiben emulgiert, so bildet sich eine milchartige Öl-in-Wasser-Emulsion, die abgewaschen werden kann.

BAYER[2] wendet sich in einer interessanten Arbeit gegen das Pudern der Säuglinge. Der Puder saugt viel zu wenig Sekrete auf und sollte durch Fette ersetzt werden. Auch hier sind Öle und weiche Salben trotz der guten Verträglichkeit nicht zu empfehlen (Dochtwirkung der Windeln). Er rät zu Puerlan Helfenberg, einer Mischung von gummiartigen Pflanzenstoffen und Vaselin.

Kühlsalben.

Das Ungt. leniens, das UNNAsche Ungt. refrigerans, die cold creames und cleaning creames sind alle mehr oder minder Kühlsalben. Derma-

---

[1] Med. Welt **1937**, 95.   [2] BAYER: Dtsch. med. Wschr. **1930**, 41.

tologisch werden sie als indifferente Salben, die das Hitze- und Spannungsgefühl beseitigen, insbesondere im Ausland als Medikamententräger viel verwendet, da der Kühleffekt ein gutes Korrigens gegen Reizungen empfindlicher Haut darstellt. Wir können von ihnen auch eine gewisse Wirkung auf die Capillaren erwarten, da sie indirekt durch die Temperaturerniedrigung wieder zur normalen Funktion gebracht werden.

Es handelt sich um Öl-in-Wasser- oder diejenigen Wasser-in-Öl-Emulsionen, die, auf die Haut gebracht, dort zerfallen oder umschlagen, so daß das Wasser eine gewisse kühlende Wirkung auf die Haut ausüben kann. UNNA hat die Lehre begründet, wonach das Wasser aus den Kühlsalben austritt und auf der Haut verdunsten soll. Die Bindung der Wärme, die zur Verdunstung nötig ist, übe den kühlenden Effekt aus. Kühlsalben sollen daher viel Wasser aufnehmen und enthalten, haltbar und weich sein. Ein Lehrbuch hebt z. B. hervor, daß derartige Salben aus der Haut heraus noch Wasser aufnehmen und es auch wieder abdunsten lassen. Als Beispiel einer Kühlsalbe gibt es folgende Vorschrift an:

Adeps Lanae	10,0
Vaselinum flav.	4,0
Oleum Ricini	2,0
Aqua dest.	ad 20,0

während WINTERNITZ[1] noch alle Salben mit Wassergehalt als Kühlsalben auffaßt, betont MONCORPS[2], daß nicht jede Wasser-in-Öl-Emulsion eine Kühlsalbe ist. Es sind vielmehr nur die unstabileren, zum Zerfall neigenden Salben hierfür geeignet. Eine mit Wollfett hergestellte stabile Salbe gibt kein Wasser ab und kühlt deshalb nicht. Die oben angeführte Salbe ist auch keine Kühlsalbe. Die DAB 6-Vorschrift läßt die Salbe aus Mandelöl, Cetaceum, Wachs und Wasser bereiten und liefert eine unstabile kühlende Emulsion und ist deshalb dem Rezept der holländischen Pharmakopoe überlegen. Denn letztere bedient sich des Wollfetts als Emulgator und kühlt nicht, wie KANNEGIESSER und v. D. WIELEN nachgewiesen haben[3].

Die 5. Ausgabe des Schweizer Arzneibuches hat in der dort beschriebenen Kühlsalbe das Erdnußöl teilweise durch Vaselin ersetzt und den Wassergehalt erhöht. Man ging von der irrigen Ansicht aus, daß die Kühlwirkung nun intensiver werden würde, beobachtete aber das Gegenteil. Die Dermatologen waren mit der kühlenden Wirkung der neuen Salbe, die zudem bisweilen reizte, keineswegs zufrieden und haben nachgewiesen, daß Vaselin und Lanolin, auf die Haut gebracht, temperaturerhöhend wirken[4] (Wärmestauung). Diesen Gesetzen folgt das vaselinhaltige Ungt. refrigerans des 5. Schweizer Arzneibuches. In seiner Vorschrift werden auch Wachs und Walrat, Bestandteile der Salbe der 4. Ausgabe, durch Cetylalkohol ersetzt. Der Wassergehalt stieg von 20 auf 46%. Die pharmazeutisch hervorragend aussehende

---

[1] WINTERNITZ: Handbuch der Haut- und Geschlechtskrankheiten **5** (1), 658.
[2] MONCORPS: Arch. f. exper. Path. **141** (1929).
[3] KANNEGIESSER u. V. D. WIELEN: Pharmaceut. Weekbl. **68**, 1165 (1931).
[4] LUTZ u. HAENEL: zit. Zbl. Hautkrkh. **54**, 198ff. (1937).

Salbe, die nicht mehr ranzig wird, viel homogener ist und kleinere
Wasserteilchen zeigt, entsprach, da sie eine echte und nicht mehr eine
auf der Haut zerfallende Pseudoemulsion darstellt, klinisch den Anforderungen nicht, so daß die Autoren eine neue Kühlsalbe vorschlugen,
die wieder vaselin- und cetylalkoholfrei ist.

Nicht umsonst enthalten die Kühlsalben der meisten Pharmakopoen
Wachs, Walrat und Öl als Salbengrundlage und besitzen nur einen
Wassergehalt von 19—30%. Man bedient sich mit Absicht schwächerer
Emulgatoren, die auf der Haut schon versagen und die Salben aus-
einanderfallen lassen, und nicht z. B. des Wollfettes, das viel schönere
Emulsionen liefert, aber die Emulsionen auch nicht zerfallen läßt.

Auch andere Stimmen wenden sich gegen die Vorschrift des Schweizer
Arzneibuches. WEINREICH[1] meint, daß nur Wachssalben Coldcremes
seien. Ein mit P. C. signierter Fachmann erwähnt, daß die Salben mit
verseifbaren Fetten eine weit bessere Durchlässigkeit für Wasser und
Salzlösungen zeigen als die Kohlenwasserstoffe. Diese fehlende Durchlässigkeit bedingt nach ihm den schlechten Kühleffekt. Er bringt
folgendes Rezept in Vorschlag:

Alcohol cetyl.	0,5
Acid. boric.	3,0
Ol. Arachidis	10,0
Aqua dest.	25,0
Ol. Rosae gtt.	I
Ol. Arach. hydrogenat. ad	100,0

WEINREICH hingegen bevorzugt folgende Verschreibung:

Cera alba	100,0
Cetaceum	100,0
Ol. Arachidis	550,0
Aqua dest. fervid.	250,0
Cetylalkohol	5,0
(evtl. Cholesterin)	
Oleum Rosae gtt.	XX

WEINREICH und P. C. haben beide recht und unrecht. Die Vorschrift
der Helvet. 5 ergibt keine Kühlsalbe, doch beruht die Kühlwirkung
weder auf der Durchlässigkeit der Fette für Wasser noch ausschließlich
auf Wachswirkung, der auch WINTER den Kühleffekt zuschreibt. Es
müssen vielmehr *unstabile* Wasser-in-Öl- oder Öl-in-Wasser-Emulsionen
hergestellt werden, um Kühlwirkung zu verursachen. Man kann zwar
wie KERN[2] das offizinelle Ungt. leniens durch Zusatz von 2,5% Oxycholesterin stabilisieren und erhält damit eine jeden Apotheker außerordentlich befriedigende augenscheinliche Verbesserung der Salben, aber
durch den Zusatz wird die unstabile Emulsion zur stabilen; sie kühlt
nicht mehr. Wir konnten dies in eigenen Versuchen an 10 Personen
feststellen. Nachdem wir ein Ungt. leniens DAB 6 und ein solches nach
dem KERNschen Rezept hergestellt und den Versuchspersonen eingerieben hatten, gaben alle übereinstimmend an, daß nur das DAB 6-

---

[1] WEINREICH: Schweiz. Apoth.-Ztg **1936**, 49.
[2] KERN: Dtsch. Apotheke **1933**, 12, 140.

Präparat kühle. Bei der Herstellung derartiger Rezepte muß deshalb der Dermatologe mitarbeiten.

Meist sind also die Kühlsalben unstabile Wasser-in-Öl-Emulsionen. Der Öl-in-Wasser-Typus ist in dem von HERXHEIMER[1] empfohlenen Macremal vertreten, einer Stearatcreme mit Cetaceumzusatz und 85% Wasser. Die besondere Eigenart der durch die Definition „Kühlsalben" zusammengefaßten Präparate ist nicht nur auf den Wassergehalt allein zurückzuführen, sondern auch auf die besonderen Eigenschaften des Gesamtkomplexes. Wenn wir aus Paraffinum liquid.- und Cetylalkohol-salbe nach der Vorschrift der Schweizer Apotheker-Zeitung[2] eine angeblich für den Handverkauf geeignete Kühlsalbe zusammenstellen, so erhalten wir ein gut aussehendes, paraffinhaltiges, hautfremdes Produkt, aber sicher keine Kühlsalbe im Sinne des Dermatologen.

Ob eine solche Salbe kühlt oder nicht, muß jedenfalls vor Empfehlung eines Rezeptes festgestellt werden. Hierzu sind Versuche an einer Reihe von verschieden empfindlichen Personen nötig; doch ist als Ergänzung auch der Farbenversuch, der im folgenden geschildert werden soll, empfehlenswert. Gerade diese Färbungsversuche zeigen den Unterschied zwischen einer echten Öl-in-Wasser- bzw. Wasser-in-Öl-Emulsion, wie das Ungt. molle und der Pseudoemulsion Ungt. leniens. In allen Fällen wird vor der Herstellung das Wasser mit gleichen Mengen Methylenblau, das Fett mit Sudan III rot gefärbt. Die Salben zeigen schon makroskopisch ein gänzlich verschiedenes Aussehen. Das Ungt. molle ist bläulich, die fein verteilte wäßrige blaue Phase übertönte die Rotfärbung des Sudanfarbstoffes vollkommen, das Ungt. leniens hingegen ist rotviolett. Die rote Fettphase ist hier imstande, das nicht so fein verteilte und deshalb nicht so intensiv farbwirksame Methylenblau im Farbwert zurückzudrängen. Mikroskopisch ist das Ungt. molle eine äußerst feine, homogene Emulsion, die Kühlsalbe hingegen zeigt größere und kleinere Wassertröpfchen in kompakter Fettmasse verteilt. Auf der Haut mit gleichen Mengen Wasser verrieben, bleibt das Ungt. molle blau und ist nicht imstande, sich mit dem zugesetzten wäßrigen Medium zu vermischen. Die Kühlsalbe entmischt sich schon beim Auftragen, das rote Fett dringt ein, das blaue Wasser tritt an die Oberfläche, mischt sich mit dem Zusatz und fließt ab. In der Endwirkung ist das Leniens in seiner Fettwirkung, da die wässerige Phase verschwindet und nicht mit eindringt, betonter; es färbt die Haut in dem vorstehenden Versuch rot, das Ungt. molle hingegen ist weder Fett noch Wasser, sondern ein Komplex beider Bestandteile, eine stabile Emulsion, ebenso der Öl-in-Wasser-Typ, der die Haut durch das Wasser färbt; sie ist blau, färbt blau und ist mit Wasser sofort verdünnbar; sie ist in ihrer Wirkung „wasserbetont".

Dieser Versuch mit den gefärbten Phasen kann bei der Herstellung jeder Kühlsalbe zur Kontrolle mit kleinen Mengen angestellt werden. Färbt das Methylenblau ähnlich wie bei Öl-in-Wasser-Emulsionen das zugesetzte farbstofffreie Wasser auf der Haut leicht, so handelt es sich

---

[1] HERXHEIMER: Münch. med. Wschr. 1932, 47.
[2] Schweiz. Apoth.-Ztg 1934, 35, 459.

um eine unstabile Emulsion, um eine Kühlsalbe, zumal dann, wenn die Haut durch das Fett rotgefärbt wird; bleibt aber die Salbe blauviolett und gibt nichts vom Methylenblau an das Wasser ab und färbt auch die Haut nicht rot, so handelt es sich um eine echte Emulsion vom Typ Ungt. molle. Die rein blaue Farbe läßt auf eine Öl-in-Wasser-Emulsion schließen.

Der Farbversuch zeigt auch die geringe Haltbarkeit des echten Ungt. leniens. Nach 3 Monaten war die bei Zimmertemperatur gelagerte Salbe nicht nur ranzig, sondern auch großenteils entmischt, so daß auch dieses Präparat nach Möglichkeit frisch bereitet werden oder nicht länger als 1 Monat lagern sollte.

Die Frage: „Wie erklärt sich nun die Kühlwirkung?", ist endgültig noch nicht beantwortet. Wir wissen zwar, daß nur gewisse Emulsionen Kühlsalben sind, die näheren Umstände sind aber noch nicht besprochen.

Die Kühlwirkung soll darauf zurückzuführen sein, daß das Wasser bei seiner Verdunstung die Haut abkühlt. Doch fand schon RUPP[1], daß diese Theorie recht unwahrscheinlich sei, denn die Verdunstungsgeschwindigkeit der, wie er annimmt, auf der Haut noch fettumhüllten Wassertröpfchen sei viel zu gering, um eine merkliche Temperaturerniedrigung zu erzielen. Er hält es trotz der irrigen Ansicht über das Verhalten der Salbe auf der Haut mit Recht für wahrscheinlicher, daß diese geschmeidigen Wassersalben die nötige Befeuchtung, die dann als kühlend und lindernd empfunden wird, vermitteln. Er stellt deshalb solche Wassersalben mit Cetylalkohol, Vaselin und Paraffinum liquid. her und scheint mit diesen Präparaten bei richtiger Verarbeitung günstige Wirkung im Sinne der Entspannung, wenn auch nicht der Kühlung, erzielt zu haben.

MONCORPS und seine Schule, vor allem sein Doktorand HERFELD[2], haben sich mit der Frage der Kühlwirkung eingehend beschäftigt. Sie stellten fest, daß die sog. Kühlsalben vom Lenienstyp praktisch so gut wie überhaupt nicht kühlen. Die Kühlwirkung der Trockenpinselungen ist weitaus intensiver. Die Versuche, die am Modell und am Menschen angestellt wurden, geben eine neue Erklärung für die Wirkung der Kühlsalben, nämlich die, daß die Salben, in die Haut eingedrungen, Wasser abgeben. Dieses Wasser kann durch den lang andauernden Kontakt auf der Haut oberflächlich eine Quellung bewirken, so daß die im wäßrigen Medium gelösten Medikamente besser eindringen und resorbiert werden können. Jedenfalls steht fest, daß die so erstrebte und oft betonte Kühlwirkung ganz unwesentlich ist. Zwar tritt das Wasser in Aktion, aber nicht seine Verdunstungskälte allein verursacht die Kühlung, sondern auch die Quellung, die HERFELD anführt, und die Entspannung der Haut durch die Emulsion, die RUPP betont. Es scheint weiterhin unserer Meinung nach Tatsache zu sein, daß die zu beobachtende Kühlwirkung nicht so sehr durch die Verdunstung, als vielmehr durch den Wärmeentzug, durch das ausgetretene Wasser, das als besserer Wärmeleiter schneller Calorien der umgebenden Haut entzieht,

---

[1] RUPP: Pharmaz. Ztg 1934, 1141. [2] HERFELD: Diss. München 1938.

als Fette oder stabile Emulsionen verursacht wird. Denn die Kühlung ist im ersten Augenblick am intensivsten und nimmt schnell ab, wogegen die Verdunstungskühlung länger anhalten müßte.

Bisher wurde nur von Kühlsalben, die an sich auch Medikamententräger sein können, gesprochen. Es versteht sich von selbst, daß der Zusatz von kühlenden Medikamenten eine Kühlwirkung entfaltet. Die von ZUMBUSCH und von SCHEFFER angegebenen Essigsaure Tonerde enthaltenden Salben geben deshalb einen gewissen Kühleffekt, obwohl sie als stabile Emulsionen dies nicht erwarten ließen. Ebenso „kühlen" Mentholsalben auch dann, wenn sie gar kein Wasser enthalten.

Zusammenfassend ist festzustellen, daß stabile Wasser-in-Öl-Emulsionen keine Kühlsalben darstellen. Kühlsalben sind Öl-in-Wasser- oder Wasser-in-Öl-Emulsionen, ihre Kühlwirkung — temperaturmäßig gesehen — ist gering, sie entspannen aber die Haut. Als bessere Wärmeleiter, wie Fette oder Wasser-in-Öl-Emulsionen, erzeugen sie, aufgestrichen, ein kurze Zeit dauerndes Kühlegefühl, indem sie der Umgebung Calorien entziehen.

Wie der Versuch mit den gefärbten Kühlsalben zeigt, ist zwischen der Öl-in-Wasser-Emulsion, die insbesondere in der Kosmetik oft als Cold Cream bezeichnet wird, und den Pseudoemulsionen vom Typ des Ungt. leniens ein grundlegender Unterschied. Die ersteren sind „*fettbetont*", die Haut wird vom fettlöslichen Farbstoff gefärbt, die letzteren sind „*wasserbetont*". Hier wirkt vor allem die wässerige Phase. Sie haben also in der Dermatologie verschiedene Wirkung und nicht denselben Anwendungszweck.

Kühlsalben nach Art des Ungt. leniens und die Öl-in-Wasser-Emulsionen müssen konserviert und für arzneiliche Zwecke am besten frisch bereitet werden. Will man eine Kühlsalbe vom Charakter des Ungt. leniens, so empfiehlt sich ein dem Pharmakopoepräparat ähnliches Produkt, wie z. B.

Cera alba	7,0
Cetaceum	8,0
Ol. Arachidis	60,0
Aqua dest.	25,0

also das Arzneibuchpräparat, in dem das verderbliche und teure Mandelöl durch Erdnußöl ersetzt ist. Durch die Zugabe guter Emulgatoren, wie Cholesterin (KERN) oder Stabilisatoren, wie Cetylalkohol (BRANDRUP[1]), erhalten wir schönere Emulsionen; die Salbe verliert aber die Eigenschaften, die wir in einer „Kühlsalbe" suchen. Geruchstoffe sollen bei medikamentösen Salben fortbleiben.

Salben als Medikamententräger.

Wir kommen zu den Salben, insbesondere zu den fetthaltigen, die als Medikamententräger den kranken Körper beeinflussen sollen und vor allem im chronischen Stadium indiziert sind, wogegen fettfreie Mittel oder Zinköle zur Behandlung akuter Fälle besser am Platze sind.

---

[1] BRANDRUP: Apoth.-Ztg 1934, 49.

Ihre Vielzahl und die verschiedenen Eigenschaften der eingearbeiteten Arzneimittel verlangen nach einer Einteilung, die wir nach den verschiedensten Arten vornehmen können. Wir sind imstande, die Indikationen als leitende Gesichtspunkte zu nehmen und alle Ekzemsalben zusammen zu besprechen, dann die Ätzpasten, die Rheumasalben usw. Wir können auch die Unterteilung nach der Art der Inhaltsstoffe, ob sie organisch oder anorganisch sind, durchführen. Die übersichtlichste Einordnung ist die in:

1. *Salben, die vorwiegend durch die gesunde Haut hindurch Medikamente abgeben sollen,* wie Salicylsalben, Salben mit ätherischen Ölen, Salben mit metallischem Quecksilber, Jodsalben, Hormon- und Vitaminsalben bei inneren Indikationen, Bienengiftsalben und Salben mit Hautreizstoffen, also Diffusion! Resorption!

2. *Salben zur Behandlung der kranken Haut und von Wunden,* wie Borsalben, Pyrogallus- und β-Naphtholsalben, Teersalben, Ichthyolsalben, Metallsalzsalben, Lebertransalben, Zucker- und Honigsalben, anästhesierende Salben. Penetration!

Dazu kommt noch die Einteilung in wasserlösliche, öllösliche bzw. unlösliche Medikamente. Die Synthese beider Einteilungsmöglichkeiten wollen wir an Hand der wichtigsten Gruppen besprechen und dann daraus die Folgerungen ziehen.

Zwischen den einzelnen Unterteilungen bestehen selbstverständlich laufende Übergänge. So sind z. B. die Hormon- und Vitaminsalben bei beschädigter Haut genau so und vielleicht noch häufiger in Verwendung wie bei gesunder Haut. Mit diesem Übergreifen der einzelnen Themen müssen wir uns abfinden, denn auch bei den anderen Einteilungsversuchen käme derartiges vor, und schließlich gibt es kaum ein in Salbenform verwendetes Präparat, das vollkommen unlöslich oder in beiden Phasen Wasser und Öl gleich gut löslich ist, das ausschließlich nur eine Indikation hat, denn auch die Lebertransalben — um nur ein Beispiel anzuführen — dienen sowohl zur Wundbehandlung als auch zur Verhütung von Sonnenbrandschäden.

Da wir uns zuerst der Resorption der Medikamente widmen, müssen wir uns die Ausführungen von PERUTZ im Handbuch der Haut- und Geschlechtskrankheiten V, 1, S. 137 ff., in die Erinnerung zurückführen. Er erwähnt darin die älteren Arbeiten von FLEISCHER, SCHWENKENBECHER, FILEHNE, KREIDL und ROTHMAN. Er zeigt, wie die Diffusion auf den osmotischen Kräften beruht, und betont, daß sie um so schneller vor sich geht, je kleiner das zur Resorption angebotene Molekül ist. Wir können also die Resorptionsgeschwindigkeit durch die Wahl eines größeren oder kleineren Moleküls bis zu einem gewissen Grad steuern.

Anschließend an die unter der geschilderten Einteilung aufgezählten Salben sollen noch einige Grenzgebiete besprochen werden. Es soll die Beeinflussung der therapeutischen Wirksamkeit durch den Schmelzpunkt und die Konsistenz erwähnt werden, ferner die Förderung der Resorption durch medikamentöse Zusätze, die Salbenherstellung und die Aufbewahrung. Es sollen einige besonders seltsame Salben erwähnt und zum Schluß nochmals eine Übersicht gegeben werden.

Salicylsalben.

Die Salicylsäure, die in Fetten leichter löslich ist als in kaltem Wasser, wird von der Haut resorbiert. Sie gehört zu den am häufigsten in Salbenform angewendeten Medikamenten, da ihre Wirkung in 4 Richtungen in der Therapie ausgenützt wird. Denn

1. steigert der Salicylsäurezusatz die Resorption zugefügter Medikamente,

2. die bei 1—2 proz. Salben auftretende keratoplastische, bei stärkeren Salben keratolytische bzw. in hohen Konzentrationen ätzende Wirkung ist in der dermatologischen Praxis unentbehrlich,

3. die interne Salicylsäurewirkung bei der Rheumabehandlung ist die Grundlage zahlreicher Rheumasalben,

4. Salicylsäure wirkt antiparasitär. Als Desinfiziens wird sie im diesbezüglichen Kapitel besprochen.

Mit der Salicylsäure als Gleitschiene für Jodkali, Bromide und Chloride beschäftigte sich schon SOKOLOW[1]. Er stellte fest, daß alle diese Salze aus Lanolin oder Vaselin nur dann resorbiert werden, wenn ihnen die Salicylsäure durch ihre keratolytische Wirkung die Hautschranke durchbricht, eine Beobachtung, die allerdings schon von GUNDROW[2] bestritten wurde. Denn nach diesem Verfasser wird die Salicylsäure zwar resorbiert, sie fördert die Resorption anderer Medikamente aber nicht. Die heutige Ansicht gibt wieder SOKOLOW recht, nicht für alle Mittel aus allen Medien, wohl aber für die wasserlöslichen Medikamente, ferner für die Behandlung mit Teer, dessen Wirkung durch die Säure verstärkt wird (FÜRST). Auch Salicylsäureester werden bei Zusatz von freier Salicylsäure besser resorbiert (MONCORPS[3] sowie ROJAHN und WIRTH[4]).

Den Dermatologen interessiert am meisten die lokale, desinfizierende und keratolytische Wirkung, wobei letztere nach MONCORPS mit der Resorptionsgröße parallel geht. Der Dermatologe wird daher, wenn er die keratolytische Wirkung auf die gesunde Haut anstrebt, auch die Resorption der Salicylsäure mit in Kauf nehmen müssen. MONCORPS[5] sowie auch CLAUSSEN[6] fanden, daß die Salicylsäure aus 5 proz. Salbenverbänden mit Vaselin-Zinkpasten nur in geringer Menge resorbiert wird. Aus Eucerinemulsionen war die Resorption besser, am besten aus Öl-in-Wasser-Emulsionen, da das Wasser das Keratin der Haut zum Quellen bringt und so das Eindringen der Salicylsäure erleichtert. Gute Resorption erzielt man auch aus Sapo kalinus salicylatus, wie MAY nachgewiesen hat. Der Grund hierfür liegt wohl in der verstärkten Maceration, also in einer Schädigung der Haut durch die Kaliseife und im Verschieben der Haut-p_H-Werte ins Alkalische, was im übrigen als Nachteil gewertet werden muß. Es handelt sich hier außerdem um einen

---

[1] SOKOLOW: Arch. f. Dermat. **30**, 115 (1895); bzw. **35**, 271 (1896).

[2] GUNDROW: Arch. f. Dermat. **11** (1904).

[3] MONCORPS: Arch. f. exper. Path. **163**, 4 (1931).

[4] ROJAHN u. WIRTH: Arch. f. exper. Path. **175**, 1 (1934).

[5] MONCORPS: Arch. f. exper. Path. **141**, **152**, **155** u. **163**.

[6] CLAUSSEN: Diss. München 1929.

Sonderfall, der chemisch zu erwarten war und von Rojahn und Wirth[1] auch bestätigt wurde, nämlich nicht um Salicylsäure —, sondern um Salicylatresorption, denn die Säure wird durch das Alkali in kurzer Zeit in das Salz umgewandelt. Auch mit ätherischen Ölen kann man die Resorption der Salicylsäure verbessern und z. B. aus Lanolin therapeutisch wirksame Mengen zur Aufsaugung bringen.

Die Inunktionsversuche von Moncorps und die unter gleichen Bedingungen angestellten eigenen Prüfungen können in Form einer graphischen Darstellung gezeigt werden (Abb. 8).

Danach haben die beiden Vaselinsorten unter 1% des der Salbe zugefügten Salicyls im Harn wiederfinden lassen. Eucerin wasserfrei 2%, mit Wasser versetzt 5%, Fette zwischen 1 und 3%, fetthaltige Schleime 40%. Da, wie umseitig schon erwähnt, die Keratolyse mit der Resorption parallel geht, so müßte nicht nur der Internist, der die Resorption der Salicylsäure anstrebt, sich diese Beobachtungen zu eigen machen,

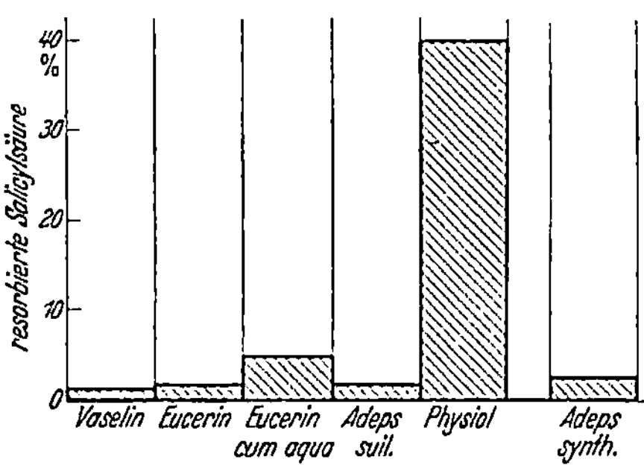

Abb. 8. Graphische Darstellung der Salicylsäure-Resorption aus Salben. Hergestellt unter Benutzung der Angaben von Moncorps im Arch. f. exper. Path. 175. Die Salicylsäure-Resorption aus synthetischem Fett ist in Versuchen, die nach der von Moncorps angegebenen Technik angestellt wurden, ermittelt worden.

sondern auch der Dermatologe, der Keratolyse erreichen will. Eine Salicyl-Vaselin-Salbe müßte danach, um gleiche Wirkung zu erzielen, 40 mal stärker sein als eine Öl-in-Wasser-Emulsion aus Pflanzenschleim und Fett. Dies ist aber in der hier aufgestellten Form nur bedingt richtig. Denn bei den dermatologischen Indikationen und den dort angewendeten Dosen verwischt sich die Salicylwirkung aus dieser oder jener Grundlage mehr oder weniger. Man erhält nicht die Unterschiede, die die verschieden große Resorption erwarten läßt. Man muß sie aber im Hinblick auf die Resorption kennen, denn die Salicylsäure ist nicht indifferent und hat neben gelegentlich auftretenden allergischen Reaktionen schwere Schädigungen nach der Aufnahme in den Körper, ja selbst Todesfälle hervorgerufen[2,3].

Klinisch ergibt die Beurteilung der *Salicylsalbenwirkung* keineswegs identische Resultate mit der Resorptionsskala von Moncorps, der schon darauf hinwies, daß jede Salbengrundlage bezüglich des Eintritts der durch das Salicyl bedingten Keratolyse ihre eigene Konzentrationsschwelle hat. So tritt nach diesem Autor bei Eucerin c. aqua und Physiol C eine Keratolyse schon bei 0,5—1 proz. Salicylzusatz ein, während sie bei Lanolin oder Vaselin erst bei 5 proz. Salicylzusatz beginnt und bei Pasta Zinci oder Adeps suill. benzoat. sogar erst bei

---

[1] Rojahn u. Wirth: Arch. f. exper. Path. 175, 1 (1934).
[2] Sannicandro: Il Dermosifilogr. 1937, 7.
[3] Zumbroich: Diss. Frankfurt 1918.

15proz. Salicylzusatz. Dabei ist hervorzuheben, daß die keratolytische Wirkung der Salicylsäure auch durch die Verbandtechnik erheblich modifiziert werden kann. Eine Keratolyse wird durch wasserdichte Abdeckung verstärkt, wenn z. B. aus einer Öl-in-Wasser-Emulsion das Wasser als disperse Phase nicht abdunsten kann.

Für die Praxis muß hervorgehoben werden, daß bei 1—5proz. salicylhaltigen Salbengrundlagen, wie Schweinefett oder synthetischem Fett, Zinkpaste, Lanolin und Vaselin, eine nennenswerte hornhauterweichende Wirkung kaum in Erscheinung tritt. Im Gegensatz zu MONCORPS, der allerdings auch hervorhebt, daß in vitro erhobene Befunde über die Abgabefähigkeit verschiedener Grundlagen für Salicylsäure keine Rückschlüsse für die Therapie zulassen, sahen wir auch bei Salicylemulsionen (Öl-in-Wasser und Wasser-in-Öl) keinen besonderen Unterschied zu den obengenannten Grundlagen. Unsere eigenen klinischen Versuche erstreckten sich sowohl auf das Studium der keratolytischen ·Wirkung als auch auf antiparasitäre und keratoplastische Wirkungen, z. B. bei Erythrodermien, Neurodermitis flexurarum, Mykosen, Ichthyosis u. a.

Die keratolytische Wirkung entsprach klinisch nach unseren Erfahrungen nicht der Resorptionstabelle von MONCORPS und seiner Staffelung für Salbengrundlagen, die er, hinsichtlich der Resorption von Salicyl gemessen, an der Eliminationskurve im Harn aufstellt. Zwar war bei Simultanbehandlung mit 1—5proz. Salicyl in Adeps oder Vaselin das Adeps selbst schneller eingedrungen, doch war eine deutliche therapeutische Differenz bei diesen Salbengrundlagen nicht zu buchen. Wir sahen auch bei Ichthyosisfällen, die wir simultan mit 1—10proz. Salicylsalben (teils Vaselin, teils Wasser-in-Öl-Emulsion) behandelten, nicht den erwarteten Unterschied in der Keratolyse zugunsten der Emulsion. Als Erklärung dafür darf wohl angenommen werden, daß die Resorption aus der Emulsion so schnell durch die Haut hindurch erfolgt, daß das Salicyl in der Epidermis gar nicht zur Wirkung gelangen kann, während es im Harn nachzuweisen ist.

Von den verschiedenen Salbengrundlagen, die wir klinisch erprobten, wurde bei Erythrodermien häufig das synthetische Adeps (Triglycerid) als angenehmer empfunden, da es nicht als Decksalbe auf der Haut liegen blieb, sondern sich leicht in die Haut verreiben ließ und dadurch die Hautspannung verminderte. Wir müssen also streng unterscheiden, ob wir die Salicylsäuresalbe nur zur Keratolyse, lokal oder allgemein bei internen Indikationen anwenden wollen. Im ersten und im letzten Falle werden wir die am besten verträgliche Grundlage nehmen, im zweiten aber zweckmäßigerweise eine Öl-in-Wasser-Emulsion in Form einer Pflanzenschleimsalbe oder, wenn sonst nichts dagegen spricht, den hier die Resorption fördernden impermeablen Verband wählen.

Die Salicylsäuretherapie ist auch heute noch bei Rheuma angezeigt[1]. Unter den zahlreichen Industrie- und Apothekenpräparaten, die hierfür in Frage kommen, haben nur wenige Öl-in-Wasser-Emulsionen als Medium. Viel häufiger ist Seifenzusatz anzutreffen.

---

[1] SEEL: Fortschr. Ther. 1935. 8.

Zu den Salicylsalben im weiteren Sinne gehört wohl auch der Salicyltalg, ein von altersher überliefertes, viel gebrauchtes Requisit zur Prophylaxe von wunden Füßen und Fußschweiß. Eigentlich sollte man annehmen, daß es bei diesen beiden Indikationen fehl am Platze ist, ebenso wie die in der Pharmaz. Z.halle Dtschld 1922, Nr 63, gegen Handschweiß empfohlenen Paraffin-Lanolin-Salben mit Salicylzusatz und Thymol, die sicher recht unangenehm kleben. Denn wenn man die Haut mit Salicylsäure noch keratolysiert, wie dies im Schuh, einem nicht sehr durchlässigen Verband, auch bei schwachen Salicyldosen zu erwarten ist, muß das Wundlaufen doch eigentlich nicht besser, sondern schlechter werden. Der Fußschweiß aber kann mit anderen Desinfizientien besser geruchlos gemacht und mit Adstringentien intensiver verhindert werden. Wir haben dementsprechend versuchsweise Talgstangen mit 0,5% eines öllöslichen Desinfiziens hergestellt und diese in einem Arbeitsdienstlager prüfen lassen. Wider Erwarten befriedigten derartige Präparate aber in keiner Weise. Sie waren dem Salicyltalg unterlegen, verklebten und wurden abgelehnt.

Die von THOMANN[1] angegebene Salbe der Eidgenössischen Armee

Sebum	80,0
Adeps Lanae	20,0
Vaselin	85,0
Sapo med.	5,0
Formaldehyd sol.	20,0
Methyl. salicyl.	1,0

ließ sich mit Fett und Vaselin gut bereiten und befriedigte die Prüfer mit und ohne Methylsalicylatzusatz. Salicylsäure ist also in den Talgstangen ersetzbar, und zwar sogar durch alkalische Mittel, denen saure Verarbeitungen noch vorgezogen werden können.

Unter den vielen Präparaten, die sich der Salicylwirkung zur Rheumabekämpfung bedienen, sind die meisten nicht mit freier Säure, sondern mit deren Derivaten, hauptsächlich Estern hergestellt. Diese Ester sind öllöslich und verhalten sich dementsprechend wie ätherische Öle, insbesondere der Methylester, der ja der Hauptbestandteil des Wintergrünöles ist. Sie werden in Gegenwart von Wasser oder intracellulär in freie Säuren aufgespalten (HAUSCHKA[2]). Es seien einige erwähnt:

Doloresumsalbe (Kyffhäuser-Laboratorium) enthält Chloroform, Salicylsäure-Methylester, Phenylchinolincarbonsäure und ätherische Öle.

Dolorsanbalsam (Opfermann, Köln) enthält Jod, Menthol, Campher, Methylsalicylat in einer Salbengrundmasse.

Fissan-Rheuma-Salbe. Öl-in-Wasser-Emulsion mit Salicylsäure.

Litinsalbe (Pharmacia) enthält Salicylsäure, Salicylisoamylester und ätherische Öle.

Mesotan (Bayer), Salicylsäure-Methoxymethylester, ist nur in wasserfreien Salben, insbesondere Fetten und Ölen, haltbar, da es sich mit Wasser zersetzt. In Vaselin sind nur 15% löslich.

---

[1] THOMANN: Schweiz. Apoth.-Ztg **1938**, 48.
[2] HAUSCHKA: Im TRUTTWINschen Handbuch.

Penatencreme (Riese, Rhöndorf), eine Zinksalbe mit Salicylsäure, Borsäure, ätherischen Ölen, Paraffinöl und Vaselin sowie Adeps Lanae.

Präservativcremes bestehen aus Kaliseife, Wasser, Vaselin und Zinkoxyd sowie Salicylsäure oder Kresol. GERLACHS Präservativcreme Gehwohl soll in Vaselin-Lanolin Gerb-, Benzoe- und Salicylsäure, Trioxymethylen und Zinkoxyd enthalten.

Rheumasan (Reiss), Salicylseifensalbe etwa: Vaselin flav. 70,0, Sapo kalinus 20,0, Terpentinöl und Salicylsäure $\overline{aa}$ 5,0.

Rheumitrensalbe enthält Dijodoxychinolin, Schwefel, Salicylsäureester des Fenchylalkohols.

Rheusolex (Med. Produkt) enthält Methylsalicylat, Seife, Lanolin und 20% Oeynhausener Quellsalz; letzteres *soll* die Wirkung der Solbäder unterstützen.

Salhuminsalbe 37 (Bastian, München) enthält laut Angabe „salicylierte Humussäuren", Zinksalz der salicylierten Humussäure in einer fast fettfreien Salbengrundlage, die nach HERRMANN aus Glycerin und Kieselsäure zu bestehen scheint[1]. MONCORPS hat auch freie Salicylsäure nachgewiesen. Die Resorption der Salicylsäure war sehr hoch[2].

Salitcreme (Heyden) enthält 17,5% Salicylsäure-Bornylester, 1,5% Salicylsäure, 5% Capsicum und 1% eines Phthalsäureesters in fettfreier Grundlage.

Salol, Salicylsäurephenylester, wird 5proz. in Salben bei Pruritus, Decubitus u. a. verwendet.

Saltetrajodsalbe (Buer-Köln) enthält Salicylsäure und an Lecithin gebundenes Jod.

Schälkur Eidechse (Karge, Berlin) für die Fußpflege ist nach der Literatur eine 30proz. Salicylvaseline.

Rheumella, **Rheucomen**, **Rheumex**, **Esterdermasan**, **Salenal** sind weitere Präparate.

Zusammenfassung.

Die Salicylsäure- bzw. Salicylsäureestersalben werden von den Dermatologen auf Grund ihrer lokalen Wirkung und von den Internisten auf Grund ihrer Fernwirkung in den verschiedensten Konzentrationen und mit den verschiedensten Grundlagen verordnet. Letztere haben insbesondere für die Fernwirkung große Bedeutung. Denn es gibt Salbengrundlagen, die bei günstiger Konzentration die 40fache Menge der zugesetzten Salicylsäure zur Resorption bringen als Vaselin. Es sind dies Öl-in-Wasser-Emulsionen. In der Dermatologie sind die Unterschiede, insbesondere bei niedriger Dosierung der Salicylsäure, nicht so wesentlich, wogegen die Rheumasalben in der genannten Emulsionsform weitaus am wirksamsten sein werden. Viele Rheumasalben, die freie Säure enthalten hatten, zeigten bei einer Analyse des gelagerten Präparates keinen Säuregehalt mehr an. Es bilden sich durch Reaktion mit anderen Bestandteilen Salze, Amide oder Ester. Auch diese werden

---

[1] HERRMANN: Dtsch. Apoth.-Ztg **1938**, 96.
[2] MONCORPS, C.: Arch. f. exper. Path. **163**, H. 4. — NOTHMANN, M. u. M. WOLFF: Klin. Wschr. **1933**, 8; vgl. auch M. WOLFF: Inaug.-Diss. Breslau 1932.

resorbiert. Ob die beste Resorption die beste Rheumawirkung gewährleistet, steht noch nicht fest.

Um schlecht resorbierbare Medikamente, vor allem wasserlösliche Präparate, zur Resorption zu bringen, besitzt die Salicylsäure als Gleitschiene eine wenn auch nicht zu überschätzende Bedeutung. Als Desinfiziens tritt die Salicylsäure insbesondere in Fetten und Kohlenwasserstoffen als Lösungsmittel in den Hintergrund, da ihr hierfür ungünstig gelagerter Verteilungskoeffizient Öl/Wasser einer intensiven Wirkung entgegensteht. Als Konservierungsmittel zersetzlicher Salben kann sie durch wirksame und weniger resorbierbare Substanzen ersetzt werden.

Bei der Behandlung großer Flächen mit leicht abgebenden Salben können Intoxikationen auftreten.

Quecksilbersalben.

Die Quecksilbersalbe ist eines der ältesten Medikamente überhaupt. Zu ihrer Herstellung verwendete man schon im Mittelalter Schweinefett als Salbengrundlage.

In der neueren Zeit haben die Bereitungsvorschriften der verschiedenen Ausgaben des deutschen Arzneibuches dauernd gewechselt. Die erste Ausgabe gestattete die Verwendung von alter ranziger Salbe als Emulgator. Da das ranzige Fett aber Hautreizungen verursachte, ging schon die 2. Auflage von dieser Vorschrift ab. Die nächsten Ausgaben verbesserten die Konsistenz der Salbe.

Für den Apotheker ist die Herstellung der Salbe mit Arbeit und Mühe verbunden, da die „Abtötung", das Emulgieren des Metalls, nicht einfach ist. Es handelt sich ja um eine Metall-in-Öl-Emulsion, zu deren Herstellung Cholesterinester und vielleicht auch fettsaures Hg als Emulgatoren dienen müssen. Das Hg wird zuerst mit Hammeltalg verrieben; je ranziger dieser ist, um so mehr Quecksilberseifen bilden sich und um so leichter wird die Abtötung, um so leichter tritt aber auch Reizung durch die Salbe auf. Mit Vaselin gelingt die Hg-Salbe ohne Emulgator überhaupt nicht[1]. Der wichtigere Emulgator ist wahrscheinlich das Adeps Lanae, ein Metall-im-Öl-und-Wasser-Öl-Emulgator. Die Seife scheint ihm die Emulgierung durch Änderung der Oberflächenspannung zu ermöglichen. Als Emulgator tritt sie wahrscheinlich wenig in Aktion, da sie ja den umgekehrten Typ ergeben würde.

Man hat auf den verschiedensten Wegen versucht, die Emulgierung zu erleichtern. Terpentin z. B. wird zugefügt, da es die Adhäsion des Quecksilbers an das Fettgemisch erhöht. Benzin soll ähnliche Wirkung haben. Alle diese Hilfsmittel sind abzulehnen, da sie kein Pharmakopoepräparat ergeben und zudem die Resorptionsbedingungen grundlegend ändern können. Insbesondere ist der Zusatz des Terpentins und der anderer ätherischer Öle, die DISTELMANN[2] vorschlägt, bedenklich. Man wird zwar die erwartete Resorptionssteigerung des Metalles und der Seifen feststellen, ändert aber durch den Zusatz das Gefüge Salbe, ihre

---

[1] BURGESS, GEOFFREY C.: Pharm. J. **132**, 252.
[2] DISTELMANN: Pharmaz. Ztg **1924**, 770.

Wirkungsart und erhält unsteuerbare Ergebnisse. ESCHENBRENNER[1] empfiehlt Hefeextrakt zum Emulgieren des Hg. Dadurch ist die Möglichkeit gegeben, die Salbe frisch zu bereiten. 30 g Quecksilber werden nach der Vorschrift des Autors mit 10 g Extrakt (Zyma) portionsweise im Mörser verrieben und dann mit Vaselin auf 100 g aufgefüllt. Eine derartige Salbe wird zwar nicht leicht ranzig, auch ist die Bildung fettsauren Quecksilbers nicht in gleichem Maß zu befürchten wie bei 100% Fett enthaltender Grundlage, doch ist die Resorption aus einem solchen Produkt, das, streng genommen, dem Arzneibuch nicht entspricht, noch unbekannt; eine solche Salbe muß daher dermatologisch noch durchgearbeitet werden, bevor sie als Ersatz des Arzneibuchpräparates allgemeinen Eingang findet.

Die neue 5. Auflage des Schweizer Arzneibuches schreibt eine Hg-Salbe nach folgendem Rezept vor:

Hydrargyrum cinereum	30,0
Adeps Lanae	20,0
Vaselinum flav.	40,0
Aqua dest.	10,0

Das Hg ist mit Wollfett unter Zusatz von genügend Tinctura Benzoes aetherea abzutöten. Dann fügt man eine Schmelze der übrigen Bestandteile zu. Es handelt sich hier um eine Vaselinsalbe, die Wollfett als Emulgator und Seifenbildner enthält. Über die Resorption aus dem Präparat fanden sich in der Literatur keine Angaben. Jedenfalls verschwindet die Salbengrundlage schnell in der Haut und läßt das Metall, also die innere Phase, als grauen Belag oberflächlich zurück, etwa so wie gefärbte Kühlsalben das Wasser nicht mitnehmen. Der Entwurf für die Pharm. Austriaca IX enthielt eine Hg-Salbe, die Wollfett, Lecithin und Adeps suill. enthalten sollte.

Um die Unannehmlichkeiten der Quecksilbereinreibungen herabzusetzen, wurde ferner vorgeschlagen, graue Salbe mit Bolus durchzukneten. Man erhielt ein Pulver, das mit Wasser zu einem Brei verrieben wurde. Dieser Brei hat den Fettcharakter gänzlich verloren und wird wie eine Ölfarbe aufgetragen. Nach einem anderen Verfahren desselben Autors wurde Quecksilber mit Terpentinöl und Bolus verrieben, die Mischung mit Wasser versetzt und Tragant zugegeben[2], und diese Mischung jeden 5. Tag mit der Hand aufgetragen. Das Präparat ist in wenigen Minuten getrocknet. Die anfänglich leicht graue Farbe verschwand nach 24 Stunden. Der Überzug haftete 3 Tage und fiel dann ab. Die Darreichung ist reinlich, welche Wirkung sie aber hatte, ist nicht gesagt. *Merculin*, ein Pulver, das 50% Hg-Metall enthält, wird von RANZENHÖFER[3] empfohlen. Damit es besser haftet, kann man mit Borsalbe grundieren. *Hg-Resorbin* war eine exakt dosierbare Hg-Verreibung in Resorbin. Es ist nicht mehr erhältlich.

Es wurde auch die Abtötung des Quecksilbers mit wasserstoffsuperoxydhaltigem Äther empfohlen, der Quecksilber in merklichen Quanti-

[1] ESCHENBRENNER: Apoth.-Ztg **1932**, 28, 429.
[2] Pharmaz. Z.halle Dtschld **63**, 26 (1922).
[3] RANZENHÖFER: Wien. med. Wschr. **1929**, 43.

täten löst[1]. Es handelt sich um Versuche, die BURGESS gemacht und POETHKE und BAUER[2] bestätigt haben. Die Abtötung wird damit erklärt, daß das H_2O_2 geringe Mengen von Quecksilberoxyd bildet, das sich mit den Fettsäuren zu fettsaurem Quecksilber umsetzt. Mit Vaselin gelingt die Abtötung nicht, es sei denn, man fügt freie Ölsäure hinzu[3]. Die neue 11. Ausgabe der USA.-Pharmakopoe verwendet ölsaures Hg als Emulgator und als Salbengrundlage 30% Wollfett, 13% Vaselin und 5% Wachs. Die Salbe ist 50proz. und wird, um die Mitior-Form zu gewinnen, mit 2% Wachs und 38 Teilen Vaselin verdünnt[4].

In der Praxis begegnet man immer wieder den Konzentraten, konzentrierten Verreibungen von Quecksilber mit einem Fett, die durch Verdünnen mit Schweineschmalz zum endgültigen Produkt verarbeitet werden sollen. Da das Alter derartiger Verreibungen nicht nachprüfbar ist und alte Quecksilbersalben und Konzentrate einen viel zu hohen Prozentgehalt an Quecksilberseife aufweisen können, sind sie trotz der bequemen Verarbeitungsmöglichkeit abzulehnen. Nicht umsonst schreiben DANKWORTH und LUG vor[5], daß das Ausgangsmaterial für die Salbe vollkommen einwandfrei sein muß. Allerdings empfehlen sie als Grundlage Paraffinsalbe und lassen außer acht, daß, wenn sich eine Salbe überhaupt herstellen läßt, diese nicht dem Arzneibuch entspricht und zu Produkten führen muß, deren dermatologischer Wert völlig unbekannt ist.

Uns hat sich folgende Herstellungstechnik, die zudem ein Arzneibuchpräparat ergibt, sehr bewährt. Das Olivenöl-Wollfett-Gemisch wird zusammengeschmolzen und im Erkalten, aber noch flüssig, in eine Reibschale, in der das abgewogene Hg schon enthalten ist, eingegossen. Dann wird sofort emulgiert. Auf diese Weise ist die Herstellung des Konzentrates, das dann mit der Fettschmelze verrieben wird, kaum schwieriger und länger dauernd als die Emulgierung von Wollfett und Wasser. Intoxikationen durch Hg-Dämpfe sind bei einer Arbeitstemperatur von kaum 40° wohl nicht zu befürchten; um alles zu tun, kann man im Freien emulgieren.

Die Menge fettsauren Salzes, die sich in der Salbe bei jahrelanger Aufbewahrung bildet, bleibt nach DIETZEL und SEDELMEIER[6] klein, wenn man dem Arzneibuch entsprechend die dort vorgeschriebene Salbengrundlage verwendet. Nimmt man an deren Stelle aber Wollfett, Erdnuß- und Olivenöl, so findet man schon nach wenigen Monaten große Mengen fettsauren Quecksilbers. Es ergeben sich dann wohl auch neue therapeutische Effekte, so daß man, wenn die bekannte Quecksilbersalbenwirkung erzielt werden soll, auch die vorgeschriebene Grundlage verwenden muß.

---

[1] DOTT: Pharmaz. Z.halle Dtschld **61**, 792 (1920); sowie KREMBS: Diss. München 1927.
[2] POETHKE u. BAUER: Pharmaz. Z.halle Dtschld **76**, 533 (1935).
[3] Schweiz. Apoth.-Ztg **1935**, 618.
[4] HARMS: Dtsch. Apoth.-Ztg **1938**, 104, 1578.
[5] DANKWORTH u. LUG: Pharm. Ztg. **65**, 361 (1924).
[6] DIETZEL u. SEDELMEIER: Arch. Pharmaz. **1928**, Nr 7.

MENSCHEL[1] fand in einer frisch bereiteten Quecksilbersalbe einen Hg-Seifengehalt von 0,03%, bei 3 Jahre alten Globuli aber schon 15,7%. Er hat festgestellt, daß diese seifenhaltigen Salben im Tierversuch zu tödlicher Vergiftung der Tiere führen. Es wird deshalb nicht wundernehmen, wenn bei Wiederkäuern, denen die Quecksilbersalbe als Mittel gegen Ungeziefer eingerieben wurde, Todesfälle beobachtet wurden. Diese Pflanzenfresser sind gegen Quecksilberverbindungen besonders empfindlich. Die Resorption des fettsauren Hg bedingt Vergiftungserscheinungen, deren Stärke nicht vom Metallgehalt, sondern vom Metallseifengehalt abhängt. Es ist deshalb abwegig, zur Herstellung der Läusesalbe für Tiere ranzige Salbenreste zu verwenden, wie dies nach der Dissertation von KREMBS[2] geschehen soll.

Mit hydrierten Ölen und Fetten kann Quecksilbersalbe bereitet werden, doch entspricht ein derartiges Präparat natürlich nicht dem Arzneibuch. Auch mit synthetischem Fett läßt sich, wie wir festgestellt haben, eine gut haltbare Salbe herstellen, doch müßte vor ihrer Empfehlung und Verwendung erst an einer Klinik die Resorptionslage studiert werden. Eine 1 Jahr alte derartige Salbe war unverändert geblieben, der Quecksilberseifengehalt hatte nicht zugenommen. Eine Schweinefettsalbe hingegen war ranzig, unangenehm riechend geworden, und die Hg-Seifen hatten die dreifache Höhe erreicht.

Über die Resorption des Quecksilbers aus der Salbe bestehen noch heute verschiedene Ansichten, und zwar die einen dahingehend, daß die Heilkraft des Quecksilbers bei der Schmierkur auf dem Quecksilberdampf beruht, der durch die Körperwärme erzeugt wird und insbesondere durch die Atemwege zur Resorption gelangt. Tatsächlich wird Quecksilber aus der grauen Salbe in nennenswerter Menge verdampft, und zwar nach RENK aus 3000 qcm bestrichener Hautfläche in 1 Stunde bei 35° 8—18 mg[3]. Sollte also die oben skizzierte Ansicht zu Recht bestehen, so wäre die Einverleibung des Hg nach WELANDER[4] durch Aufstreichen auf die Haut an Stelle des Einreibens zweckmäßiger, ferner die Anwendung von Säckchen, die, innen mit Quecksilbersalbe bestrichen, an der Brust oder am Rücken des Kranken befestigt werden. Man könnte auch von der Verwendung der Salbe überhaupt Abstand nehmen und geringste Mengen Quecksilberdämpfe inhalieren lassen.

Nach der Ansicht von BÄRENSPRUNG[5] hängt die Wirksamkeit der Quecksilbersalbe von ihrem Oxydulgehalt ab. Das Oxydul soll von den Hautsekreten gelöst werden und in dieser löslichen Form zur Resorption gelangen. Andere Autoren glauben, daß nur das fettsaure Quecksilber vom Körper resorbiert werde, doch dürfte diese Theorie nach KREMBS (s. oben) wenig Wahrscheinlichkeit besitzen, da zwischen alten, stark quecksilberseifenhaltigen und frischen Salben kein therapeutischer Unterschied bestehen soll.

---

[1] MENSCHEL: Biochem. Z. **137**, 193 (1923).
[2] KREMBS: Diss. München 1927.
[3] RENK: zit. in Wschr. f. Dermat. **1894**, 459.
[4] WELANDER: Arch. f. Dermat. **1893**.
[5] BÄRENSPRUNG: Arch. f. Dermat. **56**, 1 (1901).

Es dürfte sowohl fettsaures als auch metallisches Quecksilber resorbiert werden, und zwar scheint letzteres insbesondere entlang der Ausführungsgänge der Talgdrüsen in das Innere des Körpers hinein zu diffundieren. Den exakten Nachweis der Hg-Resorption durch die Haut hat Bürgi[1] erbracht. Er konnte 19 Stunden nach der Salbeneinreibung Hg im Harn nachweisen. Auffallend ist hier das große Intervall von 19 Stunden. Es ist dies wohl die Zeit, die der Körper braucht, um aus dem angebotenen Metall und der Fettverbindung resorbierbare Salze zu machen und auszuscheiden.

In diesem Zusammenhang interessieren die Arbeiten von Wild und Ivy Roberts[2], die zunächst feststellen, daß vom in die Haut eingeriebenen Lanolin 28%, vom Schweinefett 18% und von Paraffinen 12% „resorbiert" würden. Aus Lanolinsalbe wurde 2,7% Hg resorbiert, aus Schweinefett 4,7% und aus Paraffinsalbe 2,5%. In der Gesamtwirkung war also das nicht so wie Lanolin eindringende Schweinefett doch weitaus die wirksamste Salbengrundlage.

Zusammenfassend ist zu sagen, daß die Herstellung der Quecksilbersalben, insbesondere die Emulgierung, unbedingt nach der Arzneibuchvorschrift zu erfolgen hat. Die Salben sollen aus vollkommen einwandfreiem Ausgangsmaterial bereitet werden. Dem fettsauren Quecksilber, das als lipoidlöslicher Körper leicht resorbiert wird, kommt ein wesentlicher Teil der Wirkung zu. Es wird eines Versuches wert sein, an Stelle der bisherigen nichtsteuerbaren Salben ein exakt eingestelltes Präparat aus fettsaurem Quecksilber herzustellen und statt der ranzig werdenden bisherigen Salbengrundlage ein gehärtetes Öl oder ein synthetisches Fett, das diesen Nachteil nicht oder kaum aufweist, zu verwenden.

Der Aufbewahrung der nach dem Arzneibuch hergestellten Salbe ist größte Bedeutung beizulegen. Krembs schlägt hierfür braune Glasbüchsen vor, da glasierte Porzellantöpfe wegen ihrer Porosität abzulehnen sind. Die oft beobachteten Reizerscheinungen auf der intakten Haut sind auf die Gegenwart von Aldehyden (Aldehydranzigkeit) zurückzuführen, ein Umstand, der bei der Wahl der Salbengrundlage für ein kommendes Arzneibuch noch besonders berücksichtigt werden muß. Am besten wird wohl die Frischherstellung der nicht allzu oft gebrauchten Salbe sein, denn alte Präparate zersetzen sich und werden durch Oxydgehalt unter Umständen sogar gelb.

Inwieweit die Verwendung der Quecksilbersalbe bei Lues noch Berechtigung hat, ist hier nicht zu entscheiden. Die Beobachtung von Lopez de Haro[3] könnte zur Skepsis verleiten, da nach ihm die mit Quecksilber geradezu saturierten Arbeiter der Bergwerke in Almadén, sofern sie Syphilitiker sind, zwar keine Hauterscheinungen zeigen, wohl aber an Neurolues leiden.

Bei anderen Indikationen besitzt die Salbe noch Interesse; es sei nur die Verwendung der grauen Salbe bei Panaritien, Furunkeln, Ab-

---

[1] Bürgi: Wien. klin. Wschr. **1936**, 51, 1545.
[2] Wild u. Ivy Roberts: Brit. med. J. **1926**, 3416.
[3] L. de Haro: Wien. med. Wschr. **1936**, 15.

scessen in Erinnerung gebracht. Die Salbe wird nach WIETFELD[1], SCHMID[2] und ZEPLIN[3] bei diesen Indikationen eingerieben oder, wo dies nicht möglich ist, dick aufgestrichen.

Erwähnt sei noch, daß es eine Quecksilbersalbe in 50proz. Form als Ungt. fortior gibt, und daß die 2:5 verdünnte offizinelle Salbe als Ungeziefermittel verwendet wird.

Jodsalben.

Man kann die Salben, in die Jod als wirksames Medikament inkorporiert wird, in Präparate mit 1. elementarem Jod, 2. anorganischem Jod, 3. organischem Jod einteilen.

Jod (elementar). Die erste Kategorie ist in Deutschland nur in Form der Jod-Jodkalisalbe bekannt; sie wird mit Adeps suill. bereitet und enthält 5 Teile Jod, 25 Teile KJ auf 200 Teile Fett, in USA. 4 Teile Jod und 4 Teile KJ auf 100 Teile Ungt. simplex und Glycerin. In Portugal wird ein 5proz. Jodöl aus Mandelöl bereitet. Andere Arzneibücher kennen die 5proz. Jodvaseline, die durch 4—5stündiges Behandeln von Vaselin mit Jod bei 50—60° hergestellt wird.

Das Jodex (Klopfer) enthält neben Jodkupfer 4% freies Jod in einer „Salbengrundlage"; Jodex flüssig ebenfalls Jodkupfer und 4% Jod in einem Pflanzenöl, also in einem Glycerid. Da das freie Jod vom Fett angelagert wird, ist das Analysenergebnis von ROJAHN und KLAUDITZ[1], die im Jodex 75% Vaselin, freies Jod und beinahe 25% jodierte Fette fanden, ohne weiteres verständlich. Auch die Lösung von 5 Teilen Jod in 10 Teilen Vasoliment, die in 85 Teilen Vaselin verarbeitet wird, hat sich nach W. ZIMMERMANN (Privatmitteilung) gut bewährt.

Über die Resorptionsunterschiede aus den einzelnen Medien finden sich in der Literatur keine Angaben, doch ist bekannt, daß Jod leicht resorbiert wird. Da es sowohl in Vaselin als auch in Fetten löslich ist und schon bei Zimmertemperatur einen hohen Dampfdruck besitzt, wird es tatsächlich leicht, wenn auch unökonomisch, da es teilweise verdampft oder von Eiweiß zurückgehalten wird, zur Resorption gelangen und lokale Wirkung entfalten sowie in saurem Milieu der Haut elementare Jod- bzw. Jodtinkturwirkung besitzen. Bei diesen Jodsalben[5] interessiert die Frage, welcher Unterschied zwischen

1. Jodfett aus Adeps suill.	Jodzahl 56	5 proz.
2. Jodfett aus Adeps synth.	„ < 10	5 proz.
3. Jodvaselin aus Vaselin synth.		5 proz.
4. Jodvaselin aus Vaselin alb. DAB 6		5 proz.

zu beobachten ist. Alle 4 Salben wurden durch Einrühren des gepulverten Jods in die warme Grundmasse bei 50—60° hergestellt. Die Salben 1, 2 und 4 waren braun, enthielten das Jod also wohl als Komplexsalz,

---

[1] WIETFELD: Münch. med. Wschr. **1933**, 8, 288; ferner **1934**, 33, 1281.

[2] SCHMID: Münch. med. Wschr. **1934**, 13, 472.

[3] ZEPLIN: Münch. med. Wschr. **1926**, 42.

[4] ROJAHN u. KLAUDITZ: Apoth.-Ztg **1929**, 19.

[5] CZETSCH V. LINDENWALD: Zbl. Hautkrkh. **1939**.

die Salbe 3 war violett. Alle 4 Präparate wurden nun 4 Wochen lang
bei etwa 30° aufbewahrt. Sie gaben in dieser Zeit das inkorporierte
Jod infolge seines Dampfdruckes teilweise an die Luft ab. Die Intensität
war aber in allen Fällen verschieden. Salbe 2 und 4 gaben viel Jod ab,
Salbe 1 und 3 wenig. Um den Unterschied zu demonstrieren, wurden
alle 4 Salben in flache Wägegläser umgegossen und erkaltet mit einem
feuchten stärkeimprägnierten Lappen bedeckt. Nach 1 Stunde war
(wie Abb. 9 zeigt) die Stärke über Salbe 2 tiefblau, über Salbe 4
ebenso, über Salbe 3 kaum und über Salbe 1 am wenigsten gefärbt. Nun wurde statt der vergänglichen Stärkereaktion die Färbung
eines thalliumhydroxydhaltigen feuchten Lappens im Joddampf herangezogen. Es zeigten sich parallele Ergebnisse. Salbe 2 ließ mit Salbe 4
viel Jod in Dampfform entweichen und färbte das Thalliumsalz dunkelbraun, Salbe 1 und 3 ließen nur schwache Gelbfärbung zu. Eine Analyse
der 4 Salben ergab nun, daß Nr. 1 von dem zugefügten Jod nahezu alles

1   2   3   4
Abb. 9. Dampfdruck des Jods in Salben. Mit Stärke nachgewiesen.

addiert hatte und nun 4,97% organisch gebundenes Jod enthielt, der
Fettstoff (Adeps synth.) enthielt davon 2,9%, Salbe 3 noch 0,9% Ge-
samtjod und das Vaselin DAB 6 nur 0,08%. Letzteres war vollkommen
entfärbt. Die Ergebnisse sind denen von PULLENS[1] außerordentlich
ähnlich. Er fand, daß eine 4proz. Jod-Schweinefett-Salbe nach 4 Monaten nur mehr 2,9% freies Jod enthielt.

.Damit konnte festgestellt werden, daß die Salbe 1 das Jod größtenteils organisch gebunden enthält. Die Wirkung des elementaren Jods
ist von ihr nicht zu erwarten, wohl aber die der Jod addierten Fettsäuren. Das Adeps synth. und das Vaselin DAB 6 geben an die Luft
und damit wohl auch an die Haut am meisten Jod ab; sie werden —
frische Zubereitung vorausgesetzt — am meisten Jodwirkung haben.

Die Beurteilung der Salben. die **Jodkali** enthalten, ist außerordentlich schwierig. So widersprechend wie sich unsere Wünsche zu den
Eigenschaften der Elektrolyte verhalten, so ungleich sind auch die
Angaben in der Literatur über die Jodkalisalben. Elektrolyte werden
doch, wie wir wissen, ganz allgemein nicht (POULSSON) oder nur in unter-
schwelligen Spuren resorbiert. Dies ist für Jodnatrium von WITHEHOUSE
und HUGL RAMAGE[2] und auch für Jodkali von FREUND (zitiert nach
RAPP) nachgewiesen. Wir verlangen aber trotzdem Resorption und

[1] PULLENS: Pharm. J. **35**, 610.
[2] WITHEHOUSE u. HUGL RAMAGE: Proc. roy. Soc. Lond. B **113**, 42—48 (1933).

können Kensuke Migazaki[1] und viele andere bei Perutz genannten Autoren, wie Rothmann, anführen, die Aufnahme durch die Haut aus Wasser, Lanolin und selbst Vaselin beobachtet haben. Bürgi[2] wies nach, daß derartige Elektrolyte, wie z. B. Jodnatrium, erst aus Konzentrationen von mehr als 10 % in die Haut einzudringen beginnen. Du Mesnil[3] stellte fest, daß bei einem Eczema impetiginosum, bei bloßliegendem Corium, also bei geschädigter Haut, durch die Elektrolyte in wäßriger Lösung natürlich passieren können, resorbiertes Jod nachzuweisen ist. Bei Psoriasis und Ulcus cruris erhielt er wechselnd positive und negative Resultate, offenbar weil die Blutversorgung der kranken Teile in verschiedenem Grade gestört war. Bei gesunder Haut aber konnte er überhaupt keine Jodresorption nachweisen. Diese Beobachtungen, die ganz im Rahmen des Möglichen und Wahrscheinlichen liegen, decken sich jedoch nicht mit den Äußerungen von Sprinz[4], denen zufolge aus 10proz. Jodkalisalbe, die mit Eucerin hergestellt war, vielleicht auf Grund der großen Tiefenwirkung der leicht emulgierfähigen Grundlage, das Jod schon nach 3 Stunden im Harn nachgewiesen werden konnte, sofern man mindestens 2,5 g Salbe zur Anwendung bringt. Die Ausscheidung von Jod soll 36 Stunden dauern. Aus Vaselin wiederum wird das Jodkali nach Joseph[5] überhaupt nicht resorbiert. Rothmann[6] meint, daß das Jodkali zwar nicht aus Lösungen, wohl aber aus Salben auf dem Wege über die Talgdrüsen zur Resorption gelange. Hauschka[7] ist der Ansicht, daß im Jodkali infolge der weitgehenden Dissoziation dieses Salzes auch das Jodion zur Wirkung kommt, so daß auch das Jodkali typische Jodwirkung zeigt. Poulsson erwähnt, daß in Salben durch Wasser und Fett H_2O_2 gebildet werden soll; dadurch entstehe freies Jod, das leicht zur Resorption gelangt.

Wir sehen also, daß bei den Jodkalisalben Resorption angestrebt wird, aber keineswegs unumstritten feststeht.

Nicht nur dem Arzt, der Jodkalisalben anwendet, begegnen Schwierigkeiten, sondern auch dem Apotheker, der sie bereitet. So beklagt sich Seiler[8], daß die Salbe des neuen Schweizer Arzneibuches so viel Wasser enthält, daß die Grenze der Stabilität erreicht sei. Er empfiehlt deshalb, konzentriertere Lösungen und mehr Öl zu verwenden. Jodkalisalbe läßt sich mit Vaselin und Ungt. neutrale nach Lindeck[9] nur schlecht bereiten. Er schlägt deshalb vor, Bolus alba zuzusetzen. Man erhält dadurch gute Salben, doch muß eingewendet werden, daß es — abgesehen von den überhaupt unzweckmäßigen Grundlagen — in derartigen Verarbeitungen vollständig dem Bolus überlassen bleibt, wieviel er von dem einmal adsorbierten Jodkali an die Haut und durch sie hindurch wieder abgibt und zur Wirkung kommen läßt. Solche Kniffe

---

[1] Kensuke Migazaki: Jap. J. of Dermat. **1931**, 31, 5.
[2] Bürgi: Wien. klin. Wschr. **1936**, Nr 51.
[3] Du Mesnil: Dtsch. Arch. klin. Med. **50**, 101; **51**, 527.
[4] Sprinz: Truttwin, 2. Aufl.   [5] Joseph: Dermat. Wschr. **1934**, 40, 1294.
[6] Rothmann: zit. durch Perutz.
[7] Hauschka: im Truttwin, Handbuch der kosmetischen Chemie.
[8] Seiler: Schweiz. Apoth.-Ztg **1935**, Nr 51, 709.
[9] Lindeck: Pharmaz. Ztg **1921**, 540.

erleichtern die Rezeptur, sind aber nicht im Sinne der Therapie. Ein weiterer Grund, warum die Jodkalisalbe dem Apotheker Sorgen bereitet, ist vor allem in ihrer Verfärbung gelegen; sie soll nach der Dtsch. Apoth.-Ztg[1] auf die manchen Schweinefetten zugesetzten Konservierungsmittel zurückzuführen sein. Selbstbereitetes frisches Schmalz verfärbt sich nicht, eine Beobachtung, die auch in Heft 69 des gleichen Jahrgangs festgestellt wird. Thiosulfatzusatz verhindert die Verfärbung nur zu einem gewissen Grade.

Wie sind nun alle diese widerstreitenden Ansichten über die Jodkalisalben auf einen Nenner zu bringen, und wie lautet das Rezept für eine haltbare, unzersetzt farblos bleibende Jodkalisalbe?

Diese letztere Frage ist wesentlich leichter zu beantworten, man braucht nur — wie oben bemerkt — selbsthergestelltes Adeps suillus zu verwenden, oder man bedient sich noch besser der synthetischen oder hydrierten Fette, aus denen bereitete Jodkalisalben, wie Versuche zeigten, monatelang schneeweiß bleiben. Die Jodkalisalben aus Vaselin (Spanisches Arzneibuch) oder eine Salbe aus 8 Teilen Vaselin und 2 Teilen Wollfett, die HAGER erwähnt[2], sind hingegen nicht zu empfehlen, da — wenn überhaupt Jodresorption durch die gesunde Haut stattfindet — diese notwendigerweise unterschwellig bleiben muß, wogegen bei geschädigter Haut auch diese Salben voll wirksam sein werden.

Schwieriger ist die Beantwortung der Frage, wieso der eine Autor Resorption durch die gesunde Haut nachgewiesen hat, der andere aber nicht. Es dürfte sich dieser Zwiespalt durch die verschiedene Herstellung der Salben sowie durch die wechselnden Grundlagen selbst erklären. Das Schweinefett mit einer vom DAB 6 zugelassenen Jodzahl von 36—66 spaltet additionsfähiges freies Jod durch die Ranziditätsprodukte ab. Dies zeigt die braune Färbung (TSCHIRCH und BARBEN[3]), die mit sinkender Jodzahl stark abnimmt. Das Schweinefett und wohl auch Wollfett addieren nun durch ihre teilweise ungesättigten Bestandteile immerhin merkliche Mengen des erst abgespaltenen Jods. Mit hydriertem Arachisöl andererseits konnten Jodkalisalben hergestellt werden, die noch nach 60 Tagen keine Jodausscheidung zeigten; ein Umstand, der übrigens auch bei synthetischen Fetten zutrifft, denn wir konnten auch nach einem Jahr bei einer aus diesen Fetten bereiteten Jodkalisalbe keine Jodausscheidung nachweisen. Es ist nun möglich, daß das Jodkali in den schönen weiß gebliebenen Salben als anorganischer fettunlöslicher Elektrolyt überhaupt nicht oder unterschwellig resorbiert wird, wohl aber das organisch gebundene, an die ungesättigten Doppelbindungen addierte Jod, das fettlöslich durch das Körperfett weniger am Eindringen behindert wird. Dies würde die wechselnden Ergebnisse erklären. Der eine Autor hat gesättigte bzw. nahezu gesättigte oder nichtranzige Fette, die kein Jod addierten, verwendet, der andere dagegen nicht. Zur Stützung dieser Ansicht wurden 3 Jodkalisalben mit Schweinefett mit Jodzahlen zwischen 50 und 60, und 3 weitere mit

---

[1] Dtsch. Apoth.-Ztg **1938**, 67, 1018.

[2] HAGER: Handbuch der pharmazeutischen Praxis **2**, 19 (1930).

[3] TSCHIRCH u. BARBEN: Schweiz. Apoth.-Ztg **1924**, 62, 281.

synthetischen Fetten mit Jodzahlen unter eins 6 Monate lang aufbewahrt und dann auf Jodkali und organisch gebundenes Jod untersucht. Die Schweineschmalzsalben wiesen 26—52% *Jod in organischer Bindung* auf. Der Rest war als Jodkali wiederzufinden, die Salben, deren Grundlage synthetisches Fett war, hatten 100% des Jodkali als solches bewahrt. Versuche, nach Einreibung der letzteren Salben in Mengen von 1—5 g Jod im Harn nachzuweisen, schlugen regelmäßig fehl.

Auf der gesunden Haut ist nicht das Jodkali wirksam, sondern es sind die Jodadditionsprodukte der Fettsäuren, die in ähnlicher Form, auf anderem Wege bereitet, ja auch im Jodipin vorliegen. Die Lage ist ähnlich der bei den Quecksilbersalben. Dort ist eine gewisse Ranzidität notwendig, um überhaupt eine Salbe herstellen zu können. Hier sind ranzige, ungesättigte Fette nötig, um Jodwirkung zu erzielen. Nur die Anwesenheit von Doppelbindungen ist imstande, aus den nichtresorbierbaren Elektrolyten resorbierfähige Additionsprodukte zu erzeugen; also ist für die Jodsalbe wie bisher das Schweinefett oder ein anderes nicht voll hydriertes Fett als Salbengrundlage nötig. Eine gewisse Gelbfärbung stört sicher weniger als Wirkungslosigkeit. Bei geschädigter Haut wird auch das unveränderte Jodkali der unzersetzten Salbe resorbiert. Ranzige Salben sind nicht jedermanns Freude, wir werden also nur unzersetzliche Jodkalisalben für die geschädigte Haut herstellen und bei gesunder Haut öllösliche organische Jodverbindungen vorziehen.

Unter den **organischen Jodverbindungen,** die in der Salbentherapie eine Rolle spielen, ist das *Jothion ,,Bayer''* (Dijodhydroxypropan) als Typ zu werten. Es repräsentiert eine Reihe von Körpern, die, leicht öllöslich, gut resorbiert werden, und zwar sowohl von der gesunden als auch von der epithelberaubten Haut[1]. Die intakte Haut ist, wie dies ja auch bei anderen Medikamenten zutrifft, nicht überall gleich durchgängig für Jothion. Bei Glatzen, Narbengewebe und Ichthyosis ist die Resorption verzögert[2]. Ob man das Jothion für sich allein verwendet oder in Form einer Fettsalbe, ist gleichgültig. Die Zufügung von Fett verursacht jedenfalls keine wesentliche Verlangsamung der Resorption. Als Diffusionsmembran kommt nicht nur die Epidermis in Frage, sondern auch die Talgdrüsen, die nach OPPENHEIM die Fähigkeit zu haben scheinen, fettlösliche Substanzen aufzunehmen.

Die Jothionsalben kommen sowohl lokal als desinfizierende Salben, als auch vor allem bei internen Indikationen, wie bei Asthma, Bronchitis, Gelenkentzündungen, Exsudaten und luischen Erkrankungen in Frage. Die 10—25proz. Salbe (am Scrotum 1—2proz.) darf nicht durch feste Verbände fixiert sein, da sie sonst die Haut maceriert. Das Jothion wird außerordentlich schnell resorbiert und kann schon $^1/_2$ Stunde nach Bestreichen der Haut im Speichel und Harn nachgewiesen werden. Über die Wahl der Salbengrundlage finden sich in der Literatur keine Anhaltspunkte. Im Sinne der Resorption sind hier ohne Zweifel alle Fette und Kohlenwasserstoffe geeignet, da aus ihnen die öllöslichen Körper mit genügender Geschwindigkeit einwandern. Doch empfiehlt es sich,.

---

[1] RAVASINI u. HIRSCH: Arch. f. Darmat. **1905**, 74.
[2] OPPENHEIM: Arch. f. Dermat. **1908**, 93.

bei Vaselin und Paraffinsalbe als Grundlage, um eine Verschmierung der Hautporen zu verhindern, die betreffenden Hautpartien jeweils nach einigen Tagen mit Seifenwasser abzuwaschen. Die Verwendung von Emulsionen dürfte sich weniger empfehlen.

Wichtig sind ferner die zur lokalen Wirkung bestimmten *Jodoform-salben*: sie werden 10 proz. bei uns mit Vaselin, in Amerika mit Benzoeschmalz bereitet. Da das Jodoform in den Fetten löslich ist, gilt hier dasselbe über die Salbengrundlage wie beim Jothion. Bei epithelberaubter Haut ist die Gefahr der übermäßigen Resorption und damit der Vergiftung gegeben. Eine 2 proz. Jodoformsalbe mit Vaselin wird von FRANKEN[1] kaffeelöffelweise per os in Marmelade bei Darmtuberkulose gegeben.

Vioformsalbe ist 4—6 proz. und dient äußerlich zur Desinfektion; ebenso die *Aristolsalbe*, die durch Lösen des Aristols, des Dijoddithymols, in Öl und der darauf folgenden Einarbeitung der Lösung in die Salben bereitet werden müssen. Trockenes Verreiben gewährleistet keine desinfizierende Wirkung. *Airolsalben* sind 5—25 proz. und müssen einwandfrei sein. Sie sollen nicht mit Metallen in Kontakt kommen.

Jodex (Klopfer): seine Zusammensetzung wurde schon erwähnt, über Erfolge berichtet HÜBNER[2].

Jodosellan ist eine der Jothionsalbe ähnliche Verarbeitung.

5% *Jodsilber* in Lebertransalbe als Grundlage wird zur Wundbehandlung empfohlen[3].

Jodalzet (Reiss), eine Jod-Cer-Verbindung, ist ein Bestandteil desinfizierender Salben.

Außer der Reihe stehen nach einer Arbeit von KOSCHADE[4] Jodeiweißverbindungen in einer stabilen, nach einem besonderen Verfahren hergestellten Salbe, es soll darin die Oberflächenaktivität der Wirkstoffe vergrößert sein, so daß die Salben das Eindringen der Medikamente durch die Haut in das Blut in jedem Fall gewährleisten. Der Autor hat Vergleichsversuche zwischen Salbenapplikation und intramuskulärer Jodtherapie äquivalenter Dosen angestellt. Danach wurde das Jod bei der ersteren Darreichungsform schon vom ersten Tag an im Harn nachgewiesen. Die Salbendarreichung wirkte erst nach 7 Tagen, erreichte nach 13 Tagen das Optimum und wurde am 14. Tage abgebrochen.

Der Autor erklärt sich den Befund mit einem überaus langsamen Eindringen des Arzneimittels durch die Haut und nimmt ein langes Verweilen der percutan verabreichten Stoffe, hier also des Jods, in der Blutbahn an.

Zusammenfassend ist festzustellen, daß Jod in elementarer Form aus den verschiedenen Salbengrundlagen infolge seiner Fettlöslichkeit und hohen Dampfspannung resorbiert wird. Fette und Kohlenwasser-

---

[1] FRANKEN: Rev. méd. Suisse rom. **1930**, 10.
[2] HÜBNER: Dtsch. med. Wschr. **1930**, 13.
[3] JUNGHANNS: Dtsch. med. Wschr. **1937**, 25, 963.
[4] KOSCHADE: Münch. med. Wschr. **1924**, 34, 1311.

stoffe halten das Jod aber verschieden fest zurück; erstere gehen, falls sie ungesättigt sind, organische Verbindungen ein. Die Jodkalisalbe wirkt, wenn sie nur Jodkali enthält, bei intakter Haut nicht, wohl aber bei geschädigter. Bei unverletzter Haut sind jodierte Fette am Platze. Man muß in diesem Fall also Schweineschmalz oder ein anderes ungesättigtes und ranzig werdendes, nicht ein gesättigtes Fett verwenden, da diese ebensowenig wie Paraffinkohlenwasserstoffe Jod addieren. Jothion und die anderen öllöslichen organischen Jodverbindungen werden aus den diversen, zur Verfügung stehenden Salbengrundlagen von Fett- oder Kohlenwasserstoffcharakter ohne weiteres resorbiert, doch empfehlen sich hier Fette, da die Paraffinkohlenwasserstoffe die Poren der Haut verkleben. Dasselbe gilt für lokal desinfizierende Salben mit Jodoform u. dgl.

Die Verträglichkeit des Jods und seiner Verbindungen ist nicht immer gut; es empfiehlt sich daher eine Vortestung, um Überempfindliche auszuschalten. Bei Hyperthyrevidismus sind alle Jodsalben kontraindiziert. Jodacne und Jododerma tuberosum können auch ohne besondere allergische Bereitschaft bei dauernder Darreichung von Jodsalzen auftreten.

Die percutane Joddarreichung ist wahrscheinlich nicht weniger wirksam als die orale (STURM und SCHULTZE[1]). Ob das Jod nun nach HEFFTER[2] durch das bei der Autoxydation der Fette entstehende H_2O_2 in molekularer Form in Freiheit gesetzt wird, sich an Eiweiß anlagert und so zur Resorption kommt, oder ob es in fettlöslicher, organischer oder anorganischer Form einwandert, interessiert uns weniger als eben die Tatsache, daß Jod aus Jodsalben überhaupt zur Wirkung kommt. Die Haut ist ein Joddepot (STURM und BUCHHOLZ[3]), das je nach dem Bedürfnis des Körpers das aufgenommene Jod mehr oder minder schnell abgibt. Je langsamer die Einwanderung, um so wirksamer die Medikation. Die Jodausscheidung im Harn ist nur sehr bedingt als Maßstab für die Resorption zu werten, denn sie ist von der Umlaufgeschwindigkeit des Jods weitgehend abhängig. Diese wiederum ist bei Basedow groß, bei Tuberkulose z. B. klein (STURM und SCHULTZE[1]).

Erwähnt sei noch, daß man, um elementares Jod zur intensiven Wirkung zu bringen, auch Lösungsvermittler, z. B. Diäthylenoxyd, gebrauchen kann. Man löst Jod darin und arbeitet die Lösung in Vaselin ein. LAWALL und TICE[4] haben mit einer solchen Salbe, die als Antisepticum dient, Wunden behandelt.

Sonstige Halogensalben.

Chlor und *Brom* sind Bestandteile zahlreicher Medikamente, die ihrerseits wieder als Wirkstoffe vieler Salben zur Anwendung kommen. Meist handelt es sich um salzsaure Salze, evtl. auch um Bromverbindungen. Man will hier aber nicht die Wirkung des Halogens oder

---

[1] STURM u. SCHULTZE: Z. exper. Med. **90**, 173 (1933).
[2] HEFFTER: Arch. f. Dermat. **72** (1904).
[3] STURM u. BUCHHOLZ: Dtsch. Arch. klin. Med. **161**, 227.
[4] LAWALL u. TICE: J. amer. pharmaceut. Assoc. **1931**, 20, 8.

der Säuren, sondern man verwendet derartige Präparate nur infolge
ihrer Löslichkeit. Ausnahmen sind die Chlorkalksalben im Luftschutz
und manche Bromverbindungen, durch deren Applikation in Salben
man sedative Bromwirkung zu erzielen hofft.

Fluor findet sich in 2 Salben bzw. Salbengruppen: Im Fluor-Epi-
dermin (Valentiner und Schwarz), das früher Epidermin hieß, und
in den Fissanen. Nach MEITNER[1] enthält das erstere Präparat Fluor-
pseudocymol und Difluordiphenyl in Vaselin-Lanolin. Es handelt sich
um ein Präparat, das öllösliche Produkte enthält und sowohl nach
obigem Autor als auch nach KRAUSS und BASS[2] bei Ulcera und Wunden
empfehlenswert ist.

Über das Fissankolloid wurde bereits ausführlich berichtet. Es
handelt sich um einen oberflächenaktiven Körper, der selbst unlöslich
die Wirksamkeit zugesetzter Medikamente steigern und physikalisch,
aber nicht chemisch in das Geschehen eingreifen soll.

Ätherische Öle, Balsame, Campherarten.

Ätherische Öle sind lipoidlöslich und durchdringen die intakte
Haut, eine Tatsache, die schon von OVERTON[3] festgestellt wurde. Nach
FILEHNE[4] nehmen sie ihren Weg wahrscheinlich über die Talgdrüsen,
die sie reizen und empfindlich machen.

Man bedient sich der ätherischen Öle in Salben, um ihre desinfizierenden oder lokal reizenden Eigenschaften auszunutzen, aber auch
um interne Fernwirkung zu erzielen. Die lokale Reizung und die damit verbundene bessere Durchblutung der Hautcapillaren bewirken besonders Terpentin und Senföl, vorwiegend intern beeinflussen die meisten
anderen Öle, wie Methylsalicylat (Wintergrünöl), Eucalyptusöl[5].

Balsame, also Lösungen oder Gemenge von Harzen in bzw. mit
ätherischen Ölen, haben durch die Ölkomponente ähnliche Wirkung.
Ihr wichtigster Vertreter ist der Perubalsam.

Man kann die erfolgte Resorption der ätherischen Öle auf verschiedene Weise zeigen. PFAFFRATH[6] hat sie nach Salbeneinreibung in
der Atmungsluft durch ihren Geruch nachgewiesen.

MACHT[7] hat zahlreiche ätherische Öle aus Fetten und Paraffinkohlenwasserstoffen durch die Tierhaut (weiße Maus) diffundieren lassen
und hat, da sie alle in hohen Dosen giftig sind, ihre Wanderungs-
geschwindigkeit an dem Eintritt toxischer Erscheinungen gemessen. Der
Tod trat bei Zimt-, Fenchel-, Birken-, Orangen-, Pfefferminz-, Thymian-
und Sassafrasöl in durchschnittlich 2 Stunden ein. Am ungiftigsten
erwies sich Wintergrünöl, dessen Hauptbestandteil Methylsalicylat ist,
ein Ester, der sich zersetzt und im Körper Salicylwirkung entfaltet.

---

[1] MEITNER: Reichsmed.anz. **1903**, 14.
[2] KRAUSS u. BASS: Allg. Wien. med. Ztg **1900**.
[3] OVERTON: Pflügers Arch. **42**, 115.   [4] FILEHNE: Berl. klin. Wschr. **1898**, 3.
[5] Literatur bei BÜRGI: Schweiz. med. Wschr. **1937**, 20.
[6] PFAFFRATH: Arch. f. exper. Path. **174**, 143 (1933).
[7] MACHT: J. amer. med. Assoc. **110**, 6, 408 (1938).

Bei unseren eigenen Versuchen bedienten wir uns zuerst des Modellversuches, um auch das Verhalten eines wäßrigen Mediums gegenüber den ätherischen Ölen — in unserem Falle das leicht nachweisbare Methylsalicylat — kennenzulernen.

Wir stellten mit folgenden 5 Salbengrundlagen, nämlich

1. Vaselin,
2. synthetischem Fett von Schweineschmalzcharakter,
3. Vaselin-Wollfett $\overline{aa}$,
4. einer Öl-in-Wasser-Emulsion,
5. einer Wasser-in-Öl-Emulsion,

Methylsalicylatsalben her.

Jedes Gramm dieser Grundlagen enthielt einen Tropfen ätherisches Öl. Von den Salben wurde je 1 g mit möglichst gleicher Oberfläche an einem Glasstab in 1proz. Eisenchloridlösung eingetaucht. Die Öl-in-Wasser-Emulsion verteilte sich schon in den ersten Minuten. Es entstand eine starke Violettfärbung. Die anderen 4 Versuchspräparate zeigten in dieser Zeit keinerlei Farbreaktion und wurden deshalb eine Stunde im Brutschrank bebrütet. Nun zeigte die Öl-in-Wasser-Emulsion noch immer die weitaus intensivste Färbung. Die Wasser-in-Öl-Emulsion färbte wesentlich weniger, ebenso die Vaseline. Eine noch schwächere Violettfärbung ergab das Vaselin-Adeps-Lanae-Gemisch. Keine merkbare Abgabe zeigte der synthetische Fettsäureglycerinester.

Es traten also in dem Modellversuch dem Wasser gegenüber große Unterschiede in der Medikamentenabgabefreudigkeit aus den einzelnen Salbengrundlagen auf. Das sonst diffusionsfreudige Fett löste das Öl zwar am besten, hielt es aber fest, und zwar fester als Vaselin. Die Emulsionen zeigten deutlich die Wichtigkeit der Wahl der richtigen äußeren Phase und des Verteilungsgrades.

Bei den Versuchen an der Haut sollte an Stelle des Resorptionsnachweises der Öle im Organismus ihre lokale Wirkung als Test herangezogen werden. Als geeignet erwies sich hierzu das Allylsenföl. 2 Tropfen dieses Öles wurden mit je 10 g Salbengrundlage verarbeitet, und zwar mit:

1. Vaselinum synth., Schmelzpunkt 62°,
2. Vaselinum album DAB 6, Schmelzpunkt etwa 40°,
3. Vaselinum DAB 6, Adeps Lanae $\overline{aa}$,
4. einer Öl-in-Wasser-Emulsion,
5. einer Wasser-in-Öl-Emulsion,
6. einem synthetischen Fett (Glycerinfettsäureester vom Schmelzpunkt 36°),
7. einem synthetischen Fett (Glycerinfettsäureester vom Schmelzpunkt 42°).

Je 0,5 g dieser 7 Salben wurden auf Mull-Läppchen gestrichen und 30 Minuten auf der Unterarmhaut liegen gelassen. In allen Fällen trat nach dieser Zeit unter starkem Brennen gleich intensive Rötung auf. Es bestand lediglich der Unterschied, daß bei brünetten Versuchspersonen die Rötung schneller verschwand und nicht so intensiv war als bei blonden.

Das Senföl wirkte also aus allen Medien praktisch gleich intensiv. Dieselbe Beobachtung machte auch BLISS[1] bei anderen Versuchen. Anscheinend haben alle ätherischen Öle diese Eigenschaft, soweit Fette

---

[1] BLISS: J. amer. pharmaceut. Assoc. 25, 694 (1935).

oder Paraffinkohlenwasserstoffe als Trägersubstanzen in Frage kommen. Aus wäßrigen Methylsalicylatsuspensionen hingegen wird, wie BROWN und SCOTT[1] nachwiesen, mehr Salicylat resorbiert als aus einer alkoholischen Lösung und daraus wieder mehr als aus dem reinen Ester. Wasser gibt eben den darin nichtlöslichen Ester leicht an die Haut ab. Seine Anwesenheit fördert die Zersetzung des Esters, so daß nicht nur das ätherische Öl, sondern auch die Säure zur Resorption zur Verfügung steht.

Wenn wir nun die Modellversuchsergebnisse, die Erfahrungen von BLISS und unsere Resultate graphisch gegenüberstellen, erhalten wir folgende Tabellen.

Tabelle 4.

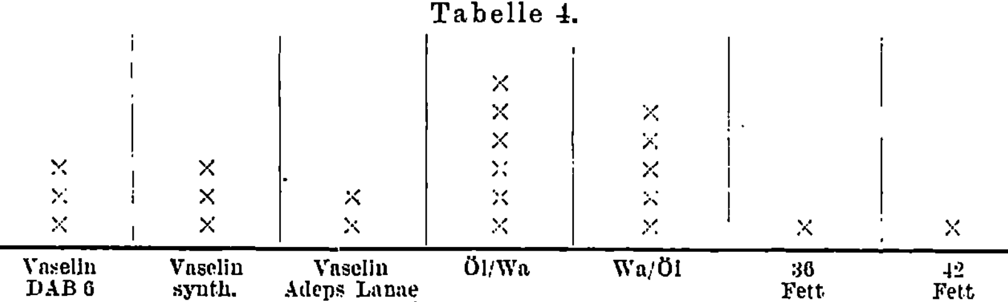

Vaselin DAB 6	Vaselin synth.	Vaselin Adeps Lanae	Öl/Wa	Wa/Öl	36 Fett	42 Fett

Modellversuch.

Eisenchloridhaltiges Wasser wird von methylsalicylathaltigen Salben verschieden intensiv gefärbt. Je höher die Kolonne der Kreuze, um so intensiver die Färbung.

Tabelle 5.

Vaselin DAB 6	Vaselin synth.	Vaselin Adeps Lanae	Öl/Wa	Wa/Öl	36 Fett	42 Fett

Versuche an der Haut.

Die ätherischen Öle beeinflussen die Haut aus verschiedenen Grundlagen heraus praktisch gleich stark. Alle Kolonnen sind gleich hoch.

Im Wasser ist die Abgabe aus den einzelnen Salbengrundlagen je nach der Löslichkeit des ätherischen Öles im Medium außerordentlich verschieden. Auf der Haut verschwinden die ohne Zweifel vorhandenen Unterschiede. Im Modellversuch geben die Fette als gute Lösungsmittel weniger Öl an Wasser ab als Vaselin, weniger als Emulsionen. Beim klinischen Versuch sind die Unterschiede ausgeglichen, die wäßrigen Teile der Haut haben keinen genügend stark hemmenden Einfluß auf die Resorption.

Wenn wir nun die einzelnen Indikationen besprechen, bei denen ätherische Öle appliziert werden, so soll zuerst die lokale Wirkung auf die gesunde Haut erwähnt werden. Hier sind das Senföl sowie manche Terpene zu nennen, deren lokal hautreizende Wirkung z. B. bei der

---

[1] BROWN u. SCOTT: J. of Pharmacol. **50**, 32 (1934).

Rheumabehandlung verwendet wird. Das Menthol kühlt und wird deshalb manchen Kühlsalben zugefügt.

Einige ätherische Öle, wie Nelken-, Anis-, Citronen-, Lorbeer- und Eucalyptusöl, werden gegebenenfalls unter Zusatz von Lebertran lokal neben Chinosol, Naphthalin u. a. in Salbenform als Schnakenschutzmittel empfohlen. Leider wirken sie sehr kurz, denn sie verdunsten nach außen und diffundieren infolge ihrer Lipoidlöslichkeit durch die Haut hindurch in das Innere des Körpers. Es müßte daher nach einer die Schnaken abschreckenden, aber nicht resorbierbaren Substanz gesucht werden, denn die Öle sind nicht indifferent, sie können Nierenreizungen verursachen, ein Umstand, der bei der guten Resorption durch die Haut berücksichtigt werden muß. Oder man bedient sich eines Schnakenschutzmittels mit anderen Wirkstoffen, etwa einer 1 proz. Chininsalbe mit Lebertran und Lanolin, wie sie z. B. in der Pharmaz. Z.halle Dtschld 1928, Nr. 69, angeführt wird. Wirksamer als Lanolinsalben werden hier auch Pflanzenschleime sein. Vielleicht gibt auch das DRP. 512665 einen Hinweis, wie die Nachteile der fettlöslichen Mückenschutzmittel zu umgehen sind. Nach ihm wird ein poröser Stein mit ätherischen Ölen getränkt, und diese werden durch Eintauchen in Paraffin fixiert. Außerdem gibt es ein Verfahren, ätherische Öle in Form einer Doppelverbindung mit bestimmten anorganischen Salzen auf der Haut zu fixieren, wobei durch die langsam erfolgende Abspaltung der ätherischen Öle ein sich über einen längeren Zeitraum erstreckender Schutz gegen fliegende Insekten erzielen läßt. Dieses der I.G. Farbenindustrie patentrechtlich geschützte Verfahren wird im Mückenschutzmittel „Presinol“ ausgewertet.

Die Parfümierung von Salben verursacht in manchen Fällen Reizung der gesunden Haut, noch mehr aber erkrankter Stellen (Ungt. Diachylon und leniens). Kosmetische Artikel werden trotzdem wohl immer parfümiert werden, da sie sonst unverkäuflich liegen bleiben würden. Dermatologische Salben bleiben aber besser ohne solche Zusätze. Sie müssen nicht duften, sollen aber heilen und reizlos sein, und diese letzte Eigenschaft kann durch ätherische Öle gefährdet werden, zumal einzelne Öle oder Ölbestandteile, wie Thymol, geradezu als Antigen wirken können (HANSEN[1]).

Hier sei daher darauf hingewiesen, daß fast alle ätherischen Öle in Salben bei längerem Gebrauch eine Allergie hervorrufen können. So sahen wir nach Gebrauch einer aus zahlreichen Ölen zusammengesetzten Patentsalbe eine schwere Gesichtsdermatitis entstehen, die, wie durch Hautteste geklärt wurde, auf die Oleum-Lauri-Komponente zurückzuführen war. Nach Abheilung der allergischen Dermatitis bekam der Patient einige Wochen später ein Rezidiv in Form eines Lippenekzems, das dadurch entstand, daß der Patient sich ein Lorbeerblatt aus einer Sauce durch den Mund gezogen hatte.

Vielen Salben sind ätherische Öle zugefügt, um die Resorption anderer Heilmittel zu fördern. Exakte Unterlagen für diese Wirkung

---

[1] HANSEN: Dtsch. med. Wschr. 1939, 7.

als Gleitschiene hat MACHT in der schon mehrfach zitierten Arbeit geliefert.

Nun kurz die wichtigsten ätherischen Öle, die in Salben vorkommen:

Ol. Anisi, 1—10 proz., dient in Salben als Läusemittel. Da Resorption unerwünscht ist und wir nur die Oberfläche und die Haare behandeln wollen, wird eine abwaschbare Öl-in-Wasser-Emulsion als Salbengrundlage zweckmäßig sein.

Ol. Arnicae wird in Form der ölhaltigen Tinktur 3—5 proz. in Salben eingearbeitet. Volksheilmittel.

Ol. Caryophyllorum, Nelkenöl, dient zur Abschreckung der Mücken. Resorption wird nicht angestrebt. Es empfiehlt sich die 5—10 proz. Verarbeitung, z. B. in einer Mischung von 3 Teilen Wollfett und 7 Teilen Glycerinsalbe.

Ol. Chamomillae ist vorwiegend in Form der Kamillosan- und ähnlichen Salben zur Schmerzbeseitigung als entzündungshemmendes Mittel, mildes Desinfiziens und Desodorans in Verwendung.

Ol. Eucalypti wird zur Abschreckung der Mücken und als Expectorans in Salben, für die bei ersterer Indikation die Ausführungen bei Ol. Caryophyllorum gelten, empfohlen.

Ol. Gaulteriae, Wintergrünöl, enthält vorwiegend Methylsalicylat. Es dient zur Rheumatherapie, in der ja auch zahlreiche andere organische Salicylverbindungen, die sich in Salben wie ätherische Öle verhalten, verwendet werden.

Ol. Juniperi ist neben Kräuterextrakten in dem Ungt. Juniperi enthalten.

Ol. Lauri steht zwischen fetten und ätherischen Ölen und ist ein häufiger Bestandteil von Schnakenschutzsalben. Als Heilmittel steht es vorwiegend in der Veterinärmedizin in Verwendung.

Ol. Menthae bzw. Menthol wirkt selektiv erregend auf die Kältenerven, „kühlend" und leicht schmerzstillend. Es ist bei akuten Ekzemen zu vermeiden.

Campher ist mit Ungt. molle, Vaselin oder Wollfett und Paraffinsalbe in 10 proz. Verarbeitungen als juckstillendes, leicht antiseptisches Mittel, z. B. bei Frostbeulen, in Verwendung. Versuche, derartige Salben als Kreislauftonica zu verwenden, sind bisweilen erfolgreich.

Ol. Terebinthinae wird aus Salben leicht resorbiert (verursacht oft Überempfindlichkeit). Es dient als desinfizierendes, hautreizendes Mittel und z. B. bei Ulcus cruris 4,5 proz. in Vaselin zur Granulationsanregung. Bei dieser Indikation ist es auch neben Hexamethylentetramin Bestandteil der Terpestrolsalbe (Deiglmayer).

Die Wirkung des **Perubalsam** setzt sich aus der der ätherischen Öle und der der Harze zusammen. Er ist lokal desinfizierend, besitzt aber auch Fernwirkung, die nach erfolgter Resorption als Nierenreizungen in Erscheinung treten kann. Die vorwiegend antiseptische Eigenschaft, zu der auch eine keratoplastische Komponente hinzukommt, hat ihm in der Dermatologie und Chirurgie einen wichtigen Platz eingeräumt. Trotz der auftretenden Allergien und trotz des Siegeszuges der Lebertransalben in der Wundversorgung ist er nicht zu verdrängen.

Er oder seine Nachahmungen sind ein wesentlicher Bestandteil zahlreicher industriell hergestellter Salben. KRÄUTER[1] hat ihn als den Vitaminsalben in der Wirkung gleichwertig bezeichnet. Seine Nachteile bestehen darin, daß 10% der Hautkranken und 2% der Gesunden sowie nach SCHÖNE[2] die Röntgengeschädigten ihn nicht vertragen. Sie reagieren nach ENGELHARDT[3] auf seine sämtlichen Inhaltsstoffe, Benzoate sowie auch auf Benzoetinktur, so daß auch das Adeps benz. in diesen Fällen Störungen verursachen dürfte. Ferner bildet er mit manchen Substanzen wie mit Borsäure unerwünschte Verbindungen.

Styrax wird in Salben gegen Läuse und bei Krätze etwa 10proz. mit oder ohne Schwefelzusatz in einer Mischung von Sapo viridis und Adeps suill. verwendet.

Terebinthina laricina und Vaselin $\overline{aa}$ sollen als Wundsalbe nach SCHULZ[4] sowie nach MOMBURG alle anderen Salben, auch die Lebertransalbe, übertreffen. Man erhält sie durch Zusammenschmelzen von gleichen Teilen Harz und Fett oder Vaselin (SCHMALZ[5]). Ein Industriepräparat aus Lärchenharz und Lebertran ist Provulnolan (Lichtenheld), über das RAU und HEINEMANN[6] berichteten.

Eine Sonderstellung nimmt das *Bergamottöl* ein, das die UV.-Lichtempfindlichkeit der Haut beeinflußt, eine Beobachtung, die so alt ist wie das Kölnische Wasser, dessen Hauptbestandteil Bergamottöl ist. URBACH und KRAL[7] haben die Desensibilisierung durch das Öl experimentell belegt. Sie stellten fest, daß sie insbesondere bei parenteraler oder auch oraler Vitamin-C-Darreichung intensiv ist. Doch wird anderseits das Öl zur Bräunung bei Vitiligo herangezogen.

Nun zur Wirkung der Salben mit ätherischen Ölen bei geschädigter Haut und bei Wunden. Hier kommt die aus verschiedenen Arbeiten bekannte stark desinfizierende Wirkung zur Geltung. Dies und die Stimulierung der natürlichen Heilungsvorgänge durch ätherische Öle und Harze erklärt die Wirkung zahlreicher Wundsalben. Dazu kommt noch, daß manche Öle, wie dies GONZENBACH[8] an der Ilon-Absceß-Salbe nachgewiesen hat, eine deutliche phagocytosesteigernde Wirkung ausüben sollen.

Der schmerz- und juckstillenden Eigenschaften mancher ätherischer Öle, wie des Nadelholzöls, des Rosmarinöls und Thymols, bedient man sich bei Erfrierungen.

Der Internist verwendet Salben mit salicylsäureabspaltenden natürlichen oder synthetischen ätherischen Ölen, z. B. mit Methylsalicylat zur Erzielung der Salicylwirkung, andere wie die Terpene als „ableitende" Rubefacientia. Hierzu steht ihm eine Unzahl von Fabrik- und Apothekenpräparaten zur Verfügung. Die expectorierende Wirkung

---

[1] KRÄUTER: Münch. med. Wschr. 1937, 27.

[2] SCHÖNE: Med. Klin. 1939, 15, 510.

[3] ENGELHARDT: Münch. med. Wschr. 1935, 7.

[4] SCHULZ: Chirurg 1939, 1, 263.   [5] SCHMALZ: Landarzt 1939, 12.

[6] RAU u. HEINEMANN: Med. Welt 1937, 5.

[7] URBACH u. KRAL: Wiener klin. Wschr. 1937, 27.

[8] GONZENBACH: Med. Klin. 1931 I, 58.

des Eucalyptusöls und die spasmolytischen Eigenschaften mancher anderer Öle, der Benzylverbindungen und des Camphers, werden zur äußeren Behandlung von Bronchial- und Gefäßleiden herangezogen.

Bei der Herstellung von Salben, die ätherische Öle oder Balsame enthalten, können wir — wie die Versuche zeigten — jede Fett- oder Kohlenwasserstoffgrundlage nehmen. Wir werden eine haltbare verträgliche, den Wärme- und Gasaustausch nicht behindernde Salbe herstellen und Fette nehmen bzw. Emulsionen vom Wasser-in-Öl-Typ.

Wir müssen bei der Herstellung der letzteren aber durch eine Vorprobe uns überzeugen, daß die Emulsion nicht durch den Ölzusatz zerstört wird.

Nun zu den Industriepräparaten. Wir führen hier einige Mittel an und zeigen, daß manche zahlreiche Stoffe enthalten. Wir wollen ferner erwähnen, daß die kasuistische Literatur über diese Produkte Bände füllen könnte, und trachten, im übrigen die bisherige Einteilungsweise zu bewahren.

Ätherische Öle als Gleitschiene enthält die **Diffundolsalbe**, ferner Schwefelverbindungen in Natronseifensalbe, die auch hier besonders gute Resorption gewährleisten soll.

Auf der kranken Haut wirken unter vielen anderen alle Perubalsam enthaltenden Mittel, z. B.

Epithensalbe (Temmler). Sie enthält Scharlachrot und Perubalsam in „besonderer Grundlage".

Histopinbalsam der Nitritfabrik, Berlin, enthält Histopinextrakt aus Staphylokokkenstämmen, Perubalsam, ZnO, Bismut. subnitricum.

Ilon-Absceßsalbe (Ilon, Freiburg) besteht aus Sesamöl, Talg, gelbem Wachs, Kolophonium, sulfoniertem Terpentin, ätherischen Ölen, Phenol und Polymerisationsprodukten.

Kamillosansalbe (Bad-Homburg) enthält die ätherischen Öle der Kamille in einer nicht näher bezeichneten Salbengrundlage und ist sowohl als Medikament als auch selbst wieder als Salbengrundlage verwendbar. Kamillocreme ist eine dieselben Öle enthaltende Stearatcreme.

Kamichtal Byka besteht aus Ungt. molle, Glycerin, Kamillen- und Terpentinöl; das erstere soll die Entzündung hemmen, das letztere sie fördern, ferner aus Karwendol, Natriumsalzen und Ameisensäure.

Remedia externa (Obermeyer), wie Mamillon, Parvulan, Ungt. Herbale, enthalten in öligen und wäßrigen Auszügen Pflanzenextrakte teilweise mit ätherischen Ölen.

Terpestrolsalbe (Deiglmayr) besteht aus Terpentinöl, Hexamethylentetramin und einer „Salbengrundlage" und dient als Granulations- und Epithelisierungsmittel.

Varikosansalbe (Kermes) enthält laut Angabe Albuminolipoide, Fette, Bitumen- und Teeröle, Kolloidschwefel, Hamamelisextrakt, ZnO, Anästhesin, Bismut. subnitric., Campher, Perubalsam, Lanolin, Vaselin flav., Vaselinöl.

Lyssiasalbe enthält nach KUHN[1]

ZnO — Amyl. $\overline{aa}$	150,0
Vaselin flav.	350,0
Naphthalan	160,0
Balsam peruv.	60,0
Chinolin. sulf.	5,0
Ichthyol	10,0
Extr. Hamamelidis	30,0
Ol. Cacao	30,0
Bismut oxyjodogallic.	10,0
Adeps Lanae ad	1000,0

An der Menge der Bestandteile gemessen, wird sie von der **Sprätinsalbe,** die 17 Komponenten enthält, noch übertroffen.

Zu nennen sind dann noch **Combustin, Philonin.**

Internen Indikationen dienen die zahlreichen Methylsalicylatsalben, wie **Rheusolex, Rheumasan.** Der Geruch verrät häufig ihren Wirkstoff schon von weitem.

Als Husten- und Kreislaufmittel sind zu nennen:

Präparat:	*Inhaltsstoffe:*
Antitussin-Salbe (Täschner)	Eucalyptus- und Rosmarinöl, sowie Thymol
Eukolesin (Bavaria Würzburg)	Eucalyptus- und Terpentinöl, Kreosot, Menthol
Hustensalbe Tancré	Eucalyptus- und Terpentinöl, Benzyl-Benzoat, Menthol und Campher ·
Mafera Herzsalbe (Schwabe)	Campher und Menthol
Recorsansalbe (Bavaria Würzburg)	Menthol, Nicotin, Campher, Baldrian, Senföl

Lerminol (Schwabe), ein Rheumamittel, enthält Latschenkiefernöl, Salicylester, Rhus toxic. Arnica in Lanolin-Vaselin, also Mittel, die das Körperinnere durch die Haut hindurch beeinflussen.

Einige aus der Volksmedizin übernommene Salben seien noch erwähnt; sie enthalten entweder ätherische Öle oder Reizstoffe, die sich ähnlich verhalten.

Unguentum calendulae ist bei den Ärzten fast vergessen, wird aber von Laien und Heilkundigen, wie z. B. auch von KNEIPP und Pfarrer KÜNZLE, der in der Schweiz außerordentliches Ansehen beim Publikum besitzt, sehr empfohlen. Nach HAGER wird sie aus 1 Teil Calendula-Fluidextrakt und 9 Teilen Adeps Lanae hergestellt, KNEIPP empfiehlt die Herstellung aus den Blüten, Olivenöl und Wachs.

Majoransalbe wird nach dem Ergänzungsband des DAB 6 mit Vaselin hergestellt. HAGE[2] ersetzte dieses durch Adeps suillus und betont die Überlegenheit der Salbe auch in ihrer dermatologischen Wirkung.

Ungt. Rosmarini comp. wird nach dem DAB 6 mit Schweinefett, nach anderen Vorschriften auch mit Vaselin bereitet und enthält neben Rosmarinöl noch Lorbeeröl, Terpentin und andere ätherische Öle.

Auch unter den **Harzsalben** gibt es Industriepräparate, so die Mischung von Vaselin und Harz $\overline{aa}$, die MÜLLER-MERNACH[3] empfiehlt

---

[1] KUHN: Münch. med. Wschr. **1932.** 1, 27.

[2] HAGE: Dtsch. Apotheke **1934.** 4. 58.

[3] MÜLLER-MERNACH: Münch. med. Wschr. **1935,** 11. 405.

und Lichtenheld herstellt, die Cilauphensalbe (Bika), die Kolophonium, Terpentin, Phenol und ätherische Öle enthält und von Scharf-billig[1] eingeführt wurde.

Feste Hautreizstoffe.

Gewisse hautreizende Stoffe kristalliner Form verhalten sich ähnlich wie die ätherischen Öle, so daß sie geradezu als Untergruppe geführt werden können. Sie dringen durch die intakte Haut ein. Es war daher nur festzustellen, ob sie aus den verschiedenen hier interessierenden Medien heraus gleich schnell und intensiv zur Wirkung gelangen. Um dies zu klären, wurden Versuche mit Cantharidin-Merck-Salben angestellt, und zwar mit 1 proz. Verreibungen mit folgenden Grundlagen:

1. Synthetisches Vaselin . . . . Fp. etwa 60°
2. Vaselinum album DAB 6 . . . . . „ „ 40°
3. Vaselinum album DAB 6
   Adeps Lanae āā . . . . „ „ 40°
4. Synthetisches Fett . . . . „ „ 36°
5. Synthetisches Fett . . . . „ „ 42°

Die Salben wurden in Dosen von je 0,5 g auf vierfach gelegte Mullläppchen von 1 qcm Größe gestrichen und auf die Unterarme der Versuchspersonen mit Leukoplast fixiert. Nach 5 Stunden wurden die Salben entfernt. Alle Stellen zeigten Rötung. Die intensivste Rötung war durch die Salben Nr. 1, 2 und 5 verursacht. Etwas geringere Reaktion machte die Salbe Nr. 3, die weitaus geringste zeigte die Salbe Nr. 4. Nach weiteren 3 Stunden schossen an den Stellen, an denen die Salben Nr. 1, 2, 3 und 5 gelegen hatten, große Blasen auf. Bei Salbe Nr. 4 blieb die Reaktion schwach (s. Abb. 10).

Weitere Versuche sollten uns klarstellen, ob der Unterschied zwischen der Abgabe aus den

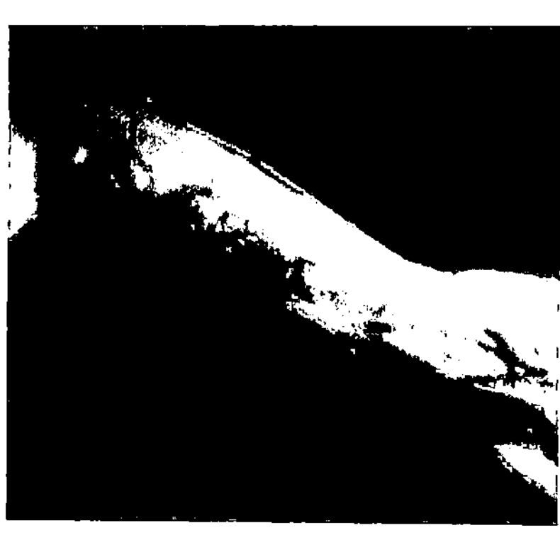

Abb. 10. Versuche mit 1 proz. Cantharidinsalben.

Salben Nr. 4 und 5, also aus zwei ganz gleichartig gebauten, nahe verwandten Glyceriden seine Ursache in dem Wesen der Fette habe oder ob ein äußerlicher Grund dafür haftbar zu machen sei. Der Versuch wurde deshalb wiederholt, doch wurden die beiden Fette an Stelle von Mulläppchen auf kleine Cellophanplatten aufgestrichen. Bei sonst gleichen Bedingungen wie in der oben geschilderten Versuchsreihe zeigte sich nun auch eine völlig gleiche Reaktion. Ein Beweis dafür, daß hier der zu niedere Schmelzpunkt der Salbe für das Versagen des Präparates verantwortlich war. Der Fp. von nur 36° ließ die Salbe Nr. 4 auf der Haut schmelzen, sie wurde durch

---

[1] Scharfbillig: Dtsch. med. Wschr. **1937**, 4. sowie Hippokrates **1935**, I.

die Dochtwirkung der Gaze abgesaugt und kam auf der Haut nicht
zur Wirkung.

Hier zeigte sich besonders deutlich, daß die Wahl eines Fettes mit
niederem Schmelzpunkt in der Verbandtechnik berücksichtigt werden
muß. Ein Fett, das unter Hauttemperatur schmilzt, verhält sich auf
ihr wie ein Öl und nicht wie eine Salbe.

Es muß noch erwähnt werden, daß im Selbstversuch, der zweimal mit
einem Zwischenraum von 4 Tagen wiederholt wurde, keinerlei Nieren-
störungen aufgetreten sind, obwohl die pro Arm bei gleichzeitiger
Anwendung aller 5 Salben applizierte Menge von 0,025 größer war
als die nach der Literatur bereits letale Dosis von 0,015. (Im Bedarfsfalle
wäre Alkalisierung als Gegenmittel anzuraten gewesen.) Infolge seiner
Nichtflüchtigkeit ist die Resorption langsamer als die Blasenbildung.
Es bleibt oberflächlich länger haften als z. B. Senföl, das auch viel
schmerzhafter wirkt. Der Versuch kann daher rechtzeitig abgestoppt
werden. Aus diesem Grunde waren von den beiden einzigen Fällen
der Literatur über die Vergiftung durch Cantharidinsalben nur
der eine von SWAINE im Jahre 1846 tödlich. Der Fall von WYSOKY[1]
war infolge der Hautschäden bedrohlich, aber nicht tödlich, obwohl
nach Berechnung des Autors etwa 11 g Canthariden in der aufgewendeten
Salbe verstrichen wurden. Akute Schäden sind nach diesen Erfahrungen
daher weniger zu befürchten als chronische.

Das Cantharidin spielt in der Dermatologie vorwiegend als haar-
wuchsförderndes (Hyperämie-) Mittel eine Rolle. Diese Wirkung auf
die Haut wird in manchen Fällen ausgenützt, um „die Haut zu erwärmen". So wird die Tinktur manchen Salben in der Höhe von 1—5%
zugegeben. Doch ist bei derartigen Versuchen, insbesondere bei wieder-
holter Applikation, Vorsicht am Platze, da Cantharidin auf der Augen-
schleimhaut ätzt und resorbiert wird. Auch zur Resorptionssteigerung
oder um sonst nichtresorbierbare Salze zur Aufnahme durch die Haut
zu bringen, etwa Alkaloidsalze, gibt man Cantharidentinktur zu Salben
oder Alkaloidlösungen hinzu.

Derartige Versuche sind meist fehl am Platze, da sie zu schweren
Schädigungen führen können, und zwar sowohl von seiten des Cantharidins als auch von seiten des zugesetzten Alkaloids, dessen Resorption
zwar verbessert wird, aber deshalb noch lange nicht gesteuert und
exakt dosiert werden kann. So hat z. B. MILCO[2] eine chronische Pilo-
carpinvergiftung nach Gebrauch eines Haarwassers beschrieben, das
0,5% Pilocarpin, Cantharidentinktur und Alkohol enthielt. Genau dieselben Schädigungen wären natürlich auch bei der Darreichung einer
Salbe zu erwarten.

Die blasenziehende Wirkung des Cantharidins wird zusammen mit
der des Crotonöls in der BAUNSCHEIDTschen Salbe, die als Grundlage
Lanolin-Vaselin enthält, verwendet, um Krankheitsstoffe auf die Haut
„abzuleiten". Eine ähnliche Therapie verfolgt SCHARFBILLIG[3] mit

---

[1] WYSOKY: Wien. klin. Wschr. **1932**, 31.
[2] MILCO: Klin. Wschr. **1930**, 4, 170.
[3] SCHARFBILLIG: Die Cantharidenblasenbehandlung. Hippokrates-Verlag.

seinen „künstlichen Brandblasen", deren Füllung dem Patienten i.m. injiziert werden kann. Er erzielt damit gute Ergebnisse bei den meisten inneren Krankheiten.

Die Cantharidinsalben der Arzneibücher werden meist durch Digerieren von gepulverten spanischen Fliegen mit Schweinefett 6proz. hergestellt. Die neueren Arzneibücher lassen Cantharidin in Chloroform lösen. Die Lösung wird dann in Benzoeschmalz oder Öl-Wachs-Mischungen eingetragen, so daß das Endprodukt 0,5 g Wirkstoff auf 1 kg Salbe enthält.

Neben Cantharidin werden auch Capsicin, Extrakte aus Rhus. toxicodendron und Veratrin in Salben als die Durchblutung fördernde Mittel verwendet (Alopecie).

Zusammenfassend ist über die ätherischen Öle und fettlöslichen Hautreizstoffe in Salben zu sagen, daß sie aus Fetten, Paraffinkohlenwasserstoffen und Emulsionen praktisch gleich schnell zur Wirkung kommen. Niedrig schmelzende Salbengrundlagen ziehen leicht in den Verband, so daß dessen Beschaffenheit diese Eigenschaft ausgleichen soll. Wird schnelle Diffusion angestrebt, so ist die Verwendung wasserfreier Salben empfehlenswert, da in Emulsionen die Diffusion fettlöslicher Substanzen nach PATZSCHKE und HAHN[1] verzögert ist, wenn auch die langsamere Wirkung nach unseren Versuchen keinerlei Rolle spielt. Je größer die Löslichkeit eines Körpers in Lipoiden, je kleiner sie im Wasser ist, um so schneller erfolgt die Resorption. Doch darf die Wasserlöslichkeit den Wert Null nicht erreichen. Alle ätherischen Öle sind giftig, auch das Methylsalicylat, das bei äußerer Anwendung nach LAWSON und KAISER[2] erst voriges Jahr zum Tode eines Kindes geführt hat.

Bei Verwendung von Salben oder Emulsionen mit ätherischen Ölen muß besonders bei desepithelisierter Haut oder bei Ulcerationen mit dem Zustandekommen einer Überempfindlichkeit gegen die ätherischen Öle durch Bildung von sessilen Antikörpern in der Epidermiszelle gerechnet werden. Diese Feststellung erklärt zwanglos die nicht so seltene Tatsache, daß gelegentlich bisher gut vertragene Salben plötzlich eine starke Reizwirkung entfalten und zu Ekzemschüben Anlaß geben[3].

Hormone und körpereigene Substanzen, Vitamine und verwandte Stoffe.

a) Weibliche Sexualhormone (Follikel).

Ausfallserscheinungen, insbesondere die Störungen an der Oberfläche des Körpers, die durch Unterfunktion der Hormonproduktion verursacht werden, legen einen Versuch mit Sexualhormonsalben nahe. Die Follikelhormone sind zudem in manchen Anwendungsformen, z. B. als Benzoat,

---

[1] PATZSCHKE u. HAHN: Zit. im Handbuch für Haut- und Geschlechtskrankheiten 5 (1). 920. Berlin: Julius Springer 1930.

[2] LAWSON u. KAISER: Zbl. Kinderheilk. 34. 11. 413 (1938).

[3] SCHMIDT-LA BAUME: Das Ekzem im Lichte der neueren Forschung. Z. ärztl. Fortbildg 1937. Nr 18.

öllöslich, so daß Resorption zu erwarten war und von ITO HAJAZU KON[1] nachgewiesen wurde. Auch KUN[2] hat nach Applikation von Follikelhormonsalben mit 1500 Benz.-Einheiten pro ccm im Tierversuch Wirkungen, nämlich Hyperämie und Verdickung der Haut an den Einreibestellen, beobachtet. Die percutane Hormonzufuhr kann die orale Zufuhr ergänzen und bis zu einem gewissen Grad ersetzen. Sie wird jedoch die in die Salbe eingearbeiteten Einheiten nicht voll ausnützen. ZONDECK[3] hat hierfür genaue Zahlen angegeben. Ihm zufolge soll die Ausnützung der in Salben zugefügten Östronmengen etwa 14% betragen. In Benzol, Äther, Alkohol aufgenommenes Hormon kam zu 100% zur Wirkung. Auf die Salbengrundlage wird bei der Herstellung einer Follikelhormonsalbe kein so großes Gewicht zu legen sein wie bei einem nichtöllöslichen Präparat; man wird Versuche anstellen und das am besten verträgliche Medium wählen. In der Literatur finden sich deshalb auch keine Hinweise auf die Art der zweckmäßigsten Grundlage. Nur SCHWARZ[4] erwähnt, wohl auf von ZONDECK gemachte Erfahrungen zurückgreifend, daß die wirksamste Form die einer Lösung in 60proz. Alkohol sei, dann folgt die wäßrige Lösung und dann die Zubereitung mit Cold Cream; zuletzt steht Vaselin.

Die Literatur über Sexualhormonsalben ist groß. KLAFTEN[5] wendete Follikelhormonsalben bei klimakterischen Dermatosen an, JAFFÉ[6] bei Acne; er empfiehlt derartige Präparate bei schlaffer Haut. Bei dieser Indikation findet REIFFERSCHEID[7] keine Wirkung, wohl aber bei einer schweren Dermatitis dysmenorrhoica symmetrica, bei der 1—2mal täglich 5000 I B E Progynon in Eucerin appliziert wurden. Doch auch dieser Erfolg wurde mit Unterstützung parenteral applizierter Hormonmengen erreicht. TSCHERNE[8] hat Östroglandolsalbe bei Craurosis vulvae auf die Schleimhaut aufgestrichen und dort Resorption beobachtet. Die Industrie brachte verschiedene Follikelhormonsalben heraus und hat auch die Stilbene in Salben eingearbeitet. So enthält die Cyrensalbe (Bayer) pro Gramm 0,05 mg Cyren, dessen Resorption nachgewiesen ist.

Follikulin-Menformon-Salbe (Degewop) enthält im Gramm 1000 IE. = 2 mg Dihydrofollikelhormon und wird bei Pruritus vulvae und ovariell bedingten Dermatosen empfohlen.

Granormonsalbe, ein ungarisches Präparat, besteht aus Lebertran, Testes, Hautextrakt, Ovar, Hypophyse, Thyreoidea. Soviel Komponenten, so universell nach FRENKEL und HEKS[9] die Wirkung.

Östroglandolsalbe (Roche) enthält pro Gramm 1000 IE. Die nicht näher definierte Salbengrundlage soll eine optimale Resorption gewährleisten. Die Wirksamkeit ist im Tierversuch überprüft, die Verwendung

[1] ITO HAJAZU KON: Zbl. Gynäk. **1937**, 1094.
[2] KUN: Wien. klin. Wschr. **1937**, 12.   [3] ZONDECK: Lancet **1938** I, 1107.
[4] SCHWARZ: Parfumeur **1938**, 34.   [5] KLAFTEN: Med. Klin. **1937**, 17, 566.
[6] JAFFÉ: Schweiz. med. Wschr. **1937**, 21.
[7] REIFFERSCHEID: Münch. med. Wschr. **1937**, 43, 1700.
[8] TSCHERNE: Zbl. Gynäk. **1938**, 3.
[9] FRENKEL u. HEKS: Terapia **1930**, 7, 437.

der Salbe wird bei Acne vulg., Seborrhoe. Pubertätdermatosen empfohlen. Die Salbe ist einzumassieren (SCHRATTENBACH[1]).

Progynonsalbe (Schering) kann nach MALLOW[2] mit gutem Erfolg bei Kolpitis und Craurosis vulvae in die Schleimhaut eingerieben werden.

Rugalonsalbe (Sanabo Chinoin) hat HALLA, Wien[3], geprüft. Es ist eine Hormoncreme, die besonders wirksam sei, da sie als Grundlage Fette und nicht Vaselin, das nach BOURGET[4] praktisch nichts zur Resorption gelangen lasse, enthalte. Die Ansicht trifft jedoch bei fettlöslichen Medikamenten, wie wir zeigen konnten, nicht in dieser apodiktischen Form zu.

Suppletansalbe (Böhringer-Mannheim) enthält Perlatan und Lactationshormon in Vaselin-Lanolin-Gemisch. Sie dient zur Behandlung von Milchsekretionsstörungen.

Undensalbe (Bayer) enthält pro Gramm Salbe 1000 LE. Östron. Sie wird mehrmals täglich intensiv am Erkrankungsherd eingerieben.

Mit **Fissansalben**, die 100—200 E. im Gramm Salbe enthielten, hat BAUER[5] Brustwarzenrhagaden behandelt und verhindert. Die beiden Salbenkonzentrationen waren gleich wirksam, so daß die Annahme naheliegt, das Fissan allein habe die Heilung hervorgerufen.

Da das Digitoxin wie auch das Strophanthin den Sexualhormonen chemisch verwandt sind, sei interesseshalber erwähnt, daß in der Londoner Pharmakopoe vom Jahre 1722 eine Digitalissalbe angeführt worden ist. Ihre Wirkung mag unbeherrschbar und ungenau gewesen sein, wirkungslos war sie wohl nicht.

b) Testespräparate.

Hier stehen wir noch am Anfang und beginnen Erfahrungen zu sammeln. BECKER[6] berichtet von guten Erfahrungen mit 20 proz. Testosteronsalbe, die das Allgemeinbefinden hob. ZONDECK (loc. cit.) hat im Tierversuch die Resorption des Progesterons durch die Haut festgestellt. An Präparaten ist unseres Wissens nur das Auertanöl (Böhringer), das 5 mg Testosteronpropionat pro Gramm enthält und insbesondere bei Prostatahypertrophie und Potenzstörungen empfohlen wird, im Handel.

c) Hypophyse.

Nun sollen Hypophysenpräparate besprochen werden. Sie werden nach KOSCHADE[7] resorbiert. Eine Salbe „Astmocut" von Lutze & Co., Berlin, wird an einer beliebigen unverletzten Hautstelle eingerieben: der Asthmaanfall wird damit ebensogut beseitigt wie mit der gleichen Menge eingespritzten Asthmolysins, nur mit einer Verspätung von 10 bis 20 Minuten. Astmocut wirkt in der Dosis von 1 g so intensiv wie eine

---

[1] SCHRATTENBACH: Wien. med. Wschr. **1938**, 34.
[2] MALLOW: Münch. med. Wschr. **1938**, 39, 1313.
[3] HALLA: Wien. med. Wschr. **1931**, 43, 1414.
[4] BOURGET: Rev. med. Suisse rom. **1930**, 10.
[5] BAUER: Münch. med. Wschr. **1939**, 16.
[6] BECKER: Med. Klin. **1938**, 51, 1692.
[7] KOSCHADE: Münch. med. Wschr. **1934**, 34, 1311.

Asthmolysininjektion, hält aber 2—8 Stunden länger an. Die Salbe enthält außer dem Hormon noch Eiweißprodukte und kleinste Mengen Jodkali, Arsen und Kieselsäure.

Allergicut, ein ähnliches Präparat, enthält außer Hypophysenhinterlappen- noch Nebenschilddrüsen- und Pollenextrakte. Die Salbengrundlage ist offenbar dieselbe, die KOSCHADE[1] bei seinen Jodversuchen (s. Jod) verwendet hat. Sie wird zu unserm Bedauern nicht beschrieben, denn eine solche Salbe, die Jod erst nach 8 Tagen, Hypophysin aber fast so schnell wie eine Injektion abgibt, wäre einer eingehenden Prüfung unbedingt wert.

d) Insulin.

Da es trotz aller Anstrengungen noch nicht gelungen ist, ein oral wirksames Insulinpräparat herzustellen, versuchte man schon immer, auf anderen Wegen Insulin zuzuführen. Es lag nahe, Insulin in Salbenform zu applizieren. Manche Autoren, wie BRUGER und FLEXNER, verneinen hier jede Resorption durch die intakte Haut[2]. HERMANN und KASSOWITZ wiederum bejahen sie auf Grund eingehender Versuche und haben darauf ein Handelspräparat, eine Insulinsalbe, aufgebaut[3].

Auf diese Untersuchungen muß kurz eingegangen werden. Die Autoren (Engl. P. 439856) wiesen nämlich nach, daß nur die lebende Haut unter gewissen Bedingungen Insulin durchläßt, nicht aber die tote. Die Resorption ist also eine Funktion des Lebens, eine Erklärung für viele Fehlschläge bei Modellversuchen. Die Haut über Muskeln resorbierte besser als die über dem Peritoneum und den Knochen. Säuren schädigten oder verbesserten die Diffusion. Zu ersteren gehören Essig-, Propion-, Valerian-, Milch- und Oxalsäure, zu letzteren Butter-, Bernstein-, Apfel- und Citronensäure. Indifferent waren Wein- und Gluconsäure. Die Hemmung war um so stärker, je besser die Lipoidlöslichkeit der Säure war. Sauer reagierende Haut muß vor Insulinanwendung neutralisiert werden. Ein Zusatz von 1,5% Cholesterin verminderte oder verhinderte die Insulinresorption, desgleichen das Hautcholesterin, das daher vorher mit Petroläther entfernt wurde. Die Feststellung dieser Tatsache besitzt außerordentliche Tragweite, denn sie beschränkt sich nicht auf Insulin allein.

Auch mit anderen Mitteln gelingt es, Insulin zur Resorption zu bringen. So halten WILKOEWITZ und LENUWEIT[4] die Behandlung leichterer Diabetiker mit Insulin-Triäthanolamin-Gemischen für aussichtsreich.

Die Anwendung des Insulins in Salbenform ist nicht nur auf internistische Überlegungen zurückzuführen, sondern sie wurde auch von Chirurgen, z. B. von LEVAI, vorgeschlagen, um bei Diabetikern und Nichtdiabetikern torpide Geschwüre zur schnellen Abheilung zu bringen[5]. Die Insulinsalbentherapie bei diesen Indikationen geht auf die

[1] KOSCHADE: Münch. med. Wschr. **1937**, 16, 614.
[2] BRUGER u. FLEXNER: Proc. Soc. exper. Biol. a. Med. **35**, 429 (1936).
[3] HERMANN u. KASSOWITZ: Arch. f. exper. Path. **179**, 524 u. 529ff. (1935).
[4] WILKOEWITZ u. LENUWEIT: Z. klin. Med. **1933**, 2, 54.
[5] LEVAI: Wien. klin. Wschr. **1930** I, 362.

Arbeiten von ADLERSBERG und PERUTZ[1], in denen die lokale Insulinwirkung belegt wurde, zurück. Die Insulin-Fornet-Salbe, die erst wieder von HEDEN[2] bei Ulcus cruris empfohlen wurde, ist ein geeignetes derartiges Präparat. GOMEZ DA COSTA[3] verwendet zur Vernarbung von Hautgeschwüren eine Salbe, die 20 klin. E. pro Gramm enthält. GOSACESCU und Mitarbeiter[4] haben eine Salbe aus 30 g Insulinlösung (zu 20 E. pro Kubikzentimeter), 30 g Lanolin und 60 g Vaselin bei atonischen und varikösen Geschwüren mit Erfolg verwendet.

e) Sonstige Hormone.

Adrenalin gelangt nach MIGAZAKI[5] aus Salben durch die gesunde Haut praktisch nicht zur Resorption, hat jedoch als Mittel gegen Rosacea 0,5—1,0 g der Lösung 1:1000 in 30 g Ungt. leniens historisches Interesse. Infolge seiner chemischen Empfindlichkeit wird es sonst nur in Schleimhautsalben zur Anämisierung (UNNA) mit Resorcin bei subnasaler Sykosis verwendet. Bei seinen Indikationen kommen ihm chemisch nahestehende Körper je nach Indikation und Anwendungsart in Frage. Es sei nur an Lenirenin, Stryphnon, Adrianol, Xylidrin und Ephedrin erinnert. In Augensalben dient es anscheinend zur Protrahierung der Wirkung zugesetzter Medikamente. In Hämorrhoidalsalben finden sich oft Adrenalinderivate, die lokal anämisieren sollen (Lenirenin-Belladonna-Salbe). BENESI[6] streicht adrenalinhaltige Salben außen auf die Nase auf und glaubt damit nach erfolgter Resorption Sistieren des Schnupfens zu erreichen.

Hauthormon. Das in der Kosmetik eine große Rolle spielende Hormon, dessen Existenz noch nicht unumstritten feststeht, wird aus Hautextrakten von Amphibien hergestellt und ist auch in Deutschland schon Handelsartikel. Von der Pharmazie (z. B. von ROJAHN[7]) und der Dermatologie wird es meist abgelehnt. SCHWARZMANN[8] berichtet von guten Ergebnissen mit Glanducutin (Richter). MILBRADT[9] weist auf günstige Beeinflussung von Allergieerscheinungen hin.

Im Eukutol[10], das BICKEL beschreibt, soll ein „Regenerationshormon“ zusammen mit Cholesterin die Zellteilung begünstigen. Das Cholesterin ist mit UV.-Licht aktiviert, „es zieht die sauren Valenzen an sich, wirkt dadurch günstig auf den Säuremantel der Haut und ist ein wichtiger Zellbaustoff“.

Mit der Herstellung von Hauthormonen befaßt sich die Chemische Fabrik Gedeon Richter in Budapest. Sie hat Hormonzusätze für Salben und Cremes in den Handel gebracht, und zwar

[1] ADLERSBERG u. PERUTZ: Dtsch. med. Wschr. 1930 II, 1905.
[2] HEDEN: Wien. med. Wschr. 1938, 24.
[3] GOMEZ DA COSTA: Münch. med. Wschr. 1934, 35.
[4] GOSACESCU u. Mitarbeiter: Ref. in Zbl. Hautkrkh. 33, 379 (1930).
[5] MIGAZAKI: Jap. J. of Derm. 1931, 31.
[6] BENESI: Wien. med. Wschr. 1938. 11.
[7] ROJAHN: Pharmaz. Ztg 1934, 15.
[8] SCHWARZMANN: Dermat. Wschr. 1936, 36.
[9] MILBRADT: Dermat. Wschr. 1935, 22.
[10] BICKEL: Dermat. Wschr. 1928, 86, 849.

1. **Gynodermin,** weibliches Sexualhormon, pro Gramm 250 ME. Da man von dem Konzentrat 10—20% in Salben verarbeitet, führt man pro Einreibung etwa 50 Einheiten zu.

2. **Hormodermin.** Enthält Hautextrakt sowie Gehirnlecithin; ein Zusatz von 2% dieses Hormons soll das Gynodermin aktivieren.

3. **Androdermin** enthält Testishormon. Die Grundsubstanz enthält pro Milligramm 4 Hahnenkamm-E. Wie stark diese Grundsubstanz im Androdermin verdünnt ist, gibt AUGUSTIN[1], der sich ausführlich damit beschäftigt, nicht an.

Gynodermin und Hormodermin sind hauptsächlich bei Frauen wirksam, bei Männern wirken sie „langsamer".

Adenosinphosphorsäure, Histamin und **Acetylcholin** werden aus einer hauttalgähnlichen, sehr gut eindringenden cholesterinesterhaltigen Emulsion nach HOPF resorbiert[2]. Aus der Salbe, die 20% feste Bestandteile enthält, wurden durch die Substanzen die Capillarfunktionen beeinflußt, so daß entzündliche Reize auf der Haut nur wenig zur Wirkung kommen konnten. Im Tierversuch sind sie ferner nach GREVE[3] in der Lage, das Haarwachstum in den meisten Fällen zu verstärken. Derartige körpereigene, chemisch den 3 Substanzen nahestehende Präparate enthält auch das **Akrotherm** (Klinke), das zur Behandlung von Durchblutungsanomalien und von EDER[4] gegen Frostbeulen empfohlen wird. Die **Imadylsalbe** (Roche) enthält Histamin und wird einmassiert. BETTMANN[5] hat sie bei Muskel- und Gelenkerkrankungen empfohlen. Die Elektrophorese der Salbe ist besonders wirksam.

Histaconsalbe (Rhenania) enthält 1% Histamin und Aconitdispert in einer elektrisch leitfähigen Salbengrundlage, also wohl in einer Öl-in-Wasser-Emulsion. Die Salbe wird durch Iontophorese oder nach Abheilen der obersten Hornhautschichten durch Massage in die Haut hineingearbeitet.

Eine 10proz. **Acetylcholinsalbe** kann man nach einer Vorschrift von Hoffmann-La Roche auch selbst mit Paraffinöl und Wollfett sowie Vaselin herstellen. Der Wirkstoff ist sehr hygroskopisch.

Atmungsfermentsalben nennt ZAJICEK[6] seine frisch bereiteten Präparate, mit denen er Schwerhörigkeit günstig beeinflußt.

Zusammenfassung: Die Diffusion öllöslicher Hormone ist möglich. Wasserlösliche Hormone wirken auf der Schleimhaut und der beschädigten Haut. In den meisten Fällen ist die percutane Hormontherapie durch parenterale Darreichung zu ergänzen.

Vitamine in Salben.

Da, wie wir wissen, wasserlösliche Körper ganz anderen Resorptionsgesetzen folgen als öllösliche, müssen die Vitamine nach ihrem Verteilungskoeffizienten in 2 Gruppen eingeteilt werden. Zur ersteren gehören

---

[1] AUGUSTIN: Parfumeur **1936,** 9, 169.
[2] HOPF: Münch. med. Wschr. **1936,** 691.
[3] GREVE: Dermat. Wschr. **1937,** 5.   [4] EDER: Dtsch. Mil.arzt **1938,** 9.
[5] BETTMANN: Med. Klin. **1933,** 7.   [6] ZAJICEK: Wien. Klin. Wschr. **1938,** 8.

der Vitaminkomplex B, das Vitamin C, zur letzteren Vitamin A und D und das umstrittene Hautvitamin F, die Linolsäuren.

Zunächst seien die wasserlöslichen Präparate besprochen, und zwar das Vitamin B_1, das durch Iontophorese ohne weiteres zur Wirkung gebracht werden kann. KASAHARA und Mitarbeiter[1] haben es auch in Form einer 30proz. Betaxinsalbe mit Ungt. Wilsoni (Ungt. adipis suill. benz. mit 16% H_2O) als Grundlage zur Heilung Beri-Beri-kranker Tauben herangezogen. Die Tiere standen nach Einreibung mit 20 E. nach durchschnittlich $2^1/_2$—17 Stunden auf, liefen nach 2 bis 15 Stunden. Die Heilung hielt 2—9 Tage an. Die Resorption ist also ungleichmäßig und therapeutisch nicht verwertbar, wenn nicht überhaupt ein Fehler unterlaufen ist und die Tauben Vitamin B_1 per os zu sich genommen haben.

Lactoflavin (B_2), das unseres Wissens bisher als Salbenbestandteil geringe Bedeutung hatte, wird für interne Indikationen auch keine erhalten, da LAUBER[2] keine Resorption nachgewiesen hat. Vitamin C wird aus WILSONscher Salbe, wie KASAHARA und KAWASHIMA[3] nachwiesen, resorbiert. Sie rieben eine 30proz. (!) Ascorbinsäuresalbe auf die Brusthaut stillender Mütter und wiesen das Vitamin C in der Milch nach. Sie bringen Tabellen, denen zufolge die Milch aus der mit Salbe eingeriebenen Brust in den ersten 6 Stunden nach der erfolgten Maßnahme insgesamt im Durchschnitt 6 mg mehr ausschied als die Norm. In den Tabellen fällt auf, daß die bestrichene Brust in 2 Fällen wesentlich mehr Vitamin C in die Milch abgab als die unbestrichene, nämlich 32,1 mg:26,0 bzw. 38:30 mg. In den anderen beiden Fällen betrug die Differenz nur 0,1 bzw. sogar 0,7 mg mit negativem Vorzeichen. Die behandelte Brust gab weniger ab als die unbehandelte. Die Beobachtung, daß die behandelte Brust mehr Vitamin abgab, läßt einen technischen Fehler vermuten, denn so direkt und einfach liegt der Weg der resorbierten Ascorbinsäure wohl nicht. Leider fehlen C-Vitamin-bestimmungen im Harn, so daß die Resultate der Japaner noch ergänzt werden müssen. Die Herstellung von vitamin-C-haltigen Salben ist zudem zwecklos, da das Vitamin in derartigen Verreibungen ohne besondere Schutzmaßnahmen schnell zersetzt würde. Da der Vitaminmangel die Heilung verhindern kann, ist seine Zufuhr oft nötig, aber nach LAUBER und ROSENFELD nicht in Salbenform[4] durch die gesunde Haut hindurch. Anders bei Salben für die Mundschleimhaut, die Merck herausbringt. Das Cebion aus dieser Paste wird durch die Mundschleimhaut resorbiert oder geschluckt und kommt aus der Paste direkt oder indirekt auf alle Fälle zur Wirkung. MAYER[5] berichtet über gute Erfahrungen nach Massage des Zahnfleisches mit einem $1^1/_2$ cm langen Pastenstück bei Gingivitis, Stomatitis, Schwangerschaftsaffektionen der Mundschleimhaut und Paradentose.

---

[1] KASAHARA u. Mitarbeiter: Klin. Wschr. **1938**, 27, 939.
[2] LAUBER: Münch. med. Wschr. **1937**, 24, 927.
[3] KASAHARA u. KAWASHIMA: Klin. Wschr. **1937**, 4, 135.
[4] LAUBER u. ROSENFELD: Klin. Wschr. **1938**, 45, 1587.
[5] MAYER: Dtsch. zahnärztl. Wschr. **1938**, 41.

Nun zu den öllöslichen Vitaminen. Hier ist vor allem das luftsauerstoff- und säureempfindliche Vitamin A zu nennen, das als Wirkstoff in Vaselin-Lanolin-Salben in der Pharmaz. Ztg[1] besprochen wird. Nach dieser Literaturstelle sollen derartige Salben 0,5—2% Vogan-Öl-Lösung auf 100 g Salbe enthalten. MÜLLER[2] berichtet von guten Erfolgen mit einer solchen Verarbeitung bei Dermatitis exfoliat. generalis Wilson Brocqu. Das Leolan und das Infadolan der Leowerke sind derartige Produkte, doch soll nach der Apoth.-Ztg[3] auch die Leocreme Vitamin A- und bestrahlte Lanolinfraktionen enthalten. Das Vitamin A ist auch ein Bestandteil des Vulnovitan, einer Salbe, die 2000 E. pro Kubikzentimeter enthält und von HORN und SANDOR[4] zur Wundheilung empfohlen wurde. Auch Vitaraminsalbe enthält in Vaselin-Lanolin-Gemisch Vitamin A bzw. die Vorstufe Carotin und soll Brandwunden günstig beeinflussen. Die Beschleunigung der Wundheilung durch Vitamin-A-Salbe haben im Tierversuch CHEVALIER und ESCARRAS[5] nachgewiesen. In der Augenheilkunde hat HEINSIUS[6] mit einer 2proz. Vogansalbe (2% Voganlösung auf 100 g Salbe) bei Wunden und Verätzungen der Hornhaut gute Erfolge erzielt. Eine solche Verarbeitung ist 2—4mal so vitamin-A-reich als guter Lebertran, da 1 ccm Vogan-Öllösung 120 000 IE. enthält. In vielen Fällen wird man mit $^{1}/_{2}$—1proz. Salben ausreichen. Man kann Zinkpaste, Borsalbe, Ungt. molle oder wasserfreies Eucerin als Grundlage nehmen und gegebenenfalls Scharlachrot, Perubalsam u. dgl. als zusätzliche Medikamente beifügen. Das Carotin, also das Provitamin A, ist öllöslich und wird von GATTEFOSSE[7] auch in einer neueren Arbeit, die JANNAWAY[8] zitiert hat, nachdrücklichst empfohlen. Es soll Wund- und Frostschäden heilen, antiseborrhoisch wirken, Hautschlaffheit und Runzeln zurückbilden. Es zersetzt sich im Licht, die Salben müssen daher im Dunkeln aufbewahrt werden (HAJMARK[9]).

Zu beachten ist bei der Verwendung des Carotins und des Vitamin A in Salben, daß Fette mit hoher Peroxydzahl das Vitamin weitgehend zerstören[10]. Es empfiehlt sich daher als Vitaminträger ein haltbares, indifferentes, z. B. synthetisches Fett oder ein Paraffinkohlenwasserstoff. Ob das Vitamin A noch erhalten ist, kann man nach W. R. FEARON[11] durch P_2O_5 nachweisen. Man erhält einen tiefvioletten Farbstoff, der in einem voluminösen Niederschlag ausfällt und durch Zentrifugieren abgesondert werden kann. Wird dieser Niederschlag vom Farbstoff befreit, so gibt er keine Reaktion mehr auf Vitamin A, und Öle, die auf diese Weise entfärbt werden, verlieren ihre wachstumsfördernde

---

[1] Pharmaz. Ztg **1935**, 22, 285.
[2] MÜLLER: Münch. med. Wschr. **1936**, 52, 2116.   [3] Apoth.-Ztg **1933**, Nr. 41.
[4] HORN u. SANDOR: Dtsch. med. Wschr. **1934**, 27.
[5] CHEVALIER u. ESCARRAS: C. r. Soc. Biol. Paris **1937**, 23, 1073.
[6] HEINSIUS: Münch. med. Wschr. **1937**, 24, 937.
[7] GATTEFOSSE: Parfumeur modern **1936**, Nr 11, 473.
[8] JANNAWAY: Soap. perf. a. Cosmetics **10**, 955.
[9] HAJMARK: Maslob. Shirow **1937**; zit. Seifensieder-Ztg **1938**, 40.
[10] LEASE u. a.: Chem. Abstr. **32**, Nr 8, 2987 (1938); Nr 5 (1939).
[11] FEARON, W. R.: Biochemic. J. **19**, 888 (1925).

Wirkung. Vitamin A-enthaltende Öle geben auch mit in trockenem, hellem Petroleum aufgelöstem Pyrogallol und anderen mehrwertigen Phenolen bei Gegenwart von Trichloressigsäure Farbreaktionen[1].

Das Wissen über vitamin-A-haltige Salben ist, wie die Literaturübersicht zeigt, nicht unbedeutend. Jeder Kritik standhaltende Versuche sind von LAUBER und ROCHOLL[2] angestellt worden. Sie zeigten, daß Lanolin-Vaselin- bzw. Cholesterin-Salben bei weißen Mäusen für sich allein verzögernd auf die Wundheilung wirkten. Lediglich das Vitamin A in mittleren und kleinen Dosen in Verbindung mit einer Cholesterinsalbengrundlage wirkte stark beschleunigend. Größere Dosen sollen die Wundheilung sogar verzögern, was von PUESTOW, PONCHER und HAMMAT[3] nicht bestätigt werden konnte. Die Autoren hatten im Tierversuch bei künstlich gesetzten Verbrennungen mit Tanninlösung und vitaminfreien Ölen keine Verstärkung des Heilungsverlaufes gegenüber den Kontrollen festgestellt. Lebertran und Öle bzw. Salben, die einen hohen Prozentsatz Vitamin enthielten, beschleunigten die Heilung um 25%, und zwar sowohl in Verarbeitungen, die A und D, als auch in solchen, die D allein enthielten. Das Vitamin A wäre nach diesen Autoren daher nicht der wichtigste Faktor bei der Wundheilung.

Vitamin D ist öllöslich und oxydationsempfindlich. Salbenhersteller müssen dies berücksichtigen. Es dürfte in Wollfettsalben bei Bestrahlung auf der Haut in geringen Mengen gebildet werden, doch steht diese Ansicht noch keineswegs unumstritten fest. Das eine aber ist wohl sicher, daß diese unbedeutenden Quantitäten, wenn sie zur Resorption kommen, keinen Schaden verursachen können. Zwar hat GORDONOFF im Versuch beobachtet, daß Vitamin durch die Haut resorbiert wird und schwere Sklerosen verursachen kann. Er äußerte gegen derartige Salben Bedenken, blieb aber nicht ohne Gegenstimmen. Denn MONCORPS[4] pflichtet ihm zwar prinzipiell bei, kommt dann aber später zum Schluß, daß das in derartigen Salben und Cremes aktivierte Vitamin D in zu geringen Dosen resorbiert wird und keine Schäden zu erwarten sind. Auch MEMMESHEIMER[5] hält Salben mit Vitamin-D-Zusatz eher für nützlich als für schädlich, und SCHIEBLICH und PALLASKE[6] haben nachgewiesen, daß Wollfett bei Bestrahlung kein D-Vitamin bildet. Jedenfalls empfiehlt insbesondere in Amerika eine umfangreiche Laienpropaganda dem Publikum als Schönheitsmittel vitamin-D-haltige Cremes; doch werden derartige Präparate auch in Deutschland hergestellt z. B. die Blendea-Hautcreme. Die Präparate gehen wohl auf eine Arbeit von NAVARRE[7], ferner auf die Ergebnisse von NORDMANN und HÖGER[8] sowie auf BISCEGLIE (ebenda zitiert) zurück, der an Gewebs-

---

[1] Pharmaz. Z.halle Dtschld **68**, 124 (1927).
[2] LAUBER u. ROCHOLL: Klin. Wschr. **1935**, 1143.
[3] PUESTOW, PONCHER u. HAMMAT: Zit. Zbl. Hautkrkh. **60**, **112**, 42 u. 938.
[4] MONCORPS: Münch. med. Wschr. **1933**, 33.
[5] MEMMESHEIMER: Dtsch. med. Wschr. **1933**, Nr 44; ferner Arch. f. Dermat. **1934**, 170, 2.
[6] SCHIEBLICH u. PALLASKE: Dtsch. med. Wschr. **1935**, 24.
[7] NAVARRE: Am. Parfumeur **27**, 83 (1932).
[8] NORDMANN u. HÖGER, zit. durch JENCIO: Münch. med. Wschr. **1935**, 37, 1485.

kulturen deutliche Wachstumssteigerung durch Vitamin D bzw. A + D erzielen konnte. Die Autoren erwähnen, daß vitamin-D-haltige Salben das Aussehen der Haut verbessern. Doch auch die Dermatologie hat sich schon mit Vitamin-D-Salben beschäftigt. Es sei nur die Arbeit von SPRAFKE erwähnt, in der gute Erfahrungen mit 0,5—1% Vigantolöl enthaltenden Salben bei Ekzemen mitgeteilt werden. Schäden beobachtete er ebensowenig wie andere Prüfer. Vitamin D ist in Salbenform auch bei Rachitis wirksam. ASTROW und MORGAN berichten darüber in Amer. J. Dis. Childr.[1]. Allerdings war die 45fache orale Menge nötig. MONCORPS erhält in der oben[1] zitierten Arbeit im Tierversuch ähnliche Resultate.

Das Vitamin F, ein stereoisomeres der Linolsäure, einer Leinöl-fettsäure, das nach HINSBERG[2] in allen natürlichen Fetten und im Weizenkeimöl vorkommt, ist öllöslich und wird insbesondere in Amerika sowohl in der Kosmetik als auch in der Dermatologie als Zusatz zu Salben empfohlen. Cremes enthalten nach AUGUSTIN[3] pro Gramm zweckmäßigerweise 1000 Shepherd-Linn-E. (ein Rattentest). Bei Dermatosen werden bis zu 5000 Sh.L.E. pro Gramm empfohlen. Die Haut soll[4] vor der Applikation der vitamin-F-haltigen Salbe entfettet werden. Vitamin-F-Konzentrate, die pro Gramm bis zu 250000 E. enthalten, bringen die Ölwerke N o u r y   v a n   d e r   L a n d e ,   E m m e r i c h , wie auch H e n n i n g ,   B e r l i n , heraus. Über gute Wundheilung mit aus derartigen Konzentraten hergestellten Salben berichten GRANDEL[5] und SPEIERER[6], der die FRENKELsche Salbe, die 2,5 IE. Insulin, die Vitamine A, D, E, F enthält, insbesondere bei Ulcus cruris und bei Hautschäden auf diabetischer Grundlage empfiehlt. In Amerika ist die Literatur über die Vitamin-F-Wirkung weitaus reichhaltiger. Allein die Bibliography of the Scientific Evolution of Vitamin F, die von der A r c h e r   D a n i e l s   M i d l a n d   C o m p a n y   C h i c a g o 1936 ausgegeben wurde, zählt 66 Publikationen auf.

Das Vitamin E, also das Antisterilitätsvitamin, ist ebenfalls fettlöslich und dürfte demnach zu einem Teil wenigstens resorbiert werden. Es besitzt bei uns in der Therapie noch wenig Bedeutung, ebensowenig als Cremezusatz, doch soll es nach amerikanischen Literaturangaben die Wirksamkeit von Salben bei Acne erhöhen. Zur Wundheilung wurde es von MARCHESI[7], PEGREFFI[8] und PACINI[9] herangezogen.

Das Vitamin H, der „Hautfaktor", besitzt noch keine Bedeutung in der sonst schnell arbeitenden Kosmetik. Es ist auch den Kosmetikern am Menschen noch zu hypothetisch, zu schwer greifbar und hat die Hoffnungen GYÖRGYIS[10], bei Seborrhöe wirksam zu sein, nicht erfüllt.

---

[1] ASTROW u. MORGAN: zit. nach Parfumeur **1935**, Nr 44.
[2] HINSBERG: Diss. Jena 1931.   [3] AUGUSTIN: Parfumeur **1937**, 29.
[4] Chemist a. Drugist **1938**, 679.   [5] GRANDEL: Fette u. Seif. **1938**, 10, 573.
[6] SPEIERER: Münch. med. Wschr. **1938**, 50.
[7] MARCHESI: Ber. Physiol. **90**, 91 (1936).
[8] PEGREFFI: Zbl. Chir. **1936**, Nr 38, 2287.
[9] PACINI: Wheat Germ. oil. Verlag The American Physician Inc. New York.
[10] GYÖRGYI: Z. ärztl. Fortbild **1931**, 377.

Es ist nach Milbradt[1] fettlöslich, nach Schulz wasserlöslich, wird nach letzterem durch die Haut resorbiert[2] und hat in der Dermatologie, auch intern verabreicht, noch keine Bedeutung. Auch wir konnten klinisch bei mehreren Seborrhöen und frühexsudativen Ekzematoiden mit seborrhoischen Erscheinungsbildern selbst bei großen Dosen keine Wirkung feststellen. Varga[3] hat bessere Erfahrungen gemacht, er empfiehlt es bei seborrhoischen Ekzemen in Zusammenhang mit B- und C-Vitamin-Konzentraten.

Gemische von Vitaminen enthalten die Lebertransalben, die im nächsten Abschnitt besprochen werden. In Amerika hat ferner noch das Avocadoöl, ein fettes Öl aus Persea gratissima, einer Lauracee des tropischen Amerikas, Bedeutung als Zusatz zu den Cremes. Es soll die Vitamine A, B, D und E enthalten.

Chlorophyll wird von Bürgi[4] als Wachstumsvitamin aufgefaßt und ist daher ordnungsmäßig hier anführbar. Es wird 0,5—1proz. in Vaselin verrieben, von der Haut resorbiert und soll allgemein aufbauende Kräfte, insbesondere auf die Wundheilung, ausüben. Die Salbe sei dem Unguentolan, Carotin und Lactoflavin überlegen. Die Heilwirkung ist an die Anwesenheit des Magnesiums gebunden, das Mg-freie Phäophytin ist unwirksam.

Die bestrahlten Salben, die um das Jahr 1930 aufkamen, sind eine besondere Gruppe, die in ihrer Wirkung am ehesten zu den Vitaminsalben passen. Man soll mit ihnen gute Granulations- und epithelisierende Wirkung erzielen, z. B. bei Ulcus cruris.

Fasal[5] hat Metuvitsalbe (Chemosan, Wien) in dieser Richtung geprüft. Es handelt sich um eine kurz- und langwellig bestrahlte Salbe aus Schweinefett, Kakaobutter und Metallsalzen. Ihre Wirkung ist auf eine Art mitogenetische Strahlung, die nach unseren Versuchen photographisch nicht nachweisbar ist und von bestrahltem ZnO und Fetten ausgeht, zurückzuführen (Marconi[6]). Die Salbe wird auf Leinenlappen aufgetragen und dann aufgelegt. Bei starker Sekretion ist nach dem Erfinder Ried nichtentfettete Gaze statt der Leinwand zu nehmen[7].

In der Chirurgie hat Fasal die granulations- und epithelwachstumanregende Wirkung der Philoninsalbe, die 0,25 bestrahltes Cholesterin enthält, festgestellt; in der Kinderheilkunde empfiehlt sie Erkens[8] und in der Dermatologie Stamer[9].

Fermente, wie Pepsin (1proz.) und Pancreatin, werden in Wundsalben zur Verdauung nekrotischer Partien sowie zur Erweichung der Keloide verwendet. Erwähnt sei die Pankreasdispertsalbe, die u. a.[10] für diese Indikationen, gegebenenfalls nach vorheriger Pepsin-Salzsäure-Behand-

[1] Milbradt: Dermat. Wschr. **1936,** 41.
[2] Schulz: Medizin und Chemie **3,** 197.
[3] Varga: Dermat. Wschr. **1938,** 1453.
[4] Bürgi: Das Chlorophyll als Pharmakon. 1932; sowie Schweiz. med. Wschr. **1938,** 483; ferner Klin. Wschr. **1931,** 28.
[5] Fasal: Med. Klin. **1930 I,** 595.   [6] Marconi: Med. Klin. **1932,** 125.
[7] Ried: Wien. klin. Wschr. **1930,** 29.
[8] Erkens: Münch. med. Wschr. **1936,** 51, 2085.
[9] Stamer: Dermat. Wschr. **1932,** 27.   [10] Med. Klin. **1928,** 24, 67.

lung, empfohlen wird. Denselben Zweck verfolgt auch das Ungt. encymi comp. Röhm und Haas, die Pankreasenzymsalbe derselben Firma, die Fehr[1] bei Ulcus cruris empfiehlt; ferner die Pyosolvasalbe, die von Fischer[2] auch bei Lupus verwendet wird. Sie enthält Pankreasdispert 2proz. in Vaselin und dient zur Behandlung von Wunden, zur Erweichung von Schwielen und Narben. Die Salbe wird messerrückendick auf die zu behandelnde Stelle aufgetragen und mit Mull bedeckt. Täglicher Verbandwechsel. Läsiolan (Kalichemie) enthält Rhodan- und Kalisalze, tryptisches Enzym und ein Lokalanaestheticum in „neutraler Salbengrundlage". Regenitsalbe (Curta) enthält $1^{1}/_{2}\%$ Pankreasferment in einer „Salbe" und dient der Behandlung derselben Indikationen. Von guten Erfolgen berichtet Uliczka[3]. Pankrederma-Wundsalbe (Stockhausen) enthält Pankreasferment in Lebertran-Lanolin-ZnO-Paste; sie wird bei Ulcus cruris und bei Verbrennungen empfohlen. Die Mucidan-Nasensalbe ist bei Schnupfen indiziert[4].

Ochsengalle, 1proz. in 10 Teilen Wachs und 90 Teilen Lanolin, wird bei Ulcus cruris, Decubitus und Intertrigo in Form der Uwe-Salbe (Dippold, München) angeraten.

Hefe findet sich in manchen von den Kosmetikern empfohlenen Acnecremes. Die Firma Suvek hat sich z. B. ein solches Präparat aus Hefe, Glycerin und Lanettewachs schützen lassen[5].

Lebertransalben.

Diese Präparate dienen fast ausschließlich der Behandlung von Wunden und der geschädigten Haut. Sie sollen trotzdem, da ein wesentlicher Teil ihrer Wirksamkeit auf Vitamine zurückzuführen ist, hier schon behandelt werden. Der Tran wurde, wie das Lehrbuch für Kriegschirurgie von Franz mitteilt, schon im Kriege 1870/71 und früher zur Wundbehandlung verwendet. Auch die Desitinsalben sind seit vielen Jahren in Verwendung. Doch hat die Lebertransalbentherapie im Jahre 1932 durch De Muth[6] und insbesondere durch Löhr[7], besonders bezüglich der Applikationsart, Auftrieb erhalten. Gegenwärtig gibt es wohl über keine Salbe so viel Literatur wie über die mit Lebertran, denn schon die Unguentolanbroschüre, welche das Wissen über die Salbe, insbesondere in therapeutischer Richtung, bereichert, in pharmazeutischem Sinne aber weniger bietet, zählt 59 Originalarbeiten auf. Die Zusammensetzung der Unguentolansalbe, die nach der Vorschrift Löhrs hergestellt wird, ist nicht genau bekannt. Die Angabe, daß die Salbe Lebertran in einer indifferenten Grundlage enthalte, befriedigt nicht völlig, wenn auch aus den Arbeiten Löhrs zu schließen ist, daß Vaselin verwendet wurde.

Der Lebertran, der gleichzeitig Träger der Wirkung und Grundlage ist, sowie Fette oder Kohlenwasserstoffe sind die Bestandteile der son-

---

[1] Fehr: Münch. med. Wschr. **1936**, 22, 896.
[2] Fischer: Dermat. Wschr. **1937**, 11.
[3] Uliczka: Fortschr. Med. **1937**, 15.   [4] Münch. med. Wschr. **1932**, 20, 797.
[5] Nach Janistyn: Kosmetisches Praktikum.
[6] De Muth: Nat. eclect. med. Assoc. Quart. **23**, 103.
[7] Löhr: Chirurg **1933**, 29 u. 1612; **1934**, 5 u. 263.

stigen Lebertransalben. Wäßrige Emulsionen sind bei der Herstellung der Lebertransalbe zu vermeiden, da der Tran dadurch in seiner Haltbarkeit ungünstig beeinflußt wird. MECKELBACH[1] empfiehlt daher folgendes Rezept:

Ol. jecoris aselli standard.	30,0
Adeps Lanae anhydr.	50,0
Vaselinum alb.	18,0
Balsam. peruv.	2,0

DZEMBOWSKY[2] hingegen eine Mischung von 40 Teilen Tran und 60 Teilen Vaselin. Erstere Vorschrift ergibt nicht unbedingt das optimale Produkt, da der Perubalsam Reizungen verursachen kann und das Vaselin nach LÖHR für sich allein günstiger zu wirken scheint als wollfetthaltiges. Dazu kommt noch, daß z. B. MUTSCHLER[3] Kombinationen überhaupt ablehnt und dem Unguentolan die beste Wirkung zuschreibt.

LUNDH[4] beobachtete im Tierversuch an Meerschweinchen, daß Vaselin, Vaselin-Lanolin und Ungt. molle die Heilung von Wunden verlangsamen, Lebertransalben sie aber beschleunigen. Ähnliche Resultate erhielt SCHUBERT[5], der an Kaninchen gelbes DAB 6-Vaselin, wasserfreies Adeps Lanae und eine Mischung von Adeps Lanae, Vaselin und Erdnußöl mit Wasser, die letzte bei Luftzutritt ohne Verband, geprüft hat. Am besten wirkte die letzte Salbe, dann das Wollfett, am langsamsten das Vaselin, unter dem die Wundränder öfters gerötet waren und teilweise auch Infiltrate aufwiesen. Derselbe Versuch am Menschen angestellt, zeigte anfangs die gleichen Ergebnisse. Auch hier eine gewisse Verzögerung bei Wollfett und Vaselin. Später verwischten sich die Resultate aber mehr und mehr, so daß noch einmal Versuche angestellt werden mußten. Es wurden allerdings teilweise andere Salben verwendet, doch konnte durch Unguentolan- und Pellidolsalbe (letztere mit der oben geschilderten Wasser-in-Öl-Emulsion als Grundmasse) eine Beschleunigung der Wundheilung erzielt werden. Die anderen Salbengrundlagen hatten, wenn auch keine Beschleunigung, so doch auch keine Verzögerung der Wundheilung bewirkt. LÖHR und UNGER[6] haben Lebertran mit den verschiedensten Salbengrundlagen gemischt und fanden, daß Cholesterin und seine Derivate in Salben die Wundheilung hemmen. Lebertran kann diese Eigenschaft nur kompensieren, wenn nicht zu hohe Cholesterinmengen zur Verwendung kommen. Ein weiterer Grund also, um das oben angegebene Rezept als nicht optimal anzusehen. Am besten hat sich nach LÖHR in dieser Versuchsreihe das Vaselin bewährt. Fette scheinen nicht in Erwägung gezogen worden zu sein, da sich alle Versuche um das Cholesterin und das Vaselin mit und ohne Zusätze gruppieren. LÖHR, UNGER und ZACHER[7] betonen, daß im Gegensatz zu anderen Autoren von ihnen keine Hemmung der Wundheilung durch Vaselin beobachtet

---

[1] MECKELBACH: Schweiz. Apoth.-Ztg 1938, 19.
[2] DZEMBOWSKY: Z.org. Chir. 1935, 70, 336.
[3] MUTSCHLER: Münch. med. Wschr. 1937, 18, 692.
[4] LUNDH: Zbl. Chir. 1936, 63, 2860.
[5] SCHUBERT: Dermat. Wschr. 1937, 39, 1251.
[6] LÖHR u. UNGER: Pharmaz. Ztg 1937, 73, 910.
[7] LÖHR, UNGER u. ZACHER: Münch. med. Wschr. 1937, 97.

werden konnte. Da die wirksamen Bestandteile alle fettlöslich sind, ist auch keine Verzögerung durch die unwirksame Komponente zu erwarten, wohl aber könnte die allzusehr deckende und luftabschließende Vaselinwirkung nachteilig sein.

Welche Komponenten sind nun eigentlich im Lebertran wirksam? Sicher kommt dem Vitamin-A-Anteil ein sehr wesentlicher Faktor zu. Dafür sprechen u. a. die Versuche von HORN und SANDOR[1].

DRIGALSKI[2] verglich die Heilwirkung einer vitamin-A-haltigen Lebertransalbe mit einem Präparat, in dem das Vitamin zerstört war. Heilwirkung im Sinne einer Lebertrantherapie kam nur dem ersteren Präparat zu. Ähnliche Ergebnisse gibt HEINSIUS[3] an und glaubt, daß das Vitamin A der alleinige epithelisierende Faktor der Lebertransalbe sei. Das Vitamin D dürfte nur zusätzlich günstig wirken.

SEIRING[4] schreibt die Hauptwirkung den freien Doppelbindungen zu und scheint damit bis zu einem gewissen Grad recht zu haben, denn auch KOCH und ENGELS[5] haben auf Grund ihrer Studien an der Multivalsalbe Gehe, die keine Vitamine, sondern nur ungesättigte Fettsäuren enthält, gleichsinnige Beobachtungen gemacht. Die Salbe soll den vitaminhaltigen Lebertransalben, diese wieder den vitaminfreien gleichwertig sein. KOCH und ENGELS sowie FERVERS[6] haben ihre Verwendung auch bei frischen infizierten Wunden empfohlen, die nicht zuletzt auf Grund der Desinfektionswirkung heilen.

Die ungesättigten Fette haben also an sich starke granulationsanregende Wirkung, eine Beobachtung, die auch bei den Kohlenwasserstoffen gemacht wurde und im Granugenol Knoll seit 1915 ausgenützt worden ist. Dazu kommen noch die physikalischen Eigenschaften derartiger Lebertransalben, die auf Wunden rasch schmelzen, nekrotische Gewebe durchdringen und Keime fixieren[7], ja nach DRIGALSKI sogar abtöten[8] sollen. LÖHR weist weiter darauf hin, daß zwischen Vitaminen und den ungesättigten Fettsäuren ein Synergismus besteht, also Lebertran in seiner Totalität wirksam ist.

Man suchte die Lebertranwirkung auf verschiedenen Wegen, z. B. durch Chlorierung, noch zu steigern. Ein solcher chlorierter Lebertran wirkt anscheinend nicht auf Grund seines Vitamingehaltes, der durch die Chloranlagerung zerstört werden soll[9], eine Beobachtung, die allerdings von BAMBERGER[10] nicht bestätigt wird. Seine Erfahrungen stehen aber wieder mit neuen Untersuchungen von DILLER[11], der nachgewiesen hat, daß beim Chlorieren die Vitamine geschädigt werden, sobald das Chlorion einen Prozentgehalt von über 0,1 erreicht, in Wider-

---

[1] HORN u. SANDOR: Dtsch. med. Wschr. 1934, 27.
[2] DRIGALSKI: Z. Vitaminforsch. 1934, 4.
[3] HEINSIUS: Arch. Ophthalm. 1936, 1.
[4] SEIRING: Münch. med. Wschr. 1936, 40, 1632.
[5] KOCH u. ENGELS: Zbl. Chir. 1938, 6.
[6] FERVERS: Münch. med. Wschr. 1938, 42.
[7] BOSSE: Münch. med. Wschr. 1936, 15, 601.
[8] DRIGALSKI: Sitzgsber. Berl. med. Ges. 4, 12, 35.
[9] Pharmaz. Ztg 1935, 98, 1286.   [10] BAMBERGER: Dermat. Wschr. 1936, 28.
[11] DILLER: Dtsch. Apoth.-Ztg 1938, 57 u. 58.

spruch. Der Zusatz von Zinkoxyd zu derartigen Salben, die chlorierten
Tran enthalten, läßt den Vitamingehalt weiter absinken. Dasselbe bewirkt Talkumzusatz.

Die ältesten Lebertransalben sind die jetzt ohne Chlorzusatz heraus-
kommenden **Desitinpräparate**, über die u. a. BAER[1] berichtet. Nach
Ansicht des Autors dringt die Salbe infolge des Lebertranzusatzes besonders tief in das Gewebe ein und verursacht dort eine Hyperleuko-
cytose, die die Heilung günstig beeinflußt. Die Desitinolansalbe enthält
Lebertran, die Desitinsalbe noch Zinkoxyd, Wollfett, Talkum, die
Desitin-Honigsalbe hat noch Zusätze von Bienenhonig. Die Desitin-
Strahlenschutzsalbe, um nur noch eine der Desitinkombinationen zu
nennen, besteht aus Lebertran und Milchfett, Talkum und Vaselin.
Ferner ist das **Unguentolan** (Heyl) zu nennen. Darin soll insbesondere
das Vitamin A geschont und haltbar gemacht worden sein[2], und zwar
nach einer Vorschrift, die sich rezepturmäßig durch Dampftranver-
arbeitung nicht ersetzen lasse.

Novalanpaste (Reiss) enthält Lebertran, Lecithin, Lenicet und
Tumenol. **Scottinsalbe** (Scott u. Bowne, Frankfurt) wird mit 25 und
50% Lebertran herausgebracht und soll geruchlos, aber voll wirksam
sein. Man kann Lebertransalben durch zusätzliche Medikamente noch
spezifischer wirksam machen. Ein derartiger Versuch ist die **Argiod-
Lebertransalbe**, die JUNGHANS[3] empfiehlt. Sie enthält 1,5% Jodsilber.
Ferner ist die **Fissanlebertransalbe** zu nennen, die auch auf Schleimhäuten bei Portioerosionen von BAUMGART, PLATZ und TSUTSUBOPULOS[4]
empfohlen wird.

MADAUS empfiehlt in seinem Lehrbuch der biologischen Heilmittel
Bals. Peruv., Mellis dep. $\overline{aa}$ 5,0. Jecorol ad 50,0 (Jecorol ist ein Rohleber-
tran). **Vulpuransalbe** enthält Lebertran, „Oxy"cholesterin, Emplastr.
Plumbi, Perubalsam. Ihre Herstellung wurde von WASICKY angeregt,
ihre Anwendung von KOPF[5] empfohlen.

Intrigon (Penaten) enthält Lebertran in der Penatencreme und ist
bei Intertrigo und Dermatosen angezeigt.

Das Hauptanwendungsgebiet der Lebertransalben liegt in der Wundbehandlung. LÖHR und ZACHER[6] traten auch für die Tranbehandlung
der Verbrennungen ein, da sie der Tanninapplikation überlegen sei.

Es gibt Stimmen, die im Gegensatz zu LÖHR dem Lebertran an sich die
beste Wirkung zuschreiben (SAUERLAND[7]). Will man aber eine zusammen-
gesetzte Salbe, so sind nach der vorstehenden Übersicht die bisher besten
Lebertranverarbeitungen mit Vaselin zubereitet. Der Zusatz von geringen
Mengen Wollfett dürfte nicht schaden. Wachse scheinen als Grundlage für Lebertransalben ganz allgemein brauchbar zu sein, und zwar
sowohl auf Grund ihrer Reizlosigkeit als auch infolge ihrer Eigenschaften,

---

[1] BAER: Fortschr. Ther. 1927, 9, 326.   [2] Pharmaz. Ztg 1935, 12, 152.
[3] JUNGHANS: Dtsch. med. Wschr. 1937, 25.
[4] BAUMGART, PLATZ u. TSUTSUBOPULOS: Münch. med. Wschr. 1936, 19.
[5] KOPF: Wien. med. Wschr. 1936, 19.
[6] LÖHR u. ZACHER: Zbl. Chir. 1939, 1.
[7] SAUERLAND: Dtsch. Mil.arzt 1938, 9.

den Schmelzpunkt zu erhöhen. Sie sind so ein notwendiges Gegengewicht gegen den Tran, der den Schmelzpunkt erniedrigt, und ermöglichen es, besonders hochprozentige Salben herzustellen. Unter den wachshaltigen Rezepten für Lebertransalben findet sich eines, das 1 Teil gelbes Wachs und 5 Teile Vaselin zusammenschmelzen läßt. Die Schmelze wird dann wieder abgekühlt und nahe an ihrem Erstarrungspunkt mit 4 Teilen Lebertran verrührt[1]. Glyceride sind als Zusatz zu Lebertransalben bisher nur von SIDO in seinem Manual in Erwägung gezogen worden.

Wir haben 30proz. Vaselin-Lebertran-Salben deshalb mit gleichprozentigen Fettsäureglycerinester (synth.)- Lebertranverarbeitungen parallel zur Wundheilung in der Chirurgie herangezogen. Therapeutisch zeigte sich kein wesentlicher Unterschied zwischen den beiden Präparaten. Es sei denn, daß in dem einen oder anderen Falle eine leichte Rötung der Wundränder, die bei dem Vaselinpräparat auftrat, bei der Fettgrundlage nicht beobachtet wurde. Dermatologisch wurden gleichlautende Resultate erzielt. Doch zeigte sich hier wie auch in der Chirurgie die angenehmere Konsistenz der Fettmischung, die nicht so schmierte wie das Vaselinpräparat.

Zusammenfassend ist über Lebertransalben zu sagen, daß die Grundsubstanz sowohl Fett oder Wachs als auch Vaselin oder eine Mischung sein kann. Die Unterschiede sind nicht sehr wesentlich. Die wichtigen Träger der Wirkung scheinen die ungesättigten Anteile des Trans zu sein. Den Vitaminen kommt zumindest eine zusätzliche synergistische Wirkung zu.

Bienen- und Schlangengiftsalben.

Zur Rheumatherapie wird Bienengift subcutan, intramuskulär, intracutan und percutan verwendet. Für den letzteren Zweck haben die Hersteller der Präparate auch Salben in den Handel gebracht, da, wie MADER berichtet[2], das Einreiben keine Schmerzen macht.

Da aber das Cholesterin und dessen Derivate, die einen wesentlichen Prozentsatz der Hautfette ausmachen, die wirksame Substanz neutralisieren und das Gift wasserlöslich ist, also nicht durch die Haut hindurch gelangen kann[3], bediente man sich der verschiedensten Kunstgriffe, um Resorption zu erzielen. So setzte MACK — der Hersteller der **Forapinsalbe** — zunächst Salicylsäure als Gleitschiene zu, allerdings mit negativem Ergebnis. Resorption trat erst ein, als feine Krystalle zugegeben wurden, welche die durch die Salicylsäure keratolysierte Haut verletzten und so dem Bienengift einen direkten Weg eröffneten, oder man bedient sich nach SCHWAB eines Spezialreibers, der die Haut lädiert, um Resorption zu erreichen[4]. In letzter Zeit ist auch eine Forapinsalbe mit Histaminzusatz aufgetaucht; sie wird zur Iontophorese empfohlen.

Die **Apicursalbe** (Hoffmann-La Roche) enthält zur Verbesserung der Resorption 10% eines Salicylsäurederivates, ferner 1% Histamin-

---

[1] Krk.hausapotheke **10**, 18 (1937).

[2] MADER: Münch. med. Wschr. **1936**, 32, 1311.

[3] RANSON, 1901 (ferner ABDERHALDEN).

[4] SCHWAB: Münch. med. Wschr. **1934**, 793.

dihydrochlorid, das, wie HERMANN[1] berichtet, die Capillaren erweitert und die Resorption verbessert, und ätherische Öle, die, wie wir aus der Arbeit MACHTS wissen (s. oben), die Resorption wasserlöslicher Medikamente verstärken. Es wird empfohlen, die Salbe einzumassieren oder sich der Iontophorese zu bedienen, ein Verfahren, das auch mit Forapin nach RUTENBECK die Erfolge verbessert[2].

Apisartron (Dr. Blell, Magdeburg) enthält Bienengift und „milde Hautreizstoffe in neutraler Salbengrundlage" und wird in 2 Stärken geliefert.

Viperin (Schlangengiftsalbe) des Staatl. Seruminstituts Wien wird gegen Schnupfen in die Armbeuge eingerieben (JESCHEK[3] und MECHNER[4]).

Phenylchinolincarbonsäuresalben.

Phenylchinolincarbonsäuresalben werden zur Behandlung gichtischer Erkrankungen empfohlen. Die zugefügte Säure ist, sofern man große Dosen (20 g Salbe täglich) verabreicht, im Harn aufzufinden[5]. Bei kleineren Mengen war keine positive Reaktion im Harn nachzuweisen. SZANTO[6] hat daher eine einfachere Methode erdacht. Er applizierte eine atophanhaltige Salbe und beobachtete die Harnsäureausscheidung. Da diese vermehrt war, wurde seiner Ansicht nach das Atophan resorbiert. Die Salbe enthält außer Atophan noch Salicylat, Chloroform und ätherische Öle, wie sie MACHT zur Resorptionssteigerung verwendet hat. Auch KIONKA[7] hat mit einem derartigen Präparat Atophan im Tierversuch nachgewiesen. Allerdings mußte er 0,25 g der Säure in 5 g Salbe einreiben, um eine deutliche Reaktion zu erzielen. Im Parallelversuch ohne ätherische Öle war sogar die doppelte Menge notwendig, so daß die Öle tatsächlich die Resorption gefördert haben.

Die Salben sind also, wenn auch unökonomisch, wirksam. Mancher Arzt wird sich nun fragen, ob die Applikation derartiger innerlich wirksamer Medikamente durch die Haut zweckmäßig ist. Die percutane Resorption hängt von der Beschaffenheit der Haut in hohem Grade ab. Sie tritt außerordentlich langsam ein, hält lange an und ist nicht steuerbar. Man erreicht mit verzettelten oralen Dosen mehr und bedient sich dabei noch einer einfachen Methode. Die zusätzlich wirksamen anderen Salbenbestandteile können nach wie vor angewendet werden. Beantwortet können diese Einwände nur im Rahmen der Therapie werden, denn gegen die orale oder die Injektionsbehandlung können äußere Gründe sprechen.

Die Industrie hat, um Freunden der Salbentherapie Rechnung zu tragen, einige derartige Salben herausgebracht.

Atophansalbe (Schering) enthält 10% Atophan (Phenylchinolincarbonsäure), 10% Phenylsalicylat, 5% Campher in einer Fett-Seifen-

[1] HERMANN: Dtsch. Apoth.-Ztg **1938**, 95.
[2] RUTENBECK: Münch. med. Wschr. **1935**, 24, 957.
[3] JESCHEK: Klin. Wschr. **1938**, 16, 583.
[4] MECHNER: Wien. med. Wschr. **1936**, 38, 1065.
[5] HORSTERS u. ROTHMANN: Med. Klin. **1926**, 15.
[6] SZANTO: Med. Welt **1928**, 1782.   [7] KIONKA: Fortschr. Ther. **1929**, 6, 173.

grundlage. Die Tagesdosis beträgt 10 g. Salbenreste müssen abgewaschen werden.

Atochinolsalbe (Ciba) enthält 20% des Allylesters der Phenylchinolincarbonsäure.

Resorptionsfördernde Substanzen.

Öllösliche Körper diffundieren durch die gesunde Haut aus Salben
heraus nach den unter dem Kapitel über die ätherischen Öle geschilderten
Gesetzen. Danach ist bei solchen Substanzen das Medium, sofern es
sich um wasserfreie Salben handelt, für den Grad der Resorption nicht
so wichtig, als man annehmen sollte. Die resorptionsfördernden physikalischen Maßnahmen, wie die Massage, die Wahl des richtigen Schmelzpunktes und die richtige Verbandtechnik können die Wirkung verbessern. Die zur Steigerung der Resorption zugesetzten chemischen
Präparate haben bei den öllöslichen Stoffen aber weniger Bedeutung.
Wohl aber das Einmassieren, das Schädigen der Haut, die Erzeugung
von Hyperämie.

Ganz anders bei den wasserlöslichen. Auch hier können wir zunächst
mit physikalischen Hilfsmitteln die Resorption erleichtern. Wir können
die Haut entfetten, durch luftdichte Verbände, vorhergehende Bäder,
macerieren und auflockern, die Salbe einmassieren. Ökonomisch wird
die Behandlung mit Hormonen, Alkaloiden und Vitaminen, sofern
sie auf Fernwirkung abzielt, dadurch noch nicht. Die percutane Darreichung in Salbenform wird nie eine exakte Dosierung gestatten; sie
wird die Erwartungen Flurys[1], ein neuer Zugang zum Körper zu sein,
im Hinblick auf die Wirkung zufriedenstellen, aber die zugefügten Dosen
bei keinem Präparat auch nur annähernd ausnützen.

Die cholesterinhaltige Schranke der Haut, deren mit zunehmender
Tiefe sich ändernde Wasserstoffionenkonzentration, die äußere Beschaffenheit der Haut, die Außentemperatur, die Löslichkeit der Substanz im Salbenmedium, in den Hautfetten und den Sekreten, alle diese
Faktoren sind nicht genau zu fassen. Sie bilden Fehlerquellen, die
sich nicht ausschalten lassen; sie sind Inaktivatoren der Medikamente,
die eine exakte Berechnung der tatsächlich zur Wirkung gelangenden
Mengen unmöglich machen.

Als wichtigste chemische Maßnahme zur Resorptionssteigerung ist
der Zusatz von Emulgatoren zu nennen, mögen sie nun wie Seifen Öl-
in-Wasser- oder Wasser-in-Öl-Emulsionen ergeben. Die Emulgierung
erleichtert auf jeden Fall das Eindringen der Salbe, vergrößert die Kon-
taktfläche und legt ihre Ebene in tiefere Hautschichten. Welchen Emulgator man nimmt, ist vom Medikament und dessen Phasenlöslichkeit in
Öl oder Wasser, seiner Empfindlichkeit und seinem Verhalten zu dem
in Aussicht stehenden Medikament abhängig.

Ätherische Öle und hautreizende Substanzen, wie Kohlensäure,
Ammoniak, Alkalien, erhöhen die Resorptionsgröße, sofern sie Emulgatoren sind, als solche, sie lockern aber auch das Gewebe auf, ver-

---

[1] Flury: Vortrag am Physiologentag in Zürich 1938.

bessern die Durchblutung, zerstören evtl. Schranken und verstärken dadurch auch die Aufnahmebereitschaft. Die diesbezüglichen Untersuchungen von Macht[1] sind unter dem Kapitel „Ätherische Öle" ausführlich zitiert. Der Autor konnte sonst nicht resorbierbare Alkaloide durch Zusatz von ätherischen Ölen als Gleitschiene zur Aufsaugung bringen.

Die **Saponine**, die, von Kofler[2] in die Therapie eingeführt, die Permeabilität der Schleimhaut wesentlich steigern, dürften die Durchdringungsfähigkeit der gesunden Haut zunächst als Emulgatoren beeinflussen[3]. Es kommt ihnen aber auch eine Wirkung zu, welche der der Hautreizstoffe bzw. der ätherischen Öle nahesteht. Ein Teil wird zwar vom Hautcholesterin entgiftet, also inaktiviert; ein anderer verbessert aber die Resorptionslage, denn sonst wären die Untersuchungsergebnisse von Milbradt[4] nicht zu erklären. Er stellte fest, daß Saponine bis zu einem gewissen Grad in der Lage sind, die Hautpermeabilität für Adrenalin und Insulin zu erhöhen. Als Vehikel wurden Mattan oder Eucerin gewählt. Die Ergebnisse zeigten jedoch auch hier, daß der Effekt in keinem Verhältnis zur angewandten Hormonmenge stand.

Farbstoffe, in Eumattan und Vaselin feinst verrieben oder in Wasser gelöst, zeigten aus den saponinhaltigen Zubereitungen eine weit größere Penetrationskraft, die Milbradt durch Auflockerung und Quellung der Haut erklärte, zum Teil aber durch die Emulgierwirkung zustande kommt. Saponine ergeben Öl-in-Wasser-Emulsionen, die Farbstoffe viel tiefer eindringen lassen als Wasser-in-Öl-Emulsionen. Jod, Salicylsäure, Pyrogallol und Naphthalin werden durch die aufgelockerte und gequollene Haut bei Saponinzusatz vermehrt aufgenommen. Sie passierten rascher die Haut, die lokal-dermatologische Wirkung war nicht besser als bei Salben ohne Saponinzusatz. Der Zusatz interessiert dementsprechend mehr den Internisten als den Hautarzt. Bei Anästhesinsalben hatte eine 5—6proz. Mattansalbe mit 3% Saponinzusatz etwa die Wirkung einer 10proz. Salbe ohne Saponin. Die Einsparung ergab demnach praktisch keine Vorteile. Bei Novocainsalben verursachte der Saponinzusatz überhaupt keine Beeinflussung.

Therapeutisch sind saponinhaltige Salben also kein Fortschritt. Als Erklärung für die verstärkende Wirkung dürfte mit Milbradt die Bindung der Sterine, also die Inaktivierung des Cholesterins, ferner die Auflockerung des Gewebes und schließlich die Emulgierwirkung heranzuziehen sein.

Durch **Adrenalinzusatz** kann in besonderen Fällen bei Augensalben eine verstärkte protrahierte Wirkung, die im Endeffekt eine verbesserte Resorption vortäuscht, erzielt werden. So gibt die Chemische Fabrik Heißler in Chrast bei Chrudim an, daß ein vor ihr verwandtes Cocain-

---

[1] Macht: J. amer. med. Assoc. **110**. Nr 6, 408 (1938).
[2] Kofler: Arch. exper. Path. **109**. 362; **116**, 35 (sowie das Buch: Die Saponine).
[3] Pharmaz. Z.halle Dtschld **69**. 651 (1928).
[4] Milbradt: Z. exper. Med. **1933**, 87, 795.

Adrenalin-Gemisch die „Tiefenwirkung" des Argentum nucleinicums in ihrer Akutinsalbe (eine Augensalbe) bedeutend verbessert. Die Tiefenwirkung wird aber auf der Schleimhaut wohl nicht verstärkt, sondern die „Verweildauer" erhöht, die Gesamtwirkung verlängert und dadurch natürlich intensiver.

Die **richtige Wahl des Schmelzpunktes** ist für die Intensität der Salbenwirkung ebenfalls wichtig. UNNA schlägt vor, Salben aus hoch- und niederschmelzenden Komponenten zu mischen. Die niederschmelzende Komponente dringe leicht ein, insbesondere natürlich, wenn ihr ein Emulgator als Vermittler zugefügt wird. Bedingung für das Funktionieren dieser Maßnahme ist das richtige Verbandmaterial und seine zweckmäßige Anwendung, wodurch die Dochtwirkung ausgeschaltet wird.

P. UNNAS Erklärung, daß die niedrigschmelzende Substanz eindringe, die höher schmelzende aber oberflächlich haftenbleibe, ist nicht immer aufrechtzuerhalten. In den meisten Fällen trennen sich die beiden Substanzen nicht, sie schmelzen gemeinsam bei einem Mischschmelzpunkt. Der niedrigere Fp. des Gemisches, der unter der Hauttemperatur liegt, erleichtert die Penetration, so daß der Endeffekt richtig, der Schluß aber falsch war.

Vorläufig lediglich theoretisches Interesse haben die Versuche von G. P. UNNA[1], in denen ein neuer Weg zur percutanen Darreichung von verschiedenen sonst unresorbierbaren Salzen gewiesen wurde. Er verdaute durch Umschläge mit salzsaurem Pepsin die Eiweiße der Haut, so daß diese für Arzneimittel, wie Mo-Chlorid, Chininchlorid, Elektrolyte, Atropin, Adrenalin, Borsäure, Pyrogallol u. dgl., durchlässig wird. Die Methode hat keine große Bedeutung erlangt, wohl weil die Resorption, wenn sie bestätigt werden sollte, nur unsteuerbare Resultate ergeben kann. Ihr haften zudem Mängel an, denn dem exakten Nachweis einer tatsächlichen Resorption mancher der angegebenen Körper, wie des Kochsalzes, dürften große Schwierigkeiten entgegenstehen. Wie dem aber auch sei, für Alkaloide und andere Substanzen standen Unna-Reaktionen zur Verfügung, die ein einwandfreies Arbeiten ermöglichen. Die Versuche UNNAS könnten daher vielleicht modifiziert in Form von pepsinhaltigen Salben noch einmal Bedeutung bekommen. Jedenfalls zeigt der Versuch, daß nicht das Fett, nicht Eiweiß oder Wasser, sondern die Gesamtheit den Schutz der Haut gegen äußere Einwirkung übernommen hat. Ist der Komplex zerstört, wird also das Fett durch Emulgierung, das Eiweiß durch Verdauung inaktiviert oder vernichtet, wird eine Scarifikation, eine Auflockerung oder Entzündungsbereitschaft geschaffen, dann ist die Resorption sonst unresorbierbarer Körper möglich. Unökonomisch und unsteuerbar bleibt die percutane Darreichung immer. Sie wird in der internen Medizin keine neue Applikationsform von Bedeutung werden, kann aber zur Behandlung interner Fälle mit Medikamenten großer Wirkungsbreite dienlich sein, ohne der oralen exakten Dosierung Konkurrenz machen zu können.

---

[1] UNNA, G. P.: Berl. klin. Wschr. **17** (1920).

Salben mit lokaler Wirkung.

Ohne scharfe Übergänge kommen wir von den Salben mit interner, mit „Fernwirkung", zu den lokal wirkenden. Zwischen beiden ist der eine Unterschied wesentlich: die ersteren Salben bringen nach Möglichkeit öllösliche Substanzen zur Resorption, die anderen müssen und sollen in den meisten Fällen gar keine Aufsaugung bewirken, sie tun dies aber als Nebenwirkung doch, sie bringen sogar nicht nur öllösliche Medikamente zur Fernwirkung in den Körper hinein, sondern auch wasserlösliche; es sei denn, ein allzu starker Sekretstrom hemmt die sonst bei geschädigter Haut nach NAGAKAVA KIYOSHI[1] und allen Erfahrungen verstärkte Resorption. Wir haben hier also lokale Wirkung anzustreben; die Fernwirkung, die bei Wunden und geschädigter Haut immer eintreten wird, ist meist unerwünscht.

Borsalben.

Die Borsalben sind die ersten Vertreter der Gruppe von Salben, die vorwiegend lokal wirken sollen. Das Ungt. acid. boric. kommt in allen Arzneibüchern vor. Die Salbe wird 1—10 proz. verordnet, die Pharmakopoen schreiben sie 10 proz. vor, doch wechselt die Grundlage. Deutschland, Frankreich, Spanien, Holland und Norwegen verlangen Vaselinum album, England Paraffinsalbe, Dänemark Adeps suill.; Wachssalbe mit Glycerinzusatz ist in Ungarn offizinell.

Die Borsalbe soll, wie schon erwähnt, nur örtlich wirken. Eine gewisse Borresorption, insbesondere aus Borwasser[2] und beim Aufstreuen von Borsäurekristallen auf Wunden, ist nachgewiesen, aber nicht erwünscht. BOSSE[3] glaubt, vor Borsalben geradezu warnen zu müssen, da die resorbierte Säure, für deren Resorption in toxischen Mengen aus Salben er allerdings den Beweis schuldig bleibt, schwere Störungen und Todesfälle verschuldet hat. Ihm ist wahrscheinlich der Fall von GISSEL[4] in Erinnerung. Einem Kinde wurden 30 g Borsäure auf eine Brandwunde aufgestäubt. Nach schlagartiger Verschlechterung trat innerhalb von 5 Tagen Exitus ein. Es muß daher betont werden, daß eindeutige Versuche mit Salben nicht vorliegen und kaum ein Fall von Borvergiftung aus Salben in der Literatur bekannt ist. Um aber sicher zu gehen, haben wir den Harn Gesunder und Kranker, die mit Borsalbe behandelt worden waren, auf Borausscheidung zuerst nach üblichen qualitativen Methoden, und als dies kein Ergebnis zeitigte, spektrographisch untersucht. Die Versuche wurden mit vier verschiedenen Borsalben angestellt.

Salbe 1 enthielt in Vaselin 10% Borsäure.
  „ 2 „ in synthetischem Fett 10% Borsäure,
  „ 3 „ in einer Wasser-in-Öl-Emulsion 3% Borsäure (gelöst),
  „ 4 „ in einer Öl-in-Wasser-Emulsion 3% Borsäure (gelöst).

Jeder Gesunde und jeder Kranke erhielt 10 g der Salben eingerieben (bei Gesunden auf Brust und Arme, bei den Hautkranken auf

---

[1] NAGAKAVA KIYOSHI: Jap. J. of Dermat. **99**, 16 (1938).
[2] KALENBERG: J. of biol. Chem. **62**, 199 (1924).
[3] BOSSE: Münch. med. Wschr. **1936**, 15, 601.   [4] GISSEL: Zbl. Chir. **1933**, 28.

die geschädigten Stellen). Dabei fiel zunächst auf, daß die Borsalbe auf
Fettgrundlage keine, die auf Vaselinbasis hergestellte dagegen eine recht
unangenehme Verschmierung, Wärmestauung und Behinderung der Ab-
dunstung verursacht. Die beiden Emulsionen verhielten sich wie Hautcremes der Typen, denen sie zugehörten. Gesunde Patienten schieden,
ob ihnen Borsalbe appliziert worden war oder nicht, im Durchschnitt
1—2 mg Bor pro Liter Harn aus. Keine der 4 Salben war also imstande,
durch die gesunde Haut hindurch Borsäure zur Resorption zu bringen.
Bei Erythrodermien gelangte die Säure zur Resorption und Ausscheidung: aus Fett und Vaselin durchschnittlich 30 bzw. 34 mg, aus der
Wasser-in-Öl-Emulsion 6,5 mg und aus der Öl-in-Wasser-Emulsion
95 mg. Die letzteren beiden Salben sind aus technischen Gründen nur
3proz. gewesen, die Resultate müssen also mit 3,3 multipliziert werden,
um sie auf die Werte der 10proz. Salben zu bringen. In einer Tabelle
sehen die Unterschiede folgendermaßen aus:

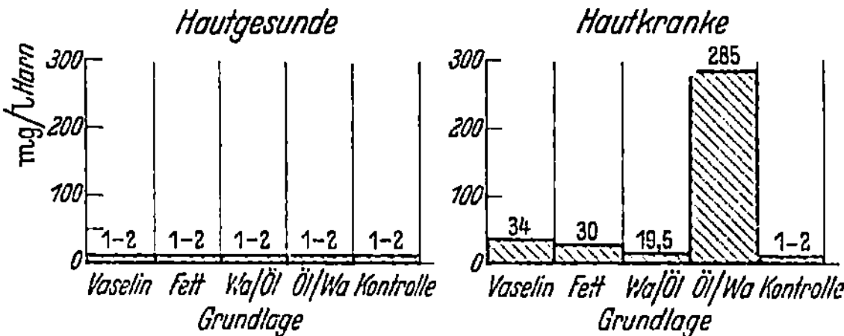

Abb. 11. Resorption der Borsäure aus 10proz. Salben.

Wir sehen also, daß bei unverletzter Haut keine Borresorption zu
erwarten ist. Bei geschädigter Haut ist die Aufnahme der Säure aus
allen Anwendungsformen möglich und aus Öl-in-Wasser-Emulsionen am
intensivsten. Es könnte hier bei Behandlung sehr großer Flächen unter
Umständen tatsächlich zur Aufnahme schädigender Mengen kommen.

Die Borsalbe, die bei Ekzematisationen, Allergosen u. dgl. als mildes
Desinfiziens, ansäuerndes Mittel und zur Entquellung (HERMANN[1]) verordnet wird, ist unter allen Salben der Apotheke einer der wichtigsten
Handverkaufsartikel, so daß eine eingehende Prüfung ihrer Wirksamkeit in bezug auf die Salbengrundlage gerechtfertigt erscheinen muß.
Wir haben uns dieser Aufgabe unterstellt und drei wasserfreie Salbengrundlagen mit 10% Borsäurepulver verarbeitet:

1. Vaselinum alb. synth. — 2. Ungt. Paraffini. — 3. Adeps synth.

Mit diesen 3 Salben wurden ausgedehnte Ekzematisationen behandelt
und sowohl das subjektive als auch das objektive Befinden genau registriert. Es zeigte sich, daß die Borsalbe auf Adepsgrundlage am schnellsten in die Haut eindringt. Sie war schon nach 1 Stunde von den
obersten Hautschichten aufgenommen worden und behinderte den
Wärmeaustausch in keiner Weise, was von den Patienten sehr angenehm
empfunden wurde. Die Borsalbe auf Vaselingrundlage verursachte in
einer Anzahl von Fällen Juckreiz. Ursache hierfür war vielleicht die

---

[1] HERMANN: Dermat. Z. 1927, 50.

Wärme- oder Sekretstauung, denn die Vaselinschicht befand sich noch nach vielen Stunden unverändert auf der Hautoberfläche. Die Paraffinsalbe entsprach in ihrer Wirkung dem Vaselinpräparat. Diese Beobachtungen wurden in allen Fällen gemacht, so z. B. bei einer Terpentinallergose, bei der ebenfalls die Adepsgrundlage als am angenehmsten empfunden wurde und die größte Heilwirkung zu haben schien. Die Versuche ergaben, daß die Adepsgrundlage bei akuten Ekzematisationen am angenehmsten wirkt. Es zeigte sich jedenfalls auch in unseren Versuchen der Unterschied, den ZUMBUSCH (zitiert nach RAPP) hervorhebt, daß Borsalben, die nicht mit echten Fett-, sondern mit Vaselin- oder Paraffinsalben hergestellt wurden, die empfindliche Ekzemhaut zuweilen reizen. ZUMBUSCH verwendete für seine Borsalben deshalb Schweinefett. Wir haben die besser haltbaren synthetischen Produkte zur Prüfung herangezogen. Sie bewährten sich sehr gut, so daß ihre Einführung in die Therapie mit Borsalben empfohlen werden kann.

Eine Ausnahme bilden die Fälle, in denen durch die Borsalbe Luftabschluß erzielt werden soll. Hier sind die unter 36° schmelzenden Fette ebensowenig brauchbar wie Vaselin-Paraffinöl-Mischungen, die sich trennen und nicht abdecken[1]. Hier dienen uns höher als bei 37° schmelzende Vaselinsorten.

In all diesen Borsalben ist die Borwirkung verhältnismäßig gering, denn die verriebenen Teilchen sind vom fetten Medium umhüllt und kommen mit den Sekreten nur in kleinen Mengen in Berührung. Man betreibt mit der Borsalbe also nicht so sehr Bortherapie, als Behandlung mit der Salbengrundlage.

Will man die Borwirkung verstärken, so muß die Säure gelöst in Wasser-in-Öl- oder Öl-in-Wasser-Form vorliegen. Bei ersterem Typ ist nur sehr geringe, bei letzterem starke Borresorption durch die geschädigte Haut und das Gewebe zu erwarten.

Nach FÜRST ist folgende Borsalbe sehr beliebt, die als Typ für Wasser-in-Öl-Emulsionen mit Borzusatz angeführt sei:

Rp. Acid. boric.
     Glycerin.   āā 2,0—4,0
     Vaselin.
     Lanolin.   āā   20,0

In ihr ist die Säure wie bei Borsäurecremes vom Öl-in-Wasser-Typ gelöst und die Acidität durch Glycerin verstärkt oder, besser gesagt, die Löslichkeit verbessert, so daß wir Resorption erwarten müssen, andererseits aber mit erhöhter Wirkung rechnen können. Er empfiehlt auch eine Bor-Zink-Paste, doch muß hier die Reagierfähigkeit der beiden Bestandteile, über die auf S. 188 Näheres ausgeführt wird, berücksichtigt werden.

Borax, Natriumtetraborat, wird durch die gesunde Haut nicht resorbiert. Es ist ein wichtiger Bestandteil zahlreicher Cosmetica, in denen es als schwacher Emulgator und als Konservierungsmittel verwendet wird; es ist alkalisch.

---

[1] FEIST: Dtsch. Apoth.-Ztg **1937**, 19.

Borolan L.P.C. (Lupocid-Ges.) enthält außer Borsäure noch Bienenwachs, Honig und pflanzliche Öle in Vaselin-Lanolin und wird bei Ekzemen, Rhagaden, Fissuren empfohlen.

Zusammenfassung. Die Borsalbe, ein mildes Desinfiziens, die auch als Ersatz für den fehlenden Säuremantel der Haut in Frage kommt und teilweise auch deshalb günstig wirkt, wurde bisher meist mit Vaselin bereitet. Die Wirkung der Fette als Grundlage ist besser, so daß deren Verwendung empfohlen werden kann. Da die Säureteilchen vom Fett oder Vaselin umschlossen sind, kommen verhältnismäßig geringe Mengen mit der Haut und den Sekreten in Berührung. Wir sehen bei der Borsalbe also teilweise den Effekt der Grundlage und nicht nur den des Medikaments. Wollen wir die lokale *Bor*wirkung verstärken, so müssen wir als Lösungsmittel Glycerin zufügen, oder wir bedienen uns einer Wasser-in-Öl- oder Öl-in-Wasser-Emulsion als Grundlage und lösen die Säure in der wäßrigen Phase. Borresorption ist durch die gesunde Haut aus keiner Salbenform heraus zu erwarten. Bei geschädigter Epidermis wird die Borsäure vom Körper aufgenommen. Sie kann bei großen Flächen in differenten Mengen resorbiert werden, so daß in solchen Fällen Vorsicht am Platze ist.

Pyrogallolsalben.

Pyrogallol = Trioxybenzol, das 5—10 proz. (aber nicht höher) in Salben auf Grund seiner Ätzwirkung auf dasLupusgewebe in der Dermatologie vielfach Verwendung findet, hat die Eigenschaft, mit manchen Grundlagen schwarze Reaktionsprodukte zu bilden. Nur erstklassige Vaselinsorten und Fette, die keine reagierenden Substanzen enthalten, sind für Pyrogallol- und Silbersalze verwendbar[1]. Allerdings ist die Verfärbung mehr für den Apotheker von Interesse als für den Hautarzt, der mit ihr rechnet und dieser Eigenschaft mit Unrecht nur geringe Bedeutung zumißt. Trotzdem interessieren Haltbarkeitsversuche. Hierbei wurden acht verschiedene 5proz. Pyrogallolsalben hergestellt und 1 Monat lang in Petrischalen in diffusem Zimmerlicht bei durchschnittlich 25° stehen gelassen (Abb. 12).

Salbe Nr. 1, mit synth. Vaselin, war nach dieser Zeit noch unverändert weiß.

    „   „   2, mit Vaselinum album DAB 6, wies ganz leichte Bräunung auf.

    „   „   3, mit Paraffinsalbe, war leicht gebräunt, innen jedoch noch annähernd farblos.

    „   „   4, eine Wasser-in-Öl-Emulsion, mit Adeps Lanae zubereitet, war außen dunkelbraun, innen hellbraun,

    „   „   5, eine Öl-in-Wasser-Emulsion, mit Adeps synth. zubereitet, war äußerlich etwas gebräunt, innerlich unverändert,

    „   „   6, mit Adeps suillus, war außen und innen schwarzbraun,

    „   „   7, mit Adeps synth., war äußerlich leicht gebräunt, innerlich unverändert.

    „   „   8, aus wasserfreiem Lanolin bereitet, war äußerlich dunkelbraun, innerlich nahezu unverändert.

Der Versuch zeigt, daß mit natürlichen Glyceriden keine haltbare Pyrogallolsalbe herzustellen ist und daß die Haltbarkeit der aus syn-

---

[1] Pharmaz. Z.halle Dtschld **69**. 288 (1928).

thetischem bzw. natürlichem Vaselin bzw. Paraffinsalbe sowie auch der Salbe aus synthetischem Fettsäureglycerinester bedeutend überlegen ist.

Im Anschluß an diese Versuche wurden die 5proz. Salben Nr. 1 und Nr. 7 obiger Klassifikation klinisch geprüft. Bei Psoriasis wirkte die Salbe mit der Fettgrundlage in 2 Fällen rascher als die mit Vaselin bereitete. Die Infiltrate wurden schneller resorbiert. Bei den anderen Fällen war der Unterschied im Sinne der Heilung nicht so deutlich, doch war die Adepssalbe symptomatisch angenehmer.

Bei Tbc. cutis luposa wurden 10proz. Pyrogallolsalben geprüft. Die mit Adeps bereitete Salbe verursachte bedeutend größere Macerationen, aber auch größere Schmerzen. Die Ätzung war mit dieser Salbe nach 6, mit der Vaselinsalbe erst nach 10 Tagen beendet.

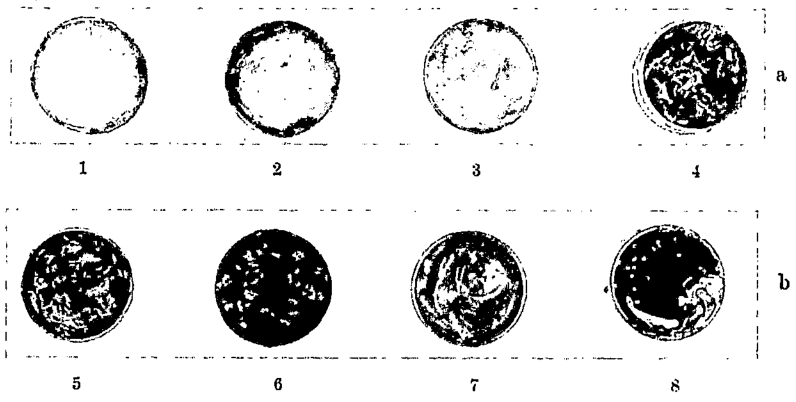

Abb. 12a u. b.   Haltbarkeitsversuch mit verschiedenen Pyrogallolsalben.

Erwähnt sei noch, daß 2proz. Pyrogallolsalben in Vaselin als Sonnenbräunungsmittel empfohlen und hergestellt werden. Ein derartiges Vorgehen muß verurteilt werden. Pyrogallol ist kein Cosmeticum, kein Färbemittel, sondern ein differentes Medikament, das — falls es durch die gesunde Haut resorbiert wird — Nierenschäden verursachen kann. Eine derartige Salbe müßte übrigens, wenn sie mit Alkalien, z. B. Seife, in Berührung kommt, schwarz werden, so daß die Haut fleckig wird.

Nun zu den Präparaten der Industrie:

Psorigallol Herxheimer (Hirschapotheke Frankfurt) ist eine 10% Pyrogallol enthaltende Kombination mit Teer (Lithantrol). Es dient in 2—10proz. Salben zur Psoriasisbehandlung.

Pyraloxin Unna (Mielk, Hamburg), ein oxydiertes Pyrogallol, wird bei Ekzemen und Pityriasis capitis in 0,5proz. Salben empfohlen. Es soll angenehmer wirken als Pyrogallol.

Lenigallol (Knoll) ist Pyrogalloltriacetat. Es wird in 2—5proz. Salben bei Ekzemen empfohlen und gut vertragen.

Zusammenfassend kann festgestellt werden, daß die Pyrogallolsalbe auf Fettgrundlage schneller und intensiver wirkt als eine gleichstarke Vaselinverarbeitung. Man kann bei Verwendung von Fetten als Grundlage mit der Dosierung herabgehen. Die Schmerzhaftigkeit der Salben wird durch Zusätze von Lokalanaestheticis herabgemindert. Alkalien sind fernzuhalten, und pro Tag sollen nicht mehr als 5 g verwendet werden, um Vergiftungen zu vermeiden (Fürst).

Die Pyrogallolschäden äußern sich in Methämoglobinbildung und Nephritis und können tödlich sein. So berichtet Pewny[1] von einem Todesfall, in dem ein Salicylsäurezusatz zu einer Pyrogallol-Zink-Paste die Resorption anscheinend verstärkt hat. Die Intoleranz ist nach Rusch[2] in der Gravidität besonders groß. Nach Unna[3] ist durch Salzsäuregaben per os die Vergiftungsgefahr herabzumindern.

Tanninsalben.

Als Lichtschutzmittel wurde die Gerbsäure schon besprochen. Sie wird ferner in Salben auf Grund ihrer entquellenden und gerbenden Wirkung in der Dermatologie therapeutisch und prophylaktisch verwendet, 10proz. Salben sollen der wässerigen Lösung nach Kreutzberg[4], der Saegesser zitiert, überlegen sein (leider ist die Grundlage nicht angegeben). Gerbung findet insbesondere auf der Schleimhaut statt, ferner bei Verletzungen und Brandwunden, aber nicht auf der gesunden Haut, da dort die eiweißfällende, also die gerbende Wirkung sich nicht entfalten kann. Man verwendet das Tannin in Brandsalben, in der Rosenthalschen Schwefel-Tannin-Salbe, die 5—10% Gerbsäure und 10—20% Schwefel in Vaselin enthält. Sehr wirksam ist hier das Tannin allerdings nicht, denn es ist vom Vaselin umschlossen und durchdrungen und kann ohne Wasser, dem der Zugang verwehrt ist, nicht wirken. Daher wurde die 20proz. Tanninsalbe der neuen 11. Ausgabe der USA.-Pharmakopoe mit 20% Glycerin bereitet. Mehr zu erwarten ist bei einzelnen Indikationen vom Tactocut, das Jäger bei Verbrennungen[5] empfiehlt und das eine Öl-in-Wasser-Emulsion, die auf bzw. in der Haut zu einer Wasser-in-Öl-Emulsion umschlägt, darstellt.

Tannin macht auf der Wäsche dunkle Flecken, es ist lichtempfindlich und soll bei der Bearbeitung und Verwendung nicht mit Eisen in Kontakt kommen. Es wird nicht resorbiert, da es in den eiweißhaltigen Schichten gebunden wird. Die Wirkung der Tanninsalben als Schutzmittel gegen Gewerbeallergosen ist nicht unbeschränkt, ja es verursacht, in allerdings seltenen, bei Perutz im Handbuch zitierten Fällen sogar selbst allergische Reaktionen.

Ratanhia-Gerbsäure wurde von Oppenheim[6] in Form einer 10% Ratanhia-Extrakt oder -Tinktur und 0,5% Thymol enthaltenden Vaselinsalbe zur Überhäutung empfohlen.

Großer Beliebtheit erfreuen sich die Auszüge aus Hamamelis virginiana, einem nordamerikanischen Strauch. Sie enthalten Gerbstoffe, die teilweise glykosidisch gebunden sind, und Spuren eines ätherischen

---

[1] Pewny: Med. Klin. 1925, 26.   [2] Rusch: Wien. klin. Wschr. 1901, 52.
[3] Unna: Mschr. prakt. Dermat. 1885, 21, 601.
[4] Kreutzberg: Dtsch. med. Wschr. 1939, 8, 263.
[5] Jäger: Münch. med. Wschr. 1936, 39.
[6] Oppenheim: Wien. klin. Wschr. 1918, 16, 146.

Öles sowie Schleimstoffe, die emulgierende Eigenschaften besitzen. Der Zusatz von Hamamelis ist oft der Stolz eines Cremherstellers. Welche eindeutigen Vorzüge das Mittel gegen Tannin zeigt, liegt nicht fest. Wahrscheinlich ist es wertvoll, weil es als wäßriger Auszug die Salbenerzeuger zwingt, Emulsionen, bei Tanninsalben die einzige wirksame Form, herzustellen. Im Ungt. Hamamelidis FMB: Rp. Extr. Hamamelid. 5,0 Lanolin 5,0 und Vaselin 40,0 erfreut es sich auch in der Pharmazie einer gewissen Beliebtheit.

Tannoform (Merck)- Salbe, 10proz., mit Vaselin-Lanolin, dient als Antisepticum und Adstringens.

Captol (Jacobi, Elberfeld), eine Verbindung von Chloralhydrat und Tannin, kommt in 1—2proz. Salben, die den Haarausfall bekämpfen sollen, vor.

Bromocollsalbe (Curta) enthält Bromocoll, das durch Fällung einer Dibromtanninlösung durch Leim bereitet wird. In Resorbin, in einer Menge von. 20% aufgenommen, dringt es laut Angabe in die Haut ein und entfaltet dort aufgespalten juckstillende Bromwirkung auf den Nervenendapparat, die durch das Tannin verlängert wird.

Chemocollsalbe (Curta) enthält den bromierten Gerbstoff Chemocoll. Die Wirkung der Salbe geht der obengenannten Bromocollsalbe parallel.

Dulgon (Benckiser), eine Kombination polymerer Phosphate, die in drei Einstellungen, nämlich sauer, neutral und alkalisch, zur Verfügung steht, wird als Bäder- und Salbenzusatz verwendet, um Gerbwirkung zu erzielen (Brandwunden). Da es sich um ein wasserlösliches Produkt handelt, gelten für die Salbenbereitung dieselben Gesetze wie für Tanninsalben.

Auch andere Gerbstoffe dürften verwendbar sein, doch müßte ihre Reizlosigkeit und therapeutische Wirkung in jedem Falle erst erprobt werden.

Zusammenfassung. Tannin und seine Glycerin-, Alkohol- und wasserlöslichen Ersatzprodukte entfalten ihre Wirkung als fettunlösliche Substanzen vorzüglich in wässerigem Milieu, also in Öl-in-Wasser- oder in Wasser-in-Öl-Salben, deren Frischbereitung empfehlenswert ist.

Chrysarobinsalben.

Chrysarobin = Dioxymethylanthranol ist in Wasser unlöslich, in fetten Ölen schwer löslich. Es hat antiparasitäre Wirkung und wird deshalb auch bei Mykosen verwendet, wenn auch seine Hauptindikation infolge seiner reduzierenden Eigenschaften die Psoriasis ist. Es wirkt auf die Herde intensiver ein als auf die umgebende gesunde Haut.

Chrysarobinsalben sind 0,1—5proz., in der neuen amerikanischen Pharmakopoe, 11. Ausgabe, 6proz. und werden meist mit gelbem Vaselin, evtl. unter Zusatz von Teer, bereitet. Als weiteres Adjuvans dient bisweilen Sapo viridis, so in der DREUwschen Salbe, die auch Salicylsäure enthält.

Ob Fette nicht besser wirken als Vaselin, sollte ein Versuch klarstellen.

Zunächst wurden drei gleichstarke (5proz.) Salben aus

1. synthetischem Fett, FP 37°,
2. Vaselin alb. DAB 6, Fp. 37°,
3. Vaselin synth., Fp. 62°,

hergestellt. Bei der Verarbeitung zeigte sich kein Unterschied, nur scheint das Chrysarobin bei etwa 70° im Fett etwas besser löslich zu sein als in den beiden Vaselinsorten. Alle 3 Salben sind gut haltbar. Im Modellversuch im ammoniakalischen Wasser verändert sich 1 g der Salbe 2, auf einem Objektträger verstrichen, kaum, es gab auch keine Färbung an das umgebende Wasser ab. Salbe 3 färbte sich etwas dunkler und rötete das wäßrige Medium. Salbe 1 wurde oberflächlich braunschwarz, das Wasser tiefrot. Man sollte nun annehmen, daß auf der gesunden Haut und am Krankenbett die Salbe 1 am besten wirkt; doch schon am gesunden Arm der Versuchsperson zeigte sich nach 5stündiger Applikation der 3 Präparate, daß die Verreibungen 2 und 3 eine intensivere Bräunung hinterlassen hatten als Salbe 1.

Simultanversuche bei Psoriasis mit 5proz. Chrysarobinsalben, bei denen auf der einen Seite Adeps synth., auf der anderen Vaselin synth. mit gleichem Schmelzpunkt verwendet wurde, ergaben, daß die Adepsseite früher die für Chrysarobin typische Verfärbung der Haut zeigte, während die Vaselinseite eine schnellere Resorption der Psoriasispapeln aufwies. Auf der Vaselinseite trat in manchen Fällen überhaupt keine Violettfärbung ein, in anderen verspätet.

Diese Beobachtungen sind wohl so zu deuten, daß die Adepsgrundlage das Chrysarobin schneller durch die Haut diffundieren läßt, wobei in manchen Fällen die Diffusion des Chrysarobins so schnell ist, daß sie im Heileffekt hinter der vaselinhaltigen Grundlage zurückbleibt. Die Salbengrundlagen waren auf denselben Schmelzpunkt eingestellt, so daß Fehlerquellen durch die Schicht- bzw. Dochtwirkung von Verbandstoffen ausgeschaltet werden konnten. Dieses Verhalten der Chrysarobinsalben ist geradezu als klassisches Beispiel zu werten. Es zeigt eindeutig, daß alle Modellversuche, ja selbst Resorptionsversuche keinen Anhaltspunkt geben, der irgendwie auf das klinische Verhalten Schlüsse ziehen läßt.

Nun ein Chrysarobinpräparat der Industrie:

Cignolin (Bayer), ein entmethyliertes Chrysarobin, also Dioxyanthranol. Es wirkt 2—5mal stärker als das Naturprodukt, so daß die Dosis erniedrigt werden kann.

Chrysarobin ist ein sehr differentes Mittel, das auf der gesunden Haut an den Genitalien, insbesondere aber auf der Schleimhaut und in den Augen schwere Schäden verursachen kann. Bei der Bereitung und Anwendung der Salbe ist dies zu berücksichtigen. Man muß mit niederen Konzentrationen beginnen. IGERSHEIMER[1] empfiehlt, die Hände der Kranken nachts verbinden zu lassen, um die unwillkürliche Berührung der Augen zu verhindern.

---

[1] IGERSHEIMER: Klin. Mbl. Augenheilk. 1912, 50, 518.

Resorption des Chrysarobins kann zu Nierenreizungen führen, der Harn muß daher kontrolliert werden[1]. Als Salbengrundlage für Chrysarobinsalben bleibt nach wie vor Vaselin empfehlenswert.

Resorcinsalben.

Salben, die Resorcin enthalten, werden unter dem Kapitel „Desinfizientien" besprochen, sofern die keimtötende Wirkung der Zubereitung im Vordergrund steht. Hier soll die dermatologische Wirkung der Salbe, die je nach der Konzentration als Ätz-, Schäl- und Epithelisierungsmittel sowie bei Ekzemen zur Anwendung kommen, besprochen werden. Die desinfizierende Wirkung, die eingehender behandelt wird, kann als Test der Salbe herangezogen werden. Ihr zufolge ist bei gleichem Resorcingehalt dessen Wirksamkeit aus Vaselin und aus Fetten befriedigend. Wasserfreie Verarbeitungen dürften vorzuziehen sein, da in solchen Fällen das Gefälle Fett-Wasser auf der Haut wirksam ist und diese Kraft nicht vorweg verbraucht ist. In der Literatur hat sich daher auch keine Angabe gefunden, die für Resorcinsalben eine bestimmte Grundlage besonders empfiehlt. So ist eine 2,5proz. Resorcin-Zink-Paste mit Vaselin-Lanolin als Grundlage in manchen Fällen in Gebrauch. Bei Acne schlägt NEISSER folgendes Rezept vor:

Rp. Resorcini 0,1
Zinc. oxydat.
Bismut. subnitr. aa 2,0
Ungt. lenient.
Ungt. simpl. āā ad 20,0

Ein anderes Rezept lautet:

Rp. Resorcini 0,2—06
Amyli
Zinc. oxydat. āā 4,0
Vaselin. flav. 20,0

Eine Salbe mit Resorcin, Salicylsäure, Carvacrol, β-Naphthol in Vaselin wird unter dem Namen **Lupocid** (Meinzer u. Peter, Karlsruhe) von VONNO[2] und WENDELBORN[3] zur Ätzung bei Lupus und bei Allergosen zur Desensibilisierung des Epithels, bei dem die 33proz. Salbe schon lange in Verwendung steht, in vier verschiedenen Stärken empfohlen.

Euresol (Knoll), Monoacetylresorcin, wird in 10proz. Salben verwendet.

Resorcin und seine öllöslichen Abkömmlinge können aus Salben, die namentlich auf der kindlichen Haut wirken, zur Resorption kommen und Vergiftungen verursachen. Die Salben sind mit besonderer Vorsicht herzustellen, da unverriebene Krystalle ätzend wirken. In den ersten drei Lebensmonaten ist die Anwendung von Resorcinsalben wegen der Vergiftungsgefahr nach LIBENAM[4] zu unterlassen.

---

[1] LINDE: Dtsch. med. Wschr. **1898**, 539. [2] VONNO: Med. Welt **1936**, 4.
[3] WENDELBORN: Dermat. Wschr. **1937**, 11.
[4] LIBENAM: Med. Welt **1935**, 34, 1217.

β-Naphtholsalben.

β-Naphthol wurde von KAPOSI 1881 in die Dermatologie eingeführt. Es ist öllöslich, bactericid, leicht juckstillend und in höheren Konzentrationen ein Schälmittel, das die gesunde Haut resorbiert. Es wird in 1—10 proz. Salben angewendet. So gibt die französische Veterinärpharmakopoe ein 10 proz. β-Naphthol-Vaselin an. UNNA hat für sein β-Naphthol-Präparat Glycerin-Gelatine, LASSAR für seine Schälpaste Vaselin und Kaliseife aa, KAPOSI ¹/₃ Schweinefett, ¹/₃ Kaliseife als Grundlage angegeben. UNNAs Gelatine war 6 proz., LASSARs Schälpaste 10 proz., KAPOSIS Krätzensalbe 9 proz.

β-Naphthol-Salben werden auch von GERHARDT[1] als Schälkuren empfohlen; man muß aber bedenken, daß sie bei Nierenkranken kontraindiziert sind und daß auch bei Gesunden schon 3 g β-Naphthol tödliche Nephritiden verursachen können[2]. Auch Schädigungen der Augen wurden beobachtet. In der Hand des Kosmetikers, der nicht Arzt ist, sind solche Salben gefährlich.

Zur Brandwundenbehandlung empfiehlt TUNGER[3] eine β-Naphthol-Salbe auf Paraffinsalbengrundlage mit Eucalyptusöl. Durch den Ölzusatz wird die Resorption beeinflußt und evtl. das Gewebe gereizt; er ist daher wohl abzulehnen.

β-Naphthol ist lichtempfindlich, die Salben werden zweckmäßigerweise in dunklen Gefäßen aufbewahrt. β-Naphthol ist kein indifferentes Mittel, resorbiert kann es Nephritiden machen und die Augen schädigen. Da es öllöslich ist, kann aus allen Fetten und Paraffinkohlenwasserstoffen mit einer genügenden Wirkung gerechnet werden. Die verschiedenen Salbengrundlagen eignen sich wohl gleich gut zur Herstellung der β-Naphthol-Salben.

Teersalben.

Die verschiedenen Teersorten, deren wichtigste Pix liquida (Holzteer) und Pix lithanthracis (Steinkohlenteer) sind, werden in zahlreichen Salben zur Anwendung gebracht. Diese wiederum enthalten die verschiedensten Salbengrundlagen. In Amerika und England wird Holzteer aa mit einer Wachs-Schweinefett-Mischung verrieben; Frankreich und Portugal schreiben eine 10 proz. Holzteer-Schweinefett-Salbe vor, Spanien dieselbe Grundlage, aber 15 % Teer, Belgien 20 % Teer und 80 % Ungt. simplex. LASSAR gab eine alkalische 15 proz. Teer-Vaselin-Seifensalbe an.

Wir müssen, um die Wirkung des Teers in Salben zu analysieren, dessen Bestandteile und ihr Verhalten in Fetten kennen und zugrunde legen, denn seine Gesamtwirkung resultiert aus den Einzelkomponenten. Der Steinkohlenteer enthält Phenole, Kohlenwasserstoffe, Naphthalin und Anthracenderivate, basische Substanzen vom Pyridintyp, also fast durchweg fettlösliche Substanzen, und reagiert alkalisch. Holzteer ent-

---

[1] GERHARDT: Parfumeur **1932**, 39.
[2] STARKENSTEIN, ROST, POHL. zit. nach SCHWARZ: in Parfumeur **41**, 659.
[3] TUNGER: Dtsch. med. Welt **1922**, Nr 3.

hält Phenole, Terpene, Homologe der Essigsäure, Kresole. Die Basen und Anthracenderivate fehlen. Er reagiert sauer.

Die Phenole des Teers scheinen die Ursache der anästhesierenden und juckstillenden sowie antimykotischen Wirkung zu sein; den Kohlenwasserstoffen, der Benzol-, Naphthalin- und Anthracenreihe dürfte die heilende Wirkung zukommen, wogegen die Pechbestandteile keine nennenswerte Wirkung ausüben (FÜRST). Die Pyridine sind giftig, der in den Schieferteeren vorhandene Schwefel hat die bekannte Wirkung.

Birkenteer ist ein Bestandteil der mit Adeps suill. bereiteten WILKINSONschen Salbe, in der Schwefel die Teerwirkung verstärkt.

<pre>
Rp.   Sulf. depurat.
      Pix betul.   āā 30,0
      Sapo med.
      Adeps suill.   āā 60,0
      Creta alba.   20,0
</pre>

In dieser Salbe soll die Seife die Hornschicht zum Quellen bringen, die Kreide die Abschilferung erleichtern, die sauren Teerbestandteile neutralisieren. Der Schwefel keratolysiert die Parasiten, die auch der Teer abtötet.

Die alte WILKINSONsche Salbe ist jedoch infolge ihrer schmierigen Beschaffenheit und des Geruches wegen nicht beliebt. Die Pharmaz. Ztg 1934, 6, 71, gibt an ihrer Stelle folgendes Rezept an:

<pre>
Rp.   Bals. peruv.   30,0
      Sulf. praecip.   10,0
      Ichthyol.   5,0
      Sagrotan.   2,0
      Ol. Lavend.
      Ol. Anisi   āā   0,2
      Ungt. molle   100,0
</pre>

Die Öle werden den Geruch verbessern, die Fernwirkung aber verstärken, sie bleiben besser weg.

Da die Teersalben nicht dauernd verwendet werden, ist nach BÖHME[1] keine Carcinomgefahr bei ihrer Anwendung vorhanden. Es gibt aber auch Autoren, die alle Teerprodukte aus der Dermatologie ausscheiden wollen. REDING[2] geht noch weiter und wendet sich auch gegen die Hormontherapie mit hohen Dosen und gegen die Behandlung mit radioaktiven Stoffen und Vitaminen.

Über die Resorption der Teerbestandteile sind in der Literatur exakte Angaben von MONCORPS und SCHMIDT[3] gemacht worden. Nach dem Aufstreichen einer 2—5proz. Ol. Rusci-Zink-Paste auf die gesunde Haut läßt sich 1—2 Tage lang eine geringe Mehrausscheidung von Gesamtphenol im Harn nachweisen. Bei Verwendung des unverdünnten Teers war die Mehrausscheidung 5 Tage lang zu beobachten. Sie betrug das $1^{1}/_{2}$—3fache der normalen Phenolausscheidung. Aus Steinkohlenteer wurde wesentlich weniger resorbiert. Bei Guajacolbelastung ergab sich ein Resorptionsausmaß von 3—6% der aufgetragenen Menge. Eucerin,

---

[1] BÖHME: Med. Welt 1937, 18. [2] REDING: Strahlenther. 64, 540.
[3] MONCORPS u. SCHMIDT: Arch. exper. Path. 195, 573 (1937).

also die Wasser-in-Öl-Emulsion, diffundierte besser als Teginsalbe, eine Öl-in-Wasser-Verreibung.

Außer dem Teer kennt das DAB 6 noch 5 Teerbestandteile, die, soweit sie in Salben verwendet werden, in getrennten Kapiteln besprochen sind, wasser- oder öllösliche Produkte. Je nach der Löslichkeit wird auch die Resorption verschieden sein. Öllösliche Produkte werden rasch durch die gesunde Haut resorbiert werden, wasserlösliche hier oberflächlich bleiben.

Von den zahlreichen Teerprodukten der Industrie sollen nur Anthrasol (Knoll) entfärbter Teer, Cadogel (Homburg), Carboneol, Carboterpin (Fresenius), Empyroform (Schering), Liantral, Lithantrol, Pittylen, Pittalon, das Pitral (Lingner) und kolloider Teer (Heyden) sowie Sulfanthren, das Teer und Schwefel enthält, genannt werden. Pix solubilis ist ein Teersulfonat, Liquor carbon. detergens ist eine alkoholische Lösung, die, mit Wasser verdünnt, Teer-in-Wasser-Emulsionen ergibt und Quillajasaponin als Emulgator enthält. Dieses wird vom Wollfett inaktiviert, so daß damit nur schwer Salben bereitet werden können.

Da die juckstillenden ebenso wie die sonstigen dermatologischen Wirkungskomponenten, die keratoplastischen, keratolytischen ätzenden Eigenschaften durch den lokalen Kontakt mit dem Teer und dessen Bestandteilen, nicht aber durch Fernwirkung verursacht sind, empfiehlt sich bei gleicher Wirksamkeit eine Salbengrundlage, die keine allzu starke Resorption, insbesondere der giftigen Phenole, erwarten läßt. Die meisten Salben sind daher wohl aus reiner Empirie mit Vaselin bereitet.

Teer ist kontraindiziert bei Nierenkranken. Die Teerbehandlung größerer Flächen als ein Viertel des Körpers kann zu Intoxikationen führen. Lokale Reizungen werden bisweilen beobachtet, ebenso Teeracne durch Verstopfen der Talgdrüsen durch die Pechbestandteile. Im Teer sind die einzelnen Komponenten, die Phenole, Naphthene, Kohlenwasserstoffe, beim Nadelholzteer nach WASICKY[1] die ätherischen Öle wirksam. Die Haut wird durch Sonnenlicht gegen Teer sensibilisiert; sie ist daher vor direkter Bestrahlung zu schützen. Die Schwarzfärbung des Urins sowie gelegentlich auftretende Cylindriurien sind den Klinikern bekannt und erfordern besondere Beobachtungen.

Sulfonierte Teer- und Schieferölpräparate in Salben.

Medizinisch verwendete Schieferöle werden in den verschiedensten Orten Europas gewonnen. Die teilweise ungesättigten wasserlöslichen Ammon- oder Alkalisalze ihrer Sulfosäuren und der Teere bilden auch in Fetten lösliche bzw. damit gut mischbare Produkte, die infolge ihrer Schwefelkomponente und der ungesättigten Bestandteile reduzierend, gefäßverengernd, verhornend, antiseptisch und austrocknend wirken. Es seien nur einige der bekanntesten Vertreter genannt:

Das *Eutirsol*, ein Schieferöl. *Ichthyol*, das von Cordes-Hermanni, Hamburg, herausgebrachte Ammonium sulfoichthyolicum, das aus

---

[1] WASICKY, zit. bei PERUTZ: im Handbuch für Haut- und Geschlechtskrankheiten.

Seefelder Schiefern stammt, ferner *Isarol* (Ciba), *Karwendol*, das aus bayerischen Schiefern gewonnen wird; das entfärbte *Leukichtol*, *Thigenol* (La Roche), ein Teeröl, *Tumenol* (Bayer), ebenfalls ein Ammonsalz eines Schieferölsulfonates, *Tiol* (Riedel), ein Teeröl, *Eufosyl* (Pharmepa), ein Schieferöl-Schwefel-Präparat und Wirkstoff der Fosiderm-produkte.

Diese Präparate werden als Salben mit allen gebräuchlichen Grundlagen verarbeitet: mit Glycerin-Gelatine (nach UNNA), Zinkpaste (NEISSER), Vaselin-Lanolin Adeps suill. 2% Salicylsäure und 10% Ichthyol in Lanolin-Adeps suill. aa 44 Teile enthält das Ungt. Icht. comp. Unna. Alle Grundlagen bringen die Präparate zur Wirkung; bedeutende Vorteile der einen oder anderen Form sind weder bekannt noch zu erwarten, die gleichmäßige Verteilung des Medikamentes in der Grundlage wird aber durch Wollfettzusatz bedeutend verbessert (BRANDRUP[1]). Ob dieser Zusatz an sich die Wirkung der Salbe steigert oder hemmt, ist noch ungeklärt.

Unter den schieferölhaltigen fertigen Präparaten der Industrie sollen nur einige Beispiele, die im In- oder Ausland Bedeutung haben, erwähnt werden.

Dermichtol (Cordes-Hermanni) besteht aus Leukichtol, Acid. carbolic. und Acid. salicyl., Terpenen, Ungt. basilicum (VOLKMANN[2]).

Ichtyolan (Cordes-Hermanni, Hamburg) heißen die 10-, 20- und 50proz. fertigen Ichthyolsalben der Ichthyolhersteller.

Inotiol (Dr. Debat) enthält ein Schieferölderivat, Hamamelisextrakt, Zink- und Titanoxyd, anscheinend ohne Fett oder Kohlenwasserstoffe. In Deutschland heißt das Präparat *Inoton* und wird von Klinge, Berlin, hergestellt.

Lyssiasalbe (Lyssia-Werk, Freiburg) besteht aus Schieferölabkömmlingen, Zinkoxyd, Naphthalan, Perubalsam, Hamamelisextrakt, Bismut. oxyjodogallic., Dioxychinolin sulf. in Vaselin-Lanolin-Mischung.

Varikosansalbe (Kermes, Hainichen in Sachsen) enthält außer Albuminen, Lipoiden, Fetten, bituminösen Teerölen „andere bei derartigen Produkten übliche Bestandteile".

Thiosept der Thiosept-Ges. Wien wird aus Tiroler Schiefern gewonnen. ROTHAUG und HEIN[3] empfehlen es neuerlich bei Ekzemen, Dermatitiden u. dgl. Es ist nicht sulfoniert, also nicht wasser-, sondern lipoidlöslich.

Bezüglich der Resorption müssen wir unterscheiden, ob wir die Schleimhaut, die gesunde oder kranke Haut behandeln wollen. Im ersteren Falle ist die Resorption noch nicht geklärt[4], aber wahrscheinlich, da die Präparate vom Fett zum Wasser, in dem sie löslich sind, ziehen. Bei beiden letzteren durchdringt nach PINCUSSEN[5] das Ichthyol sowohl wäßrige als auch, wie er angibt, fette Schichten. Da die Resorption hier nicht schädlich oder unerwünscht ist und derartige Präparate

---

[1] BRANDRUP: Pharmaz. Ztg **1933**, 78.
[2] VOLKMANN: Dtsch. med. Wschr. **1934**, 60.
[3] ROTHAUG u. HEIN: Wien. med. Wschr. **1938**, 39.
[4] LIEF: Münch. med. Wschr. **1935**, 5.   [5] PINCUSSEN: Dermat. Z. **1931**, 62.

auch innerlich in günstigem Sinne wirken, braucht gegen eine die Resorption besonders fördernde Salbengrundlage kein Bedenken erhoben zu werden. Wenig wirksam scheint nur das reine Vaselin als Salbenbasis zu sein, da das Ichthyol nach dem Schmelzen der Salbe auf der Haut wie ein Firnis zurückbleibt und dort die therapeutische Wirkung nicht entfalten kann, weil es gar nicht mit den wäßrigen Schichten der tieferen Hautpartien in Kontakt kommt.

In Emulsionen ziehen die Schieferölpräparate ins Wasser und kommen aus diesem zur Wirkung. An sich sind die Sulfonate der Schieferöle keine oder nur äußerst schwache Emulgatoren, die nur sehr unstabile Pseudoemulsionen, die gut kühlen, ergeben.

Metallsalzsalben.
Salben mit Aluminiumsalzen.

Wichtig ist das **Aluminium aceticum**, das als $^2/_3$-Acetat der Träger der Wirkung des Liquor alum. acet. ist. Dieses wichtige Präparat ist mit Wollfett, wie schon erwähnt, Bestandteil mancher Kühlsalben, wirkt entquellend bzw. quellungshemmend und ist durch seine saure Reaktion bzw. durch die Puffereigenschaften imstande, Störungen im Säuremantel der Haut zu beheben.

Alsol (Athenstaedt u. Redecker) ist eine 50proz. Al. acet.tart.-Lösung, die in der Alsolcreme verwendet wird.

Lenicet (Reiss) ist ein polymerisiertes Al.-Subacetat, das in verschiedenen Salben zur Anwendung kommt und dort durch seine Pufferwirkung ein p_H von 3,5 erhält.

Ormicet (Tempelhof), ameisensaures Aluminium, wird in Cremes verarbeitet.

Eine große Anzahl weiterer Aluminiumpräparate geht den genannten in der Wirkung parallel.

Aluminiumstearat ist ein Adstringens und häufiger Bestandteil alkalifreier wasserhaltiger Cremes.

Bolus alba, Al.-Silicat, soll die Wundsekrete auch in Salbenform aufsaugen (Einzelheiten unter Zinkpaste). Der rote Bolus dient als Färbemittel in der Kosmetik. Bolus ist unlöslich.

Resorption der Aluminiumsalze aus Salben ist auf Grund der Indifferenz der unlöslichen, der eiweißfällenden Eigenschaften der wasserlöslichen Salze nicht zu erwarten und auch nicht anzustreben.

Aluminiumhydroxydgelsalben wurden von uns zu Versuchszwecken hergestellt. Sie enthielten zuerst 10% Aluminiumhydroxydgel; dieses wiederum besteht aus Aluminiumhydroxyd und 90% Wasser, so daß die Salbe — berechnet auf wasserfreies Aluminiumhydroxyd — 1proz. war. Zur Entquellung akuter Dermatitiden erwies sich diese Konzentration noch als zu hoch. Mit zwei Salben, die erste auf Adeps synth.-Grundlage, die andere mit Vaselin synth. bereitet, wurden simultan in 10 Fällen Versuche angestellt. Die mit Adeps bereitete Salbe erwies sich als weit besser entquellend oder quellungshemmend, die Vaselinsalbe war deutlich schlechter. Eine entquellende und heilende Wirkung trat bei letzterer Salbe nicht ein, es schien, als ob der Kontakt zwischen Medikament und Haut durch das Vaselin unüberbrückbar unterbrochen sei.

Die Versuche hatten kein neues Präparat zum Ziel, sondern sollten nur klarstellen, in welcher Grundlage wäßrige Arzneimittel dieses Typs besser wirksam sind. Sie fielen eindeutig zugunsten des Fettes aus, so daß dieses bei all diesen Gelen dem Vaselin vorgezogen werden kann.

Arsen.

Wird in Form von arseniger Säure in Ätzpasten bisweilen verwendet. Als Muster kann das Ungt. Arsenici destruens F.M.G.

Rp.   Acid. arsenicosi 2,0
     Sulfur. dep.   2,0
     Ungt. Cerei   15,0

dienen, doch gibt es auch andere Ätzpasten, die mit Fett, Harzen und Wachsen bereitet werden. Eine von ihnen wurde von einem jugoslawischen Lehrer erfunden und bei Carcinom als besonders wirksam empfohlen. Die Nachprüfung an verschiedenen Kliniken bestätigte die Erwartungen aber nicht, doch kommen Erfolge vor. So beschreibt LINSER[1] ein Röntgencarcinom, das durch die KÜLZsche Paste zur Abheilung kam.

Antimon

bzw. dessen weinsaures Salz wird in manchen Ländern in Form des Ungt. Tartari stibiati zur Ätzung angewendet. Der fein gepulverte Brechweinstein wird nach dem DAB 6 mit 4, sonst je nach dem Lande mit 5 Teilen Vaselin, Schweinefett, Lanolin oder mit 3 Teilen Schweinefett angerieben. Die Salbe ätzt nur in saurem Milieu, so daß insbesondere die Ausführungsgänge der Follikel angegriffen werden; dadurch haben mit ihr vorgenommene Ätzungen ein variolaähnliches Aussehen. Um zu sehen, inwieweit die Salbengrundlage auf die Intensität der Wirkung einen Einfluß hat, wurden fünf verschiedene 20proz. Ätzsalben bereitet.

1. mit Vaselin flav., Fp. 38°,
2. „ Vaselin synth., Fp. 60°,
3. „ Adeps synth., Fp. 35°,
4. „ Adeps synth., Fp. 45°,
5. „ Adeps Lanae.

Die Salben wurden wie die Cantharidensalben geprüft. Es zeigte sich nach 5—24 Stunden keine Reaktion. Die Salben 2, 3 und 5 wurden dann nochmals 48 Stunden lang unter Luftabschluß appliziert; die intensivste Ätzung hatte Präparat 3 verursacht, also die Fettsalbe, die Salbe 2 stand ihr kaum nach, Salbe 5 wirkte nicht. Auf der gesunden Haut ist also die beste Wirkung aus Fett zu erwarten, sie tritt aber erst nach 48 Stunden ein.

Bei Hautleishmaniose, also bei geschädigter Haut, wird 10proz. Salbe nur 30 Minuten lang appliziert. Die Behandlung ist schmerzhaft und gefährlich, auch wenn mit der Dosierung bis auf 2proz. Salben herabgegangen wird. SELMANOWITSCH warnt deshalb vor der An-

---

[1] LINSER: Dermat. Wschr. **1938**, 12.

wendung[1]. Die 10proz. Salbe wird zur Behandlung der Mikrosporie von OPPENHEIM[2] empfohlen. Der Autor glaubt mit Recht, daß die Herde intensiver geschädigt werden als die umliegenden nichtbefallenen Partien. Doch ist diese Behandlungsart auf Grund verschiedener Nachteile und unsicherer Wirkung verlassen worden.

Antimonsalze werden wie Arsensalze von der geschädigten Haut resorbiert, es kann zu schweren, ja zu tödlichen Vergiftungen kommen. In alten Präparaten können die durch die Ranziditätsprodukte entstehenden Antimonseifen, die öllöslich sind, auch durch die gesunde Haut hindurch resorbiert werden.

Barium.

Bariumsulfid wird als Wirkstoff mancher Depilatorien empfohlen. Seine Verwendung steht mit dem § 3 des Gesetzes über die Verwendung gesundheitsschädlicher Farben vom 5. Juli 1887 im Widerspruch und ist verboten[3]. Die anderen Bariumsalze, außer dem Sulfat, sind stark giftig; dieses ist unlöslich und therapeutisch unwirksam. Es findet sich zur Abschirmung in manchen Röntgenstrahlenschutzsalben.

Blei.

Die wichtigste Bleisalbe ist das **Ungt. Diachylon,** das von HEBRA mit Leinöl bereitet wurde. Jetzt wird es je nach dem Lande durch Zusammenschmelzen von gleichen Teilen Bleiseife = Emplastr. diachylon' und Vaselin bzw. Schweinefett hergestellt und kann gegebenenfalls 2% Phenol oder 5—10% Salicylsäure enthalten. Nach ZUMBUSCH (zitiert von RAPP) wie auch nach WINTERNITZ[4] und RUNGE[5] ist die Fettsalbe, die z. B. die alte österreichische Pharmakopoe vorschrieb, der Vaselinsalbe des DAB 6, die von KAPOSI eingeführt wurde, überlegen. Die Vaselinsalbe sei nicht imstande, bei der Ekzembehandlung die Krusten zu durchdringen und zu lösen, sie reizt auch häufiger.

Ungt. Diachylon wird zweckmäßigerweise ohne Zusatz von Lavendelöl hergestellt, da dieses Reizungen verursachen kann. Das Ungt. Diachylon Hebra, das durch Zusatz von Olivenöl geschmeidiger gemacht werden kann, stellt auch nach ZUMBUSCH und MONCORPS[6] eine brauchbare Grundlage dar und wird ausschließlich als Salbenverband angewendet.

Es interessierte nun die Frage, ob das sonst dem Schweinefett gleichwertige Adeps synth. auch hier dieses zumindest ersetzen kann. Zu diesem Zweck wurde je eine Diachylonsalbe mit Fett und Vaselin hergestellt. Bei der Verschmelzung zeigten sich keine Unterschiede. In der Konsistenz war die Salbe mit Fettgrundlage angenehmer, sie drang leichter in die Haut ein. Therapeutische Versuche ergaben nicht immer die zu erwartenden deutlichen Unterschiede zwischen den beiden Salben.

---

[1] SELMANOWITSCH: Dermat. Wschr. **1936**, 50.
[2] OPPENHEIM: Zbl. Hautkrkh. **3**, 428 (1922).   [3] Seifensieder-Ztg **1939**, 4, 60.
[4] WINTERNITZ, in TRUTTWIN: Handbuch der kosmetischen Chemie.
[5] RUNGE: Dtsch. Apoth.-Ztg **1936**, 51.
[6] ZUMBUSCH u. MONCORPS: Jkurse ärztl. Fortbildg **1932**, 4, 8.

Dieses abweichende Verhalten gegenüber den von Zumbusch geprüften Salben erklärt sich vielleicht in der besseren Qualität des jetzt im Handel erhältlichen Vaselins. Die andere Möglichkeit, daß das Schweinefett hier nicht von dem sonst überlegenen synthetischen Fett ersetzt werden kann, ist unwahrscheinlicher. Zwar gibt es solche Fälle, z. B. bei Jodkalisalben, doch ist hier die Notwendigkeit freier Fettsäuren oder von Doppelbindungen, durch die sich das Naturprodukt unterscheidet, nicht einzusehen.

Das Ungt. Diachylon ist keine einfache Lösung oder Mischung, sondern eine Emulsion, zu deren Herstellung kleine Wassermengen nötig sind. Aus völlig trockenen Bestandteilen kann die Salbe nicht bereitet werden.

Ungt. Plumbi, Bleisalbe (Bleiessigsalbe), wird nach dem DAB 6 mit Ungt. molle 1 : 9 bereitet. In England ist sie 2,5proz. und wird mit Paraffinsalbe hergestellt. In der Schweiz werden 10 Teile Bleiessig, 20 Teile Wasser und 70 Teile Cetylsalbe zusammengearbeitet. Die Salbe ist rein weiß, schmutzt nicht wie die DAB 6-Salbe und soll besser kühlen. Sie wird von Sido[1] empfohlen. Die Italiener verwenden Adeps benz. oder Vaselin. Über die Unterschiede zwischen den einzelnen Salben ist nichts bekannt. Es ist aber anzunehmen, daß die mit Adeps bereiteten Salben insbesondere bei längerer Lagerung die Resorption eher gestatten. Die Vaselinsalbe dürfte ungefährlicher sein. Die vom DAB 6 angeführte Salbe ist daher, wie auch Wojahn betont, zweckmäßig, da sie nur geringe Intoxikationsgefahr in sich birgt. Mit Fetten empfehlen sich nur die frisch bereiteten Präparate.

Ungt. Cerussae, Bleiweißsalbe, wird nach dem DAB 6 1 : 9 mit Vaselin bereitet. Manche Länder schreiben Adeps suillus als Grundlage vor; in Frankreich muß sie mit Schweinefett jedesmal frisch bereitet werden. Als Konzentration des Bleiweißes wird meist 1 : 2 gewählt. Um die Resorptionsgefahr nicht zu vergrößern, ist bei den mit Fett bereiteten Salben Frischherstellung des Ungt. Cerussae und des *Ungt. Cerussae camph.* angezeigt.

Plumbum oleinicum empfiehlt Behnt[2] mit Phenol und Quecksilberchlorid bei Lichen planus hypertrophicus.

Ungt. Plumbi tannici. 1 Teil Gerbsäure wird mit 2 Teilen Bleiessig verrieben und der Brei in 17 Teilen Schweinefett eingearbeitet. Frischbereitung ist vorgeschrieben. Manche Länder nehmen Vaselin als Grundlage.

Die Bleibehandlung sollte weder bei der kranken noch bei der gesunden Haut allzu lange fortgesetzt werden, da sie zu chronischen Bleivergiftungen führen kann[3], was allerdings Sprinz[4] bestreitet. Insbesondere gilt dies bei der Verwendung wasser- oder öllöslicher Bleisalze. Alle Bleisalben, insbesondere die mit Fetten hergestellten, sollten jeweils frisch bereitet werden, denn beim Lagern können Umsetzungen eintreten, die lösliche und resorbierbare Produkte ergeben. Die Salben sollen nicht

---

[1] Sido: Pharmaz. Ztg **1936**, 81, 1197.   [2] Behnt: Arch. of Dermat. **1932**, 25.
[3] Fühner, Dtsch. Apoth.-Ztg **1937**, 451.
[4] Sprinz: Handbuch der kosmetischen Chemie, 2. Aufl.

in der Nähe des Mundes zur Anwendung kommen. Über Nacht sind sie zu bedecken, um jede Intoxikation durch Verschlucken auszuschließen. Alle Grundlagen sind praktisch gleich gut verwendbar.

Cadmium.

Ungt. leniens mit 2—5% Jodcadmium besitzt nach WINTER[1] gewisse Verbreitung als Mittel gegen Rosacea.

Calcium.

Die Salze dieses Metalles besitzen in Salben inkorporiert untergeordnete Bedeutung. Es sei nur an die Nährsalbe von v. NOORDEN, die in dem Abschnitt „Hautnährsalben" erwähnt wurde, gedacht. Sie wird das **Calciumchlorid** nicht durch die gesunde Cutis zur Resorption bringen, wohl aber die Haut lokal beeinflussen. UNNA hat eine weitere Chlorcalciumsalbe auf der Basis von Wachssalbe-Adeps Lanae entwickelt. Auch an Calciumgluconatsalben wäre bei denselben Indikationen zu denken und stehen im Versuch.

Calciumsulfide in Vaselin werden in Leuchtsalben verwendet; sie sollen auch u. a. Brandwunden heilen. In Öl-in-Wasser-Emulsionen und Gallerten sind sie (zu etwa 40%) oft in Depilatorien zu finden.

Aqua calcis, mit Leinöl $\overline{aa}$ 20,0, Kreide und Zinkoxyd $\overline{aa}$ 30,0 vermischt, ergibt die UNNAsche Kühlpaste.

Chlorkalk (Calcaria chlorata) wird im Luftschutz in Salbenform mit Vaselin verwendet, ferner 5—10proz. bei Frostbeulen und mit Schweinefett bereitet bei Favus.

Calciumhypochlorit (Caporit) in 5—10proz. Salben ist ein mildes Desinfiziens.

Die Resorption von wasserlöslichen Calciumsalzen durch die gesunde Haut ist unwahrscheinlich, durch die epithelberaubte Haut möglich und eher nützlich als schädlich.

Eisen.

Am häufigsten werden Eisensalze zu Salben aus kosmetischen Gründen zugefügt, da Ocker u. dgl. den Präparaten einen bräunlichen Hautton geben, so daß ihre Anwendung weniger sichtbar wird.

Doppeltkohlensaures Eisen wird ferner von PIGNOT[2] 5proz. in Vaselin zur Behandlung atonischer Wunden, die dadurch rasch heilen sollen, empfohlen. HAGERs Handbuch nennt eine Frostsalbe auf Fettbasis, die 5% Eisenoxyd und ebensoviel Terpentinöl enthält.

Sonst hat Eisen in der Dermatologie als Salbenbestandteil keine Bedeutung. Denkbar wären Eisenchloridsalben als leichtes Adstringens. IANAGAKI und Mitarbeiter haben sich im Jap. P. 3357/37 die Herstellung öllöslicher Mangan- und Eisensalze schützen lassen. Es wäre möglich, daß diese Präparate später einmal als Salbenbestandteile verwendet werden.

---

[1] WINTER: Handbuch der gesamten Parfümerie und Kosmetik, 2. Aufl.
[2] PIGNOT: Actas dermo-sifiliogr. **29**, 463 (1938).

Kupfer.

Cuprum aceticum ist wasserlöslich und dient in Salben 2proz. als Ätzmittel. Cuprum subaceticum, das basische Salz (Grünspan), 1:20, ferner Kupferjodür (1:10), Kupferoxyd (1:10 in Fett) und Kupfersulfat dienen ebenfalls als Ätzmittel, in geringen Konzentrationen zur Granulationsanregung.

Über die Resorptionslage der Metalle der Gruppe, zu welcher Eisen und Kupfer gehören, finden sich in der Literatur nur wenig Angaben. Das Cu spielt in der Salbentherapie eine wichtigere Rolle als das Mangan und das Eisen, die nur Bestandteile des einen oder anderen Rezeptes sind. Ihre wasserlöslichen Salze gelangen auf epithelentblößter Haut sicher zur Aufsaugung. Man bedient sich aber vorwiegend der gut penetrierenden, ja sogar durch die gesunde Haut zur Resorption gelangenden öllöslichen Kupfersalze in niedriger Dosierung als Heilmittel. SCHMID-München[1] hat ihre Resorption aus Vaselin-Adeps Lanae-Gemisch gemessen. Er verwendete Cuprum oxyoleinicum, das fettlöslich ist, und erreichte bei Versuchen an der Haut Gesunder (Rücken, 10 g Salbe auf 1000 qcm) nach Einreibung der Salbe eine Steigerung des Cu-Gehaltes des Harnes. Bei Eczema marginatum, dyshidrotischem Ekzem u. dgl. war die therapeutische Wirkung der Salbe gut, die Cu-Resorption wurde bedeutender.

Cupricininsalbe (Dr. Degen u. Kuth) enthält in Ungt. molle fettsaures Kupfer gelöst. Die Salbe ist sauer, farblos und wird von ARETZ[2] bei Epidermophyten empfohlen.

Lecutyl, eine Kupfer-Lecithin-Verbindung, dient in 5proz. Salben mit 10% Cycloform als Ätzmittel.

Philoninsalbe enthält neben zahlreichen anderen Bestandteilen jodorthochinolinsulfosaures Kupfer.

Kupfer-Dermasan wird als kolloide Kupfer-Lebertran-Verbindung bezeichnet. Es handelt sich also ebenfalls um ein organisches Cu-Salz, dessen Verarbeitung in Salbenform in zwei Formen mit Tiefenwirkung bzw. mit Oberflächenwirkung geliefert wird. Brandwunden reinigen sich im Tierversuch mit dem ersten Präparat innerhalb von 24 Stunden. Nach 5 Tagen konnte zur Applikation des zweiten geschritten werden, so daß nach 8 Tagen glatte Epithelisierung erzielt wurde. Bei Kontrolltieren trat erst nach Wochen Heilung ein[3]. Zur Ätzung bei Lupus verwendet man das Kupfer-Dermasan mit Tiefenwirkung.

Zusammenfassend kann gesagt werden, daß die Kupfersalben, die organische, fettlösliche Kupfersalze enthalten, nicht nur lokal wirken, sondern auch resorbiert werden. Anorganische Salze werden infolge ihrer Ätzwirkung in Salbenform verwendet. Bei geschädigter Haut ist Resorption zu erwarten.

Lithium.

Bestrahlte Lithiumsalze und Zinkoxyd enthält die schon mehrfach erwähnte *Metuvit*salbe (Chemosan-Wien). Die bestrahlten Metall-

<hr>

[1] SCHMID: Klin. Wschr. **1938,** 559.   [2] ARETZ: Dermat. Wschr. **1936,** 40.
[3] HERMANN: Ther. Gegenw. **1926,** Nr 3.

salze sollen nach MORANDELL[1] die zugeführten Energien wieder abgeben und zum Unterschied von Zinksalbe auf der gesunden Haut ein Erythem verursachen.

Die Resorptionsverhältnisse sind dieselben wie bei Calcium.

Magnesium.

Als Streupulverbestandteil sind verschiedene Magnesiumsalze in Verwendung. In Salben wird **Talkum** (Magnesium-Polysilicat) eingearbeitet. Er ist vollkommen unlöslich in den Grundlagen und dient zur Konsistenzänderung in Pasten. **Magnesiumcarbonat** wird als weicher, reizloser Bestandteil mancher Kühlsalben geschätzt (UNNA).

Ein gewisses Interesse beanspruchen noch Salben bzw. Cremes mit **Magnesiumhydroxyd**, die das DRP. 658166 schützt. Das Hydroxyd scheint in diesem Fall vorwiegend den Zweck zu haben, die Wasserstoffionenkonzentration und die Tiefenwirkung der mineralischen Kohlenwasserstoffe der Grundlage zu beeinflussen und leicht adstringierend zu wirken. Es wird in einer Wasser-in-Öl-Emulsion eingearbeitet.

Magnesiumhypochlorit (Magnocid), mit Glycerin zu einer Paste verrieben, ist ein Desinfiziens.

Magnesiumstearat ist vorwiegend ein Puderbestandteil, findet sich aber auch bisweilen in Hautcremes.

Mangan.

Mangan ist als Salbenbestandteil nur im Simanit, einer Silber-Mangan-Verbindung zur Wundheilung (s. unter Silber), enthalten!

Quecksilbersalze.

Die große Menge der in Salben verwendeten Hg-Salze zwingt uns, nur die wichtigsten anzuführen, vor allem das weiße und das gelbe Präcipitat.

Hydrargyrum praecipitatum album. Die daraus hergestellte Salbe ist 1—10proz. Als Grundlage dient in Deutschland und in USA. Vaselin-Lanolin, in England und Holland Vaselin alb., in Portugal und Rußland Schweinefett. Die Salbe muß mit frischgefälltem feuchtem Präcipitat bereitet werden, denn die fertigen konzentrierten Verreibungen und die Vorschrift des DAB 5 (trockene Verreibung) geben nicht die Gewähr kleinster Korngröße, zumindest nicht ohne Dreiwalzenmühle[2].

Obwohl Hydrargyrum praecip. alb. nicht öllöslich ist, verhält es sich in Salben bis zu einem gewissen Grade ähnlich wie derartige Substanzen. Die Salben geben einen geringen Teil des Quecksilbers an den Körper ab. MONCORPS[3] beobachtete, daß es, wahrscheinlich durch die sauren Sekrete löslich gemacht, vorwiegend den Haarbälgen entlang wandert. Die Wahl der Salbengrundlage hatte im Tierversuch keinen Einfluß auf die Resorptionsgröße. Das Präcipitat Salbe wirkt aber nicht nur als Hg nach erfolgter Resorption, sondern vorwiegend lokal, ansäuernd, keratoplastisch bzw. ätzend. Die Resorption geht außerordentlich lang-

---

[1] MORANDELL: Münch. med. Wschr. **1935.** 24. 995.

[2] UBRIG: Apoth.-Ztg **45,** 899 (1930).

[3] MONCORPS: Arch. f. exper. Path. **155,** 51.

sam vonstatten. So konnten nach täglicher Applikation der 10proz. Salbe erst nach 22 Jahren Vergiftungserscheinungen beobachtet werden.

Weiße Präcipitatsalbe wird häufig als Mittel gegen Sommersprossen empfohlen und darf zu kosmetischen Zwecken wegen der Resorptionsgefahr in nicht höherer als 5proz. Verarbeitung verwendet und verkauft werden. Ein ausgesprochenes Heilmittel stellt sie in dieser Konzentration und bei diesen Indikationen nicht dar, sondern nur ein Schälmittel, denn es ist unmöglich, die gefärbte Pigmentschicht zu entfernen, ohne die umgebende Haut zu beeinflussen[1]. Eine 3proz. Vaselinsalbe mit Liquor carb. detergens wird gegen Psoriasis des Kopfes empfohlen und leitet damit zu den Teersalben über.

Hydrargyrum oxydatum flavum bzw. rubrum ist 2proz. in Rußland mit Schweinefett frisch zu verarbeiten, die Belgier schreiben 5proz. Salbe mit Vaselin vor, die Amerikaner 0,9—1,1%, die anderen Länder schließen sich diesen Vorschriften an. In Deutschland ist die 10proz. rote und die 5proz. gelbe Salbe offizinell. Diese Salben sollen alle nur in kleinen Mengen und nur kurz aufbewahrt werden und dürfen mit Eisen nicht in Berührung kommen. Sie dienen weitaus in den meisten Fällen der Behandlung von Pyodermien, wobei das gelbe Salz infolge seiner feineren Verteilung bei gleicher Konzentration wirksamer ist.

BERGVALL[2] hat nachgewiesen, daß Quecksilberoxydsalben auch in braunen Gläsern vor Zersetzung nicht geschützt werden. Er schlägt daher vor, die Salben nicht nur in lichtabhaltenden Gefäßen aufzubewahren, sondern auch diese Gefäße in besondere, dicht abschließende Holzkistchen zu stellen. Auch die Patienten sind auf die Lichtempfindlichkeit der Salben hinzuweisen[3]. Noch besser ist die Frischbereitung. Das gelbe Hg-Präcipitat bewährt sich 1proz. in Agargallerte, die 24 Stunden aufgetragen bleibt, zur Kopfläusevertilgung. Die salbenartige Masse, die, bei 50° geschmolzen, aufgetragen wird, läßt sich mit Seifenwasser leicht abwaschen[4]. Über die Resorption aus den Präcipitatsalben ist nur eine Arbeit zu finden, der zufolge Quecksilberoxyd und Quecksilbersalicylat von der Haut, als Salbe aufgetragen, annähernd gleich schnell aufgenommen werden; das Metall wird langsamer, Kalomel am langsamsten resorbiert[5]. Danach ist die Resorption also u. a. auch hier eine Funktion der Öl- bzw. der Wasserlöslichkeit, die sich auf gesunder und epithelberaubter Haut in der üblichen Weise auswirkt. Doch müssen die Zersetzungsgefahr und die Bildung von Hg-Seifen mit in Rechnung gestellt werden, da sie die Lage auf der gesunden Haut grundlegend ändern.

Sublimat in Schweinefett 0,2%, in Lanolin (UNNA) 0,1—1% und in Vaselin 0,1% dient zur Desinfektion. In $^1/_2$—3proz. Vaselin-Lanolin-Salben kann es nach vorhergehender Vorprüfung der Haut (Über-

---

[1] Pharmaz. Z.halle Dtschld **68**, 192 (1927).
[2] BERGVALL: Sv. farmac. Tidskr. **1927**, 303.
[3] Pharmaz. Z.halle Dtschld **68**, 667 (1927).
[4] WIKULILL: Wien. klin. Wschr. **1932**, 6.
[5] WILD u. ROBERTS: Brit. med. J. **1926** I, 1076 — Pharmaz. Z.halle Dtschld **69**, 24 (1928).

empfindlichkeit) als Bleichmittel bei Sommersprossen verwendet werden,
es übertrifft an Wirkung die 10proz. Präcipitatsalbe weitaus. Die
0,3proz. NEISSER-LIEBERTsche Sublimatsalbe, ein Desinficiens, ist eine
Gelatine-Glycerin-Gallerte. Auf Wunden u. dgl. sind solche Salben
natürlich nicht brauchbar.

Kalomel 2:8, mit Schweinefett verarbeitet, ist in England offizinell.

Sozojodol-Quecksilbersalben dienen 1proz. als Adstringens bei Ulcus
cruris.

Quecksilberjodür (gelb) wird 1:30 in Schweinefett verarbeitet.

Ölsaures Quecksilber, 10proz. mit Adeps oder 10—30proz. mit
Vaselin verdünnt, steht an Stelle der Hg-Metallsalben in Verwendung.

Fettlösliche Hg-Salzsalben sollen bei Nierenkranken nicht verwendet
werden, doch empfiehlt sich bei allen Patienten die Kontrolle des Harnes,
um Vergiftungen vorbeugen zu können. Bei wasserlöslichen Salzen und
bei Präparaten, aus denen auf der Haut öllösliche Verbindungen entstehen können, gilt bei geschädigter Haut dasselbe.

Radium

(Emanationssalben).

Radioaktive Salben werden auf Grund der therapeutischen Wirkung
der α-Strahlen angewendet. Sie können sowohl Radium als auch
Emanation als auch andere radioaktive Stoffe enthalten.

Das **Element** wird in Salben infolge seiner Gefährlichkeit, und um
Verluste zu vermeiden, selten verwendet. Eine Schwachstrahlensalbe
soll nicht unter 1 mg pro 5 g Salbe enthalten[1]. Häufiger verarbeitet
man radioaktives Uran mit Jod (Andriol-Uran-Salbe), Thorium und
die Emanation, die in Fetten 36—100mal löslicher ist als in Wasser.

Der **Emanationssalben** hat sich auch die Kosmetik angenommen,
doch soll hier nur kurz von den dermatologisch verwendeten Präparaten
die Rede sein. Ihre Herstellung kann nach verschiedenen Verfahren
vorgenommen werden. So hat die Allgemeine Radium A.G. Berlin
den Universalemanator nach HAPPEL herausgebracht. Mit ihm kann
man nach WIEBERING[2] emanationshaltige Fette und Flüssigkeiten jeder
gewünschten Dosierung herstellen.

In einem Bleikasten befinden sich in zwei kleinen Glaskölbchen
emanierende Radiumpräparate, welche dauernd täglich dieselbe Menge
Emanation abgeben. Eine Vorlage wird evakuiert und mit den Radium-
kölbchen verbunden. Die gesamte Emanation geht nun als Gas in das
Vakuum der Vorlage über. Hat man hier z. B. 10000 ESE. (Elektrostatische Einheiten (1 Elektrostatische = 1000 Mache-E.) und bringt
10 ccm flüssige Salbe hinein, so erhält man nach gründlicher Mischung
ein Präparat mit der Dosierung von 1000 ESE. pro Kubikzentimeter.

Die normale Dosierung beträgt 200 ESE. pro Kubikzentimeter, bei
Schleimhäuten und Fisteln 100 ESE., bei Neoplasmen 1000 ESE., bei
Röntgenschäden ansteigend je nach Zustand der Wunde 60—100 ESE.
maximal.

---

[1] Schweiz. Apoth.-Ztg **1934.** 202.   [2] WIEBERING: Strahlenther. **61** (1939).

Langer[1,2] empfiehlt 200 ESE. pro Gramm Salbe bei Hautkrankheiten und 500 ESE. pro Gramm bei Neubildungen.

An sich könnte man also derartige Salben selbst herstellen[3], doch empfiehlt sich in vielen Fällen der Bezug frischer Präparate, wie der Ra-Emanationssalbe oder Radonsalbe der genannten Firma, in der die Emanation an Vaselin gebunden ist.

Der erwähnte Apparat wird nur den Krankenhäusern geliefert. Außerhalb der Anstalten können daher nur Präparate verwendet werden, die von der Allgemeinen Radium A.G. direkt bestellt werden. Die Firma sendet dann, um die Halbwertszeit der Emanation zu berücksichtigen, entsprechend überdosierte Salben an den Verbraucher.

Thorium-Degea-Salbe, die früher Doramad hieß und auf Jadassohn zurückgeht, wird von der Auer-Gesellschaft, Berlin, dem Verbraucher auf dem schnellsten Wege zugeleitet. 1 g Salbe enthält 1000 ESE. Soll die Behandlung durch mehrere Tage fortgesetzt werden, so wird auch hier, um der kurzen Halbwertszeit entgegenzuwirken, die Salbe vom Werk aus überdosiert.

Die Literatur über dieses Präparat ist sehr umfangreich. Es sei nur an die Arbeiten von Scholz und Fischer[4], Linser[5], Leipold[6] und Stühmer[7] erinnert.

Die Gasteiner Kursalbe, die Zimmermann[8] empfiehlt, enthält Emanation in einer besonderen Grundlage mit Tiefenwirkung. Sie ist ortsgebunden, kann nicht transportiert werden und bildet eine Zusatzbehandlung zur Badetherapie. Ihre Wirkung wird durch Abdecken der Verbände mit Metallfolien wesentlich verstärkt.

Urandil (Truttwin) ist eine 10% Jod und Uran enthaltende radioaktive Salbe, die zur Ekzembehandlung dient.

Da die α-Strahlen aus allen Medien in den Körper eindringen, so wird die Wahl der Salbengrundlage bei Präparaten mit emanierenden festen Körpern nicht ausschlaggebend sein. Diejenigen Salben, die gasförmige Emanation enthalten, sind schwieriger optimal herzustellen. Vaselin z. B. nimmt davon wesentlich weniger auf als Schweineschmalz, Paraffinöl, Unguentolan oder gar Olivenöl, aber mehr als Rindertalg[9].

Die Strahlen dringen nicht tief in den Körper ein; man soll daher vor der Anwendung der Salben die in Betracht kommenden Stellen von Borken und Krusten befreien. Um Pigmentierung der Haut zu vermeiden, sind möglichst nur die erkrankten Stellen zu behandeln; sie werden im allgemeinen mit einer messerrückendicken Schicht bedeckt. Luftdicht abschließende Verbände verstärken die Wirkung.

---

[1] Langer: Dermat. Wschr. **1934,** 29.
[2] Langer: Vortrag auf dem Radiologenkongreß in Zürich 1934.
[3] Happel: Dtsch. med. Wschr. **1934,** 34, sowie Vortrag auf dem Radiologenkongreß Zürich 1939.
[4] Scholz u. Fischer: Berl. klin. Wschr. **1921,** 38.
[5] Linser: Dermat. Z. **1928,** 53.   [6] Leipold: Dermat. Wschr. **1935,** 11.
[7] Stühmer: Dermat. Wschr. **1935,** 46, 49.
[8] Zimmermann: Wien. med. Wschr. **1938,** 19.
[9] Schrodt: Röntgenpraxis **1938,** S. 743.

Silbersalben.

Argentum nitricum dient in Salben in der Dermatologie und in der Augenheilkunde verschiedenen Zwecken. In der Augenheilkunde wird eine 5proz. Silbernitratsalbe mit Bleiessig in Schweinefett angewendet.

Eine Wundsalbe mit 1—3% Silbernitrat, je 10% ZnO und Perubalsam in Adeps suill. oder Vaselin wird bei geschädigter Haut angewendet. Resorption des Silbersalzes ist hier nicht zu erwarten, da es vom Eiweiß unlöslich gebunden wird, wohl aber können Überempfindlichkeitserscheinungen auftreten. Sie wird beim Lagern bzw. im Wundsekret durch Silberausscheidung schwarz, ein Schönheitsfehler, der, wie wir wissen, aus therapeutischen Gründen in Kauf genommen werden muß, da das elementare Silber teilweise Träger der Wirkung ist. Darauf beruhen ja die kolloidalen Silbersalben, die durch Lösen (nicht Verreiben) des Silbers in Wasser und Einarbeiten der Lösung in mit Wachs versteiftem Schweineschmalz bereitet werden sollen. HAGER[1] empfiehlt diese DAB 6-Salbe nicht, er rät zu einem Präparat auf Wollfett-Schweineschmalz-Basis.

Bei den Höllensteinsalben stand die Wahl verschiedener Grundlagen noch nicht zur Debatte. Wir haben daher 6 Salben und eine wäßrige Vergleichslösung hergestellt und zuerst ihre Haltbarkeit und ihr Verhalten im Modellversuch überprüft.

Nr. 1 war eine 0,2proz. wäßrige Silbernitratlösung.
„ 2 enthielt 0,2 g $AgNO_3$ in Tyloselösung und Vaselin $\overline{aa}$ 4,4 g.
„ 3 „ 0,2 g $AgNO_3$ in einer Stearatcreme ad 10 g.
„ 4 „ 0,2 g $AgNO_3$ in einer Wasser-in-Öl-Emulsion aus 1 g H_2O in 9 g Fett.
„ 5 „ 0,2 g $AgNO_3$ in einer Wasser-in-Öl-Emulsion aus 1 g H_2O in 9 g Adeps Lanae.
„ 6 „ 0.2 g $AgNO_3$ in einer Wasser-in-Öl-Emulsion aus 3 g H_2. 2 g Wollfett, 5 g Vaseline.
„ 7 „ 0,2 g $AgNO_3$ in Vaselin suspendiert.

Die 7 Präparate verhielten sich, 29 Stunden an Licht und Luft belassen, folgendermaßen:

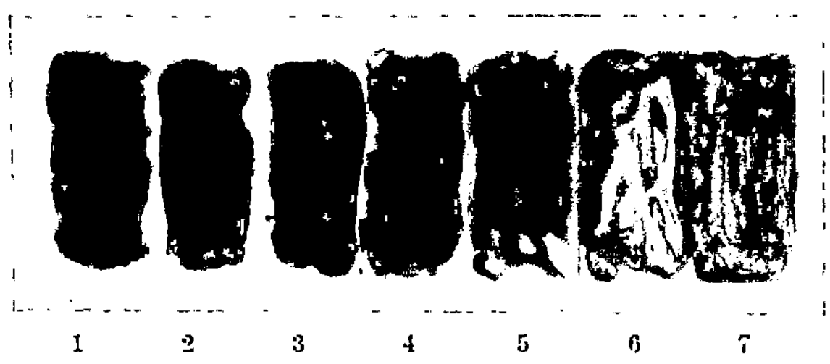

Abb. 13. Haltbarkeit verschiedener $AgNO_3$-Salben an Licht und Luft.
Nr. 1: wäßrige Lösung, Nr. 2 u. 3: Öl-in-Wasser-Emulsionen, Nr. 4, 5 u. 6: Wasser-in-Öl-Emulsionen. Nr. 7: Suspension.

Die Abbildung zeigt eindeutig, daß sich das Silbernitrat in wäßrigen Lösungen bei Licht- und Luftzutritt schon in 24 Stunden verändert. Unter Luftabschluß bleibt es in einwandfreien fett- und vaselinreichen

---

[1] HAGER: Pharmaz. Prax. **1**, 533.

Verarbeitungen nahezu unverändert, reagiert aber mit Wollfett und ranzigen Produkten.

Im Modellversuch mit Wasser geben, abgesehen von der Lösung und den beiden Öl-in-Wasser-Salben, nur die Salbe mit Fett und die Suspension von $AgNO_3$ in Vaselin mit HCl nachweisbare Silberspuren an das Wasser innerhalb von 2 Stunden ab.

Am gesunden entfetteten Arm zeigten sich innerhalb von 2 Stunden die in folgender Abbildung festgehaltenen Reaktionen:

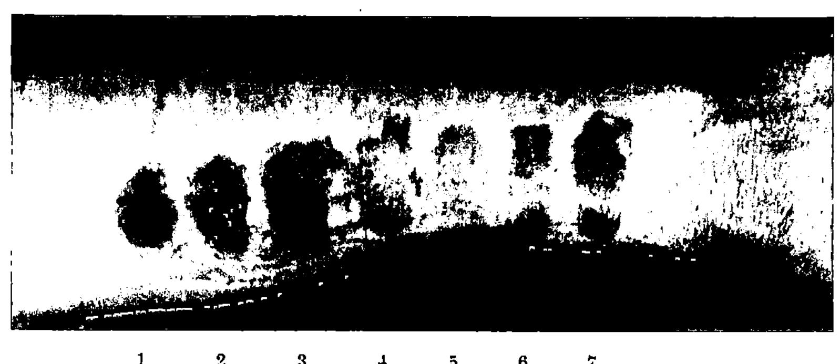

Abb. 14. Unterarm mit Silbernitratverarbeitungen, 2 Stunden lang behandelt.
Nr. 1: Lösung, Nr. 2 u. 3: Öl-in-Wasser-Emulsionen, Nr. 4, 5 u. 6: Wasser-in-Öl-Emulsionen, Nr. 7: Suspension in Vaselin.

Es erwies sich also, daß die Wasser-in-Öl-Emulsionen Nr. 2 und 3 besonders reaktionsfähig sind. Eine so dunkle Färbung wird nicht einmal durch das Aufpinseln der 5proz. Lösung erreicht. Ihnen steht, keineswegs erwartungsgemäß, die Suspension festen Silbernitrats in Vaselin kaum nach. Von den Wasser-in-Öl-Emulsionen war die mit Fett bereitete den beiden Wollfett enthaltenden eindeutig unterlegen. Die aus Überlieferung sowieso immer verwendeten Wollfettsalben sind — frisch bereitet — bezüglich ihrer Verwendbarkeit allen anderen weit voraus, sie sind mild und gleichmäßig und vor allem schmerzlos. Die intensiver angreifenden Öl-in-Wasser-Emulsionen sind ihnen, insbesondere anfangs, überlegen, aber in der geprüften Konzentration zu intensiv wirksam und brennen auf der gesunden Haut. Die Silbernitratsalben werden wir daher in üblicher Dosierung nach wie vor mit Wollfett und Vaselin *frisch* bereiten. Von ersterer Substanz soll nur so viel genommen werden, als zur Emulgierung nötig ist. Öl-in-Wasser-Emulsionen sind, um gleiche Wirksamkeit zu erreichen, wesentlich niedriger zu dosieren.

Sowohl die Silbernitratsalben als auch die mit anderen Ag-Verbindungen wirken wohl größtenteils durch ihren Gehalt an fertigem oder auf der Applikationsstelle entstehendem metallischem Silber und Silbereiweiß. So das Ungt. nigrum:

<pre>
Rp. Argent. nitric.   0,3
     Bals. peruv.   3,0
     Vaselin. flav. ad   30,0
</pre>

Protargolsalbe muß aus Lösungen, die nach der bekannten Vorschrift bereitet sind, hergestellt werden. Die rein lokale Wirkung wird mit 5—10proz. Salben erreicht, ohne daß Resorption zu befürchten ist. Es empfiehlt sich, Protargol und kein Argentum proteinicum zu verwenden, denn gerade bei diesen Salben hat HEID[1] die Vorzüge des Originalproduktes gegenüber Ersatzmitteln nachgewiesen.

Der Typ der Protargolsalbe vertritt verschiedene Silberverbindungen, die in ähnlicher Weise verwendet werden, so das Ichtargan (Silber-Ichthyol), das Targesin, das vorwiegend in der Augenheilkunde verwendet wird.

Silbersulfid ist ein Bestandteil der Philoninsalbe.

Eine **Silbermanganverbindung** enthält die Simanitsalbe, die zur Wundbehandlung empfohlen wird[2].

Die **Argolavalsalbe** besteht aus Silberhexamethylentetraminnitrat und ist farblos. Sie wird bei Intertrigo, Ekzemen und in besonders dafür hergestellten Verreibungen als Augensalbe empfohlen. Die 2proz. Salbe wurde bei Ulcus cruris von OPFER[3] verwendet.

Eine **Jodsilberverbindung** Argyjod in Lanolin ist nach JUNGHANNS[4] zur Wundbehandlung sehr geeignet.

Ungt. Argenti colloidalis DAB 6 wird durch Verreiben von 15 Teilen kolloidalen Silbers in 5 Teilen Wasser und Zufügen einer Schmelze von 7 Teilen gelbem Wachs und 73 Teilen Adeps suill. benz. bereitet. Dem Ungt. Credé fehlt bei sonst gleicher Zusammensetzung der Wachsanteil. Die Austriaca IX. sollte eine Salbe aus 15 Teilen Silber in 75 Teilen Cethylalkohol Vaselingemisch und 75 Teilen Wasser enthalten.

Die Versuche mit Silbersalben ergaben keine neuen Vorschläge, sie zeigten aber eindeutig den großen Unterschied zwischen Wasser-in-Öl- und Öl-in-Wasser-Emulsionen. In den mit Silbersalzen bereiteten Salben ist neben Silber-Eiweiß kolloides freies Silber wirksam.

Titan.

Ein dem Zinkoxyd ähnliches Produkt ist das Titandioxyd TiO_2, ein Körper, der in verdünnten Säuren unlöslich ist, größere Deckkraft besitzt als Zinkoxyd und leichter als dieses ist. Es hat in der Kosmetik das Zinkoxyd weitgehend verdrängt[5] und findet sich in manchen Spezialpräparaten, z. B. im Inoton. Im Gegensatz zu Zinkoxyd ist es in Wasser auch nicht in Spuren löslich und übt so keinerlei chemische Wirkung aus und ist auch mit organischen Säuren nicht zur Reaktion zu bringen, so daß durch den sauren Schweiß keine Salze, die evtl. zur Resorption gebracht werden können, gebildet werden. Überall dort, wo man also lediglich die physikalische Wirkung des Zinkoxyds und nicht dessen chemische Wirkung erzielen will, wird zweckmäßigerweise das Titandioxyd verwendet. Wenn wir aber chemisch und physikalisch gleichzeitig vorgehen wollen, bleibt weiter das Zinkoxyd das wichtigere

[1] HEID: Tidsskr. norske Laegefor. **1933**, 2.
[2] Schweiz. med. Wschr. **1935**, 36.   [3] OPFER: Dtsch. med. Wschr. **1935**, 31.
[4] JUNGHANNS: Dtsch. med. Wschr. **1937**, 25.
[5] SCHWARZ: Parfumeur **1930**, 14, 265.

Präparat. Albuminurien kommen in besonders gelagerten Fällen bei Titansalzen vor (PETGES, LABAT und LECOULANT[1]).

Titanborat und das Salicylat sind in der einen oder anderen Ekzemsalbe enthalten. Über eine besonders überlegene Wirkung der Salze fand sich in der Literatur kein Hinweis.

Uran.

Die günstigen Wirkungen, die mit manchen Uransalzen bei Hautaffektionen erzielt werden, sind auf die Radioaktivität zurückzuführen.

Urannitrat, 3proz. Salben, wurden von ARONSTAMM[2] bei Acne, Lupus erythemat. und Psoriasis angewandt.

Uranerze waren der wirksame Bestandteil einer Salbe, die FREISCHMIDT[3] und O. DONOVAN[4] empfohlen haben.

Wismut.

Wismutoxychlorid, in England offizinell, dient 5—10proz. in Vaselin oder in Fettsalbe als mildes Schäl- und Bleichmittel.

Das wichtigste adstringierende und sekretionsbeschränkende Salz ist das **Bismutum subnitricum**, das auch als Ersatz des Zinkoxyds dient, wenn letzteres nicht vertragen wird. Im *Dermatol* kommen die fäulnishemmenden antiparasitären Komponenten zur Entfaltung.

Bismut. subnitric.-Salben und Dermatolsalben (Bismut. subgallicum) werden in den verschiedensten Konzentrationen allein, mit ZnO, Teer und anderen Zusätzen in Vaselin, Ungt. leniens, Ungt. simplex und anderen Grundlagen verordnet. Es wird lediglich lokale Wirkung der Wismutsalze angestrebt, doch dürfte die Wahl Salbenmasse auch hier Unterschiede zuungunsten des Vaselins zeigen. Durch die gesunde Haut ist bei keinem therapeutisch verwendeten Wismutsalz, sofern die Salbengrundlage nicht verdorben ist, Resorption zu befürchten. Bei großen epithelberaubten Wundflächen gelangen die sonst unlöslichen Salze durch unbekannte Reaktionen zur Lösung und Diffusion, sie können zur Bi-Vergiftung, die der Hg-Intoxikation ähnelt, führen.

Lokale Überempfindlichkeitserscheinungen auf Wismutsalze sind zwar selten, aber schon beschrieben worden (SCHIPKE[5]).

Zinksalben und Zinkpasten.

Der Unterschied zwischen der Paste und der Salbe ist, pharmazeutisch gesehen, nur gradueller Art. Pasten sind genau wie die Salben Verarbeitungen von Fetten oder Paraffinkohlenwasserstoffen mit bestimmten Zusätzen; nur sind die Zusätze fester Körper bei den Pasten wesentlich größer. Die Dermatologen unterscheiden aber auf Grund der verschiedenen Indikationen ziemlich scharf zwischen beiden. So trennt ZIELER im Textband des Lehrbuches der Haut- und Geschlechtskrankheiten die Pasten und Salben und erwähnt, daß man

---

[1] PETGES, LABAT u. LECOULANT: Presse méd. **1934**, 99, 233.
[2] ARONSTAMM: Zbl. Hautkrankh. **1931**, 821.
[3] FREISCHMIDT: Dermat. Wschr. **1931**, 22.
[4] DONOVAN, O.: Zbl. Hautkrankh. **1931**, 779.
[5] SCHIPKE: Dermat. Wschr. **1938**, 5, 141.

sowohl mit Vaselin als auch mit Ungt. leniens oder Öl Pasten erhalte. Die Salben sollen rein physikalisch die obersten Schichten der Haut durchtränken und entspannen. Pasten hingegen tun dies nach der allgemeinen Ansicht weniger, sie saugen aber mit ihren festen Bestandteilen Sekrete auf und dunsten sie an der Außenseite wieder ab. Da die Sekrete zudem gerinnen, entsteht eine Deckschicht. Diese Meinung geht auf LASSAR zurück, der in seiner ersten Publikation über die Zinkpaste[1] als wesentlichsten Vorteil ihre Porosität anführt. Während Fette das Wasser nicht durchlassen, wirke die Paste geradezu absaugend, lassen auf Grund der Capillarwirkung der festen Bestandteile plasmatische Flüssigkeit durchtreten, eine Ansicht, der auch PERUTZ im neuesten Handbuch noch beipflichtet und die sich trotz der Modellversuche von VEYRIÈRES[2], der zeigen konnte, daß Methylenblaulösung nicht in die Paste eindringt, immer wieder behauptet. Sie widerspricht aber der Anwendungsvorschrift verschiedener Autoren wie von DIETEL[3], ferner von FÜRST. Beide empfehlen die Zinkpaste zum luft- und feuchtigkeitsdichten Abschluß feuchter Verbände, wozu sie, sollte die Paste tatsächlich porös und aufsaugend sein, sehr wenig geeignet wäre.

Wir wollen, um die Widersprüche zu klären, zunächst die alte LASSARsche Paste besprechen, ihr Rezept lautet:

Zincum oxydatum, Amylum āā 10,0
Vaselinum flavum   20,0

Schon UNNA suchte das Präparat zu verbessern, da eine Paste nach der Vorschrift LASSARS in ihrer Trockenwirkung nur schwach sei. Er empfiehlt deshalb[4] folgende Vorschrift und hofft damit geradezu ein salbenartiges Löschblatt gefunden zu haben:

Zinkoxyd	24,0
Kieselgur	4,0
Ol. benzoatum	12,0
Adeps benz.	60,0

Das Ungt. Zinci des DAB 6 besteht aus 1 Teil Zinkoxyd und 9 Teilen benzoiniertem Schweinefett. Die UNNAsche Pasta Zinci mollis besteht aus Kalkwasser, Leinöl, Kreide und Zinkoxyd.

HERXHEIMER[5] hält die LASSARsche Paste für zu trocken und zu fest, er führte daher zuerst eine überfettete Zinkpaste, also ebenfalls eine „molle"-Form, ein, dann die Cetosan-Zinkpaste. Cetosan nennt er ein Gemisch von 95% Vaselin und 5% Cetyl- und Oktodecylalkohol.

RAPP hat das Vaselin, das auch in die Paste verarbeitet noch reizen kann, durch folgende Vorschrift umgangen:

Zincum oxydatum	54,0
Talcum	4,0
Adeps Lanae	32,0
Ol. jecoris as. benz.	10,0

---

[1] LASSAR: Mschr. prakt. Dermat. **1883**, Nr 4, 97.
[2] VEYRIÈRES, zit. bei PERCIVAL: Brit. J. Dermat. **41** (1929).
[3] DIETEL: Dtsch. med. Wschr. **1939**. 2.
[4] P. UNNA: im Truttwin, 2. Aufl., S. 149.
[5] HERXHEIMER: Münch. med. Wschr. **1931**, 5, 195.

Diese beiden Autoren gehen davon aus, daß das Vaselin nicht die richtige Grundlage für eine Trockensalbe sei, und verwenden Fette bzw. Öle oder Wachse, die Emulgatoren enthalten. SCHMATOLLA hingegen weist darauf hin, daß die Reizwirkung der heutigen Zinkpaste dem Mineralpulver Talkum, das die Stärke der Originalvorschrift LASSARS im Krieg verdrängt hat und geblieben ist, zuzuschreiben ist. LASSAR habe nach vielen Versuchen die Stärke als Zusatz gewählt, denn gerade sie hatte die beste kühlende Wirkung auf die Haut und beseitigte die Impermeabilität der Paste[1].

Aus dieser kurzen Literaturübersicht geht hervor, daß zwischen der Zinkpaste, der „molle"-Form und der Salbe laufend Übergänge vorhanden sind, daß die Paste ferner aus den verschiedensten Gründen nicht optimal wirkt. Sie befriedigt den Dermatologen nur, solange nichts Besseres da ist. Es steht fest, daß das Vaselin vielfach nicht das geeignete Medium ist, daß die Verwendung von Talkum an Stelle von Stärke keinen Vorteil brachte.

Wenn man nun unter Berücksichtigung des bisher über Salben Gesagten sich die Eigenschaften der Zinkpaste vor Augen führt und die Deutungsversuche überlegt, die uns die Wirkung des Präparates klären sollen, so müssen wir feststellen, daß die übliche Erklärung der austrocknenden Wirkung der Paste äußerst unwahrscheinlich ist. Sowohl Zinkoxyd als auch Talkum und Stärke sind mit Vaselin umgeben und durchtränkt und kommen mit dem Sekret doch überhaupt nicht in Berührung. Wie können sie da nach Art eines Filtrierpapiers die Sekrete von innen heraus aufnehmen und nach außen hin durch Verdunstung abgeben? Eine Zinkpaste, die mit Stärkezusatz lege artis hergestellt wurde, ohne aber nachträglich noch durch eine Maschine zu laufen, hatte bei 300facher Vergrößerung folgendes Aussehen (s. Abb. 15).

Der Abbildung ist zu entnehmen, daß die festen Teile von dem im Präparat rotgefärbten Fett durchdrungen sind. Nur die Stärke, die vorher, um sie zu kennzeichnen, blau gefärbt worden war, ist nicht durchtränkt, sondern nur umschlossen. Daran ändert auch die feinere Verteilung durch nochmaliges Durcharbeiten der Paste, z. B. durch eine Dreiwalzenmühle, nichts. Hier haben Capillarkräfte wäßriger Medien keine Möglichkeit zur Entfaltung.

Die Wirkung der Zinkpaste muß auf anderen Gründen beruhen, denn auch Kieselgur oder sonst ein poröser Stoff kann innerhalb einer Vaselinsalbe kein Wasser aufnehmen. Diesbezügliche Modellversuche seien zunächst beschrieben. In ihnen wurden 2 Zinkpasten, die eine mit Fett und die andere mit Vaselin, bereitet, auf Glasplatten von 10 qcm in einer Schichtendicke von 1 mm aufgestrichen. Diese beiden Pasten wurden in Bechergläsern mit 5proz. Essigsäure 2 Stunden lang behandelt, dann herausgenommen und in der Essigsäure das evtl. vorhandene Zinkacetat durch Schwefelwasserstoff gefällt. Denn wenn die Essigsäure mit dem Zinkoxyd in Berührung kommt, so müßte sich Acetat bilden

---

[1] SCHMATOLLA: Pharmaz. Ztg **1934**, 79, 1007.

und dieses nachgewiesen werden können. Es zeigte sich jedoch, daß aus der mit Vaselin zubereiteten Paste überhaupt kein Zink in Lösung gegangen war, aus der Fettpaste nur Spuren. Es war deshalb zweckmäßig, nicht nur einen Modellversuch, sondern auch Versuche an der Haut anzustellen[1].

Hierzu wurden zunächst 2 Salben aus Kieselgur und Talkum āā 10,0, Kobaltchlorür 2,0, Vaselin 20,0 bzw. Fettsäureglycerinester 20,0 hergestellt. Jeder einzelne Bestandteil wurde vor der Verarbeitung vollkommen

Abb. 15. Die dunklen größeren Flecke sind Zinkoxyd, die kleinen Talkumteilchen. Der weiße Fleck etwas rechts oberhalb der Mitte ist ein Stärkekorn.
Zinkpaste. Vergr. 1:300, gefärbt.

wasserfrei gemacht. Die im Exsiccator erkalteten Salben wurden unter Ausschluß von feuchter Luft aufbewahrt. Das Kobaltchlorür war in dieser Salbe in der wasserfreien blauen Form adsorptiv an die Kieselgur gebunden worden, da es dieser vor dem Trocknen in Lösung zugefügt wurde. Die beiden Salben wurden nun in gleichen Mengen auf gleichgroße Partien der gesunden Unterarmhaut aufgetragen. Nach 2 Stunden war die mit Fett bereitete Salbe rosarot geworden, die Vaselinsalbe hatte sich kaum verändert; die Kontrollen, die statt auf die Armhaut auf Papier aufgestrichen und im Zimmer aufbewahrt worden waren, hatten sich überhaupt nicht verfärbt. Der Versuch zeigte zunächst, daß die Kieselgur im Fettmedium oder das Fett imstande ist, aus der Haut Wasser aufzunehmen; Kieselgur und Vaselin sind dazu nicht in der Lage.

Um zu klären, woher dieser Unterschied kommt, wurde dieselbe Versuchsanordnung mit 3 anderen Salben wiederholt. Alle 3 Salben ent-

---

[1] CZETSCH v. LINDENWALD: Dermat. Wschr. 1939, 13. 365.

hielten Talkum und Kieselgur $\overline{aa}$ 10,0, Kobaltchlorür 5,0 mit 30 g Fett bzw. Kohlenwasserstoffen. Als Salbengrundlage diente bei Salbe 1 synthetisches Vaselin, Salbe 2 enthielt dasselbe Vaselin + 5% Cetylalkohol als Emulgator, Salbe 3 enthielt einen Fettsäureglycerinester mit demselben Zusatz. Die Vaselinsalbe verhielt sich genau so wie im ersten Versuch; die beiden mit Emulgatoren versetzten Pasten 2 und 3 aber nahmen, wenn auch verschieden schnell, Wasser auf, was durch das Umschlagen der blauen Kobaltchlorürform in die rosarote bewiesen werden konnte. Es zeigte sich also, daß das Vaselin durch den Cetyl-

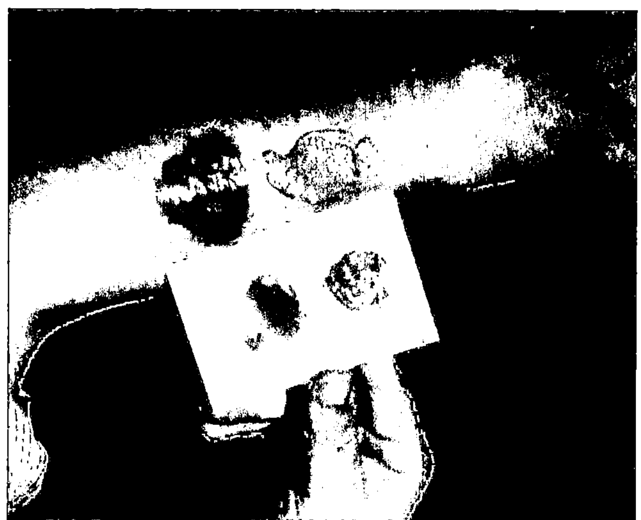

Abb. 16. Verfärbung einer Kobaltchlorürpaste durch Wasseraufnahme. Links aus Fett, rechts aus Vaselin bereitet. Oben auf der Haut, unten Kontrolle auf Papier.

alkoholzusatz dem Fett in bezug auf wasseraufnehmende Wirkung ähnlich geworden war.

. Wenn wir also aus der Haut, und zwar sowohl aus der gesunden als auch aus der kranken, geschädigten, in eine Zinkpaste hinein Wasser eintreten lassen wollen, so müssen wir ihr Emulgatoren zusetzen. Es kommt hier sowohl auf den Emulgator als auch auf die Salbengrundlage an. Um dies zu beweisen, haben wir drei weitere Salben hergestellt, die in 10 g je 2 g Kobaltchlorür, Bolus alb. und Wollfett enthielten. Alle 3 Präparate wurden wie bisher nun in der Menge von 1 g auf die gesunde Unterarmhaut aufgestrichen, und es wurde beobachtet, in welcher Zeit das wasserfreie, blaue Kobaltsalz sich in die wasserhaltige rote Form umgewandelt hat. Es zeigte sich, daß die Vaselin- und Paraffinsalbe trotz eines Zusatzes von Wollfett nicht einmal Spuren von Wasser aus der Haut aufgenommen hatte, wogegen die Salbe mit dem Glycerid innerhalb 1 Stunde rosa geworden war. Ähnlich verhielten sich die Kontrollen, die statt auf die Haut auf weißes Papier aufgestrichen worden waren. Die Vaselin- und Paraffinsalben hatten, obwohl sie 24 Stunden in feuchter Luft lagen, keinerlei Farbumschlag gezeigt. Die Fettsalbe war auch blau geblieben, doch wies sie insbesondere an den Rändern eine leicht rötliche Tönung auf. Cetylalkohol verbesserte also die wasseraufnehmenden Eigenschaften des Vaselins in diesem besonderen Fall, dagegen war Adeps Lanae, sonst ein ausgezeichneter Emulgator, dazu nicht in der Lage.

Die Versuche zeigen, daß die Zinkpaste vom Typus des LASSARschen Präparates, mit Vaselin bereitet, aus der Haut überhaupt kein Wasser aufnimmt. Nimmt man statt des Vaselins Fett oder einen mit bestimmten Emulgatoren versehenen Paraffinkohlenwasserstoff, so erhält man zwar eine wasseraufnehmende Paste, doch dürfte es außer Zweifel sein, daß diese geringen Spuren von Wasser, die nicht durch Capillar-, sondern durch Emulgierwirkung aufgenommen werden, aber niemals wieder durch bloße Verdunstung, auch nicht im Vakuum, entfernt werden können, überhaupt keinen therapeutischen Effekt zeigen können.

Die ohne Zweifel vorhandene Wirkung der Zinkpaste beruht also nicht auf der bisher angenommenen Theorie, sondern auf einem anderen physikalischen Mechanismus und auch auf chemischer Einwirkung. Die Zinkpaste ist auf der kranken Haut zunächst eine Schicht, die infolge der Zusätze von festen Bestandteilen lockerer ist und den Sekreten nicht den Widerstand entgegensetzen kann wie z. B. eine zähere Salbe. Die Sekrete dringen, da sie unter einem wenn auch minimalen Druck stehen, durch die Paste, die ihnen nur einen geringen mechanischen Widerstand entgegensetzt, hindurch und können dann außen an der Oberfläche eintrocknen, ein ganz einfacher Mechanismus, der natürlich auch mit anderen geeigneten ähnlich porösen Salben und Pasten erreicht werden kann. Die Schicht, die Flüssigkeiten von innen heraus durchläßt und diese dann zur Verdunstung freigibt, ohne aber selbst eine Vermittlerrolle auszuüben, ist ein Klappenventil, das nach außen keinen, nach innen einen nicht überwindbaren Widerstand entgegensetzt.

Ist das Fett der Paste bei Hauttemperatur flüssig oder ein Öl (ZIELER nennt in seinem Buch das Zinköl auf Grund seiner Wirkung mit Recht eine Paste), so wird ein Teil abgeschmolzen und durch Emulgierung entfernt; der oberflächlich bleibende Pastenkörper enthält nicht mehr 20, 30 oder 50, sondern vielleicht 70% fester Bestandteile, er nähert sich einer festen Paste, einem Puder. Spuren von ZnO kommen nun mit dem Gewebe in Kontakt und die zweite, die chemische, Wirkung der Paste setzt ein. Das Oxyd verbindet sich, soweit es mit den Hautsekreten in Berührung kommt, zu Zinkaten und ähnlichen Verbindungen, wenigstens in Spuren, und diese üben dann eine gerbende, entquellende Wirkung aus. Auch diese Erklärung ist naheliegend. Sie wird von der Tatsache bestätigt, daß die Salben von RAPP oder von UNNA, die mit Fetten, also emulgierbaren Substanzen oder direkt mit Zusatz von Emulgatoren hergestellt sind, besser wirken als die Vaselin-Zinkpaste. Durch die Emulgierung ist die Berührung der Sekrete, der Fette und des Zinkes inniger, die chemische Wirkung wird intensiver. Nicht die Kieselgur ist es, die jetzt mehr Wasser ansaugt, sondern die Wirkung der Zinkate wird intensiver, die semipermeable Schicht wird noch besser durchlässig. Die Stärke wirkt nicht deshalb besser als Talkum, weil sie mehr Wasser aufnimmt, sondern weil sie eine günstigere Oberfläche besitzt, weil sie immer etwas feucht, von Fett nur umhüllt, nicht durchdrungen wird. Die kleinen scharfkantigen Talkumteilchen sind dem Durchwanderungsdrange der Sekrete nicht so freundlich wie die größeren rundlichen Stärketeilchen, die wie eine Schicht groben Schotters von Wasser leichter durchdrungen werden als eine gleichdicke Schicht irgendeines scharfkantigen Splitts. Bei Berücksichtigung dieser Ansicht wird es möglich sein, die alte LASSARsche Paste, die dem Dermatologen unentbehrlich ist, noch optimaler zu gestalten, ein Präparat, das die Pastenwirkung vollinhaltlich zeigt, ohne Nebenwirkungen zu verursachen. Die Rezepte ändern sich weniger als die Erklärung der Wirkung. Diese war auf Fehlschlüssen aufgebaut und muß revidiert werden.

Zu den Zinkpasten kann auch das **Esiderm** (Klinke) gerechnet werden, eine Paste, die Zinkoxyd, Talkum, Kieselsäure, Glycerin und Wasser enthält und Vorläufer besitzt, nämlich die Lotio Zinci (Fresenius) sowie die Mikulicz-Pasten, die aus Glycerin, Bolus, Gummischleim und Zinkoxyd bestehen. MULZER[1] hat es in die Therapie eingeführt; es wird gegebenenfalls mit Zusätzen messerrückendick aufgetragen und trocknet in kurzer Zeit ein, so daß ein Verband meist überflüssig ist. Erneuerung zweimal täglich. Diese mit Wasser abwaschbare Paste verhält sich durch ihren Glycerinzusatz natürlich ganz anders als die mit Fetten bereitete Zinkpaste. Das Glycerin bewirkt einen osmotisch bedingten Flüssigkeitsstrom aus dem Gewebe heraus, die festen Bestandteile, die nicht vom Fett umhüllt sind, sondern vom wasseranziehenden Glycerin, treten mit den Sekreten in Berührung. Die angestrebte Austrocknung kann durch diese Paste besser erreicht werden. Inwieweit und in welchen Fällen die Wirkung derjenigen anderer Pasten überlegen ist, muß der Kliniker entscheiden.

Auch mit Wachsen und Walrat können Zinkpasten bereitet werden (LEE und DE KAY[2]).

Mollositin. Nach jahrelangen Versuchen gelang es KLÖVEKORN[3], dieses Zinköl in Tuben, das als Ölkomponente Lebertran enthält, herzustellen. Es soll u. a. auch kühlend wirken. *Metuvit*salbe (Chemosan-Wien), die schon mehrmals erwähnt wurde, besteht vorwiegend aus Zinkoxyd, Lithiumsalz, Wachs und Schweinefett. Das Produkt wird mit UV.-Licht bestrahlt und erhält so neuartige biologische Eigenschaften, die sich in einer verstärkten Heilungstendenz der mit der Salbe behandelten Wunden u. dgl. äußern. RIED[4] sowie WOLFRAM und RIED[5] haben die besondere Wirkung des bestrahlten Präparates sowohl botanisch als auch pharmakologisch nachgewiesen. Photochemisch gelingt der Nachweis etwa von Strahlen, die photographische Platten

---

[1] MULZER: Dermat. Wschr. **1936**, 20; **1937**, 37.
[2] LEE u. DE KAY: J. amer. pharmaceut. Assoc. **21**, 1022 (1932).
[3] KLÖVEKORN: Dtsch. med. Wschr. **1939**, 16.
[4] RIED: Wien. med. Wschr. **1937**, 48.
[5] WOLFRAM u. RIED: Wien. klin. Wschr. **1937**, 22 u. 52.

schwärzen, nach unseren Versuchen weder bei 2- noch bei 4-, 6- oder 12stündiger Exposition.

Bezüglich der Indikationen der Zinkpasten soll nur auf einen Punkt verwiesen werden. Viele Chirurgen verwenden, wie MORANDELL[1] ausführt, die Zinkpaste als Hautschutz, um gesunde Haut vor Schädigung durch Sekrete oder Harn zu bewahren. Hierzu ist sie nicht optimal geeignet, da sie viel zu spröd ist. Hier gelten die Regeln, die unter dem Kapitel „Decksalben" auf S. 73 angeführt sind.

Auch die **Pasta Zinci salicylata** gehört zu den Zinkpasten, wenn ihre Wirkung auch nicht aus der der Zinkpaste und derjenigen der freien Salicylsäure zusammengesetzt ist, sondern auf das Reaktionsprodukt Zinksalicylat, das auch in reiner Form als Adstringens und Desinfiziens verwendet wird, zurückzuführen ist. Es war ja naheliegend und wurde von KUNZ KRAUSE[2] bewiesen, daß sich das ZnO und die Säure zum Salz umwandeln.

Es sei noch erwähnt, daß außer dem Zinkoxyd auch das **Zinksulfat** therapeutisch verwendet wird. So enthält die Lupohealsalbe der Firma Richter-Budapest 10% Zinksulfat, 3% NaCl und Anästhesin in Vaselin-Lanolin. Sie wird von SCHLAMNADINGER[3] bei Lupus zur Ätzung, messerrückendick auf Billrothbatist aufgetragen, und wirkt nach 48stündiger Behandlung.

Eine 0,25proz. *Zinksulfat*salbe mit Vaselin wird in der Augenheilkunde angewandt.

Bemerkt sei noch, daß an Stelle von Zinkoxyd in der Kosmetik des In- und Auslandes das **Zinkstearat** und andere fettsaure Zinksalze Eingang gefunden haben. In der Pharmazie und Therapie sind die Präparate, die physikalisch vor dem leicht klumpenden Zinkoxyd Vorteile zeigen, in Ausnahmefällen als juckstillende Medikamente, z. B. von HERXHEIMER 5:95 in Vaselin-Lanolin, empfohlen worden.

Die 5proz. Zinkstearatsalbe mit Vaselingrundlage wird auch als Brandsalbe verwendet. Wir haben in zahlreichen klinischen Fällen von Pruritus sowie zur Nachbehandlung von Ekzemen und Allergosen in nicht mehr entzündlichem Stadium, bei der sog. Neurodermitis flexurarum, 5 proz. Zinkstearatsalbe mit Adeps- und Vaselingrundlage auch simultan verwendet. Fast immer wurde die juckstillende Zinkstearatkomponente, der in besonderen Fällen auch Percain. basic. zugegeben wurde, als sehr angenehm empfunden. Salben mit Adepsgrundlage waren bei Kranken mit spröder, trockener Haut bevorzugt, weil sich die Triglyceride leichter in die Haut einreiben lassen. Im allgemeinen wurde jedoch ein wesentlicher Unterschied der Salbengrundlagen subjektiv und objektiv in diesen Fällen nicht festgestellt.

Galmei besteht aus Zinkcarbonat und Silicat und ist der Wirkstoff der in der Volksmedizin bei Ulcus cruris verwendeten Galmeisalbe. **Zinkacetat** dient in 1—5proz. Salben als Adstringens und Bleichmittel bei Sommersprossen.

---

[1] MORANDELL: Münch. med. Wschr. **1925**, 24, 955.

[2] KUNZ KRAUSE: Arch. Pharmaz. **1924**, 2, 115.

[3] SCHLAMNADINGER: Wien. klin. Wschr. **1930**, 17.

Zincum jodatum wird 5proz. bei Psoriasis verwendet.

Zincum subgallicum-Salben stehen bei Ekzemen in Gebrauch.

Zinksuperoxyd, mit Talkum gemischt in 5—10proz. Salben auf Vaselinbasis, dient als mildes Adstringens und Desinfiziens. In tierischen Fetten wandelt es sich allmählich in reizende Zink-Fettsäure-Salze um.

Zinkoxyd wird nur ausnahmsweise von der Haut nicht vertragen, die Substitution durch Titanoxyd kann in solchen Fällen günstig sein. Von großen Wundflächen kann so viel Zink resorbiert werden, daß es zu Vergiftungen kommt[1]. Die intakte Haut läßt kein Zink durch[2].

Zusammenfassend kann festgestellt werden, daß die wasserlöslichen Zinksalze in Salben vorwiegend als Ätzmittel, die schwer- bis unlöslichen als juckstillende milde Adstringentien und Pastenbestandteile verwendet werden. Die Zinkpaste ist nicht porös wie ein Löschblatt, sondern wirkt klappenventilartig. Die Zinkpaste mit nicht zu nieder schmelzendem Fett und mit Stärke statt Talkum ist dem Arzneibuchpräparat vorzuziehen. Das Zinkoxyd wirkt vor allem physikalisch durch Konsistenzänderung, die chemische Wirkung tritt dagegen zurück, auch die desinfizierende Wirkung des Oxydes, die HAXBAUM[3] beobachtet hat, dürfte in Salben- und Pastenform nur sehr gering sein, da das Medikament allseits von der Salbe umschlossen ist. PROUND und STIRKLAND konnten sogar feststellen, daß Zinkpaste keinerlei desinfizierende Wirkung besitzt[4].

Schwefelsalben.

Der wasserunlösliche, in Schweinefett zu 0,92%, in Olivenöl zu 0,58% lösliche (MONCORPS[5]) Schwefel ist auf Grund seiner keratolytischen, keratoplastischen, quellungsfördernden, juckstillenden und antiparasitären sowie seiner internen Stoffwechselwirkung eines der wichtigsten Heilmittel der Dermatologie, ein häufiger Bestandteil fertiger Spezialpräparate, vieler Pasten, Salben und Schüttelmixturen. Uns interessieren die Salben und Pasten, in die gereinigter, gefällter, sublimierter oder kolloidaler Schwefel eingearbeitet wird. Seine Resorption und Wiederabscheidung durch die gesunde Haut kann auf verschiedenen Wegen nachgewiesen werden. MONCORPS[1] hat im Tierversuch Wismutsalze subcutan eingelagert und ihre Schwärzung als Test herangezogen. BIER[6] schlägt vor, eine konstant gewogene Silberplatte von 200 qcm 10 Tage lang auf der Brust zu tragen. Ihre Gewichtszunahme und Schwärzung sind ein Maßstab für die H_2S-Ausscheidung. Er fand auf diese Weise, daß bei Kranken ganz andere Bedingungen als bei Gesunden vorhanden sind. So hat ein Patient bei mengenmäßig gleicher Schwefeldarreichung per os bei Seborrhoe 600mal soviel Schwefel ausgeschieden als Gesunde, ja 600mal soviel als er selbst 2 Jahre später nach Abheilung und Wiederherstellung des S-Stoffwechselgleichgewichts.

---

[1] LEWIN: Die Nebenwirkungen der Arzneimittel, S. 173.
[2] GROTHE: Diss. München 1937.
[3] HAXBAUM: Brit. J. Dermat. 1928, 12.
[4] PROUND u. STIRKLAND: J. amer. pharmaceut. Assoc. 26. 730 (1937).
[5] MONCORPS: Arch. f. exper. Path. 141, 67.
[6] BIER: Münch. med. Wschr. 1930, 38.

Man kann aber auch 3 Minuten lang durch einen Apparat atmen, in dem H_2S durch Salpetersäure (1:1000) aufgenommen wird. Nach Eindampfen mit Wasser ist das Sulfat ausfällbar.

All diese Methoden sind bei Berücksichtigung der Fehlerquellen brauchbar, sie zeigen, daß bei sonst gleichen Bedingungen für die Wirkungsintensität des Schwefels auf der Haut die Feinheit seiner Verteilung in der Salbe maßgebend ist. In den Polysulfiden eingelagerter oder sonst gelöster Schwefel stellt die feinste Verteilung dar. Viel grober ist der kolloidale Schwefel, dann folgt die Schwefelmilch und endlich die Schwefelblüte. Die schnellste Resorption wird man also, wie Buch-hold schon betont, mit gelöstem Schwefel der feinst verteilten Form erzielen[1]. Dies erklärt die gute Wirkung der Thermalbäder, über deren Wirkung u. a. im Boll. Sez. region. Soc. ital. Dermat. 5, 284 (1932) eingehend berichtet worden ist. Zur Wirkungsweise und dem Mechanismus der Schwefelresorption haben Moncorps, Heubner, Bürgi und andere Autoren, die von Perutz zitiert und besprochen wurden, Stellung genommen. Uns interessiert hier die Wirkungsintensität aus Salben, sie hängt vom vorliegenden Ionenzustand ab[2]. So kommt die quellungsfördernde Wirkung des Sulfhydrations im wesentlichen bei alkalischer Reaktion zur Geltung. Wir werden dies daher bei der Einstellung des p_H der Salbe berücksichtigen müssen.

Um auf die rezepturmäßig herstellbaren Salben und Pasten zurückzukommen, interessiert vor allem eine Arbeit von Brandrup[3], die zeigt, daß sich der Schwefel im Adeps suill. und im Oleum oliv. molekular löst, im Paraffin und Vaselin zum Teil molekular, im Adeps Lanae wenig kolloid. Unter Berücksichtigung dieser Ergebnisse und der Eigenschaften der Salbengrundlagen ist die Arbeit von Moncorps eine Bestätigung des oben Gesagten. Nach Moncorps wurde nämlich der Schwefel percutan aus Pasta Zinci am wenigsten resorbiert, dann in steigender Reihenfolge aus einer Öl-in-Wasser-, aus einer Wasser-in-Öl-Emulsion, dann aus Vaselinum flav., Adeps benz. Der Schwefelgehalt des Blutserums stieg naturgemäß am stärksten bei Adeps benz. als Salbengrundlage an, dann kam Vaselinum flav., dann die übrigen Medien in umgekehrter Reihenfolge.

Man wird also theoretisch mit einer Schwefelsalbe auf Fettgrundlage mehr Fernwirkung erreichen als mit einer Emulsion gleicher Schwefelkonzentration, denn wir werden bei der Verarbeitung von Salben die Form wählen, die eine molekulare Lösung erwarten läßt, also eben Fette und Öle, die als Lösungsmittel des Schwefels auch zur Injektionsbehandlung am empfehlenswertesten[4] sind. Rein empirisch ist dies ja längst festgestellt, und die Krätzesalbe des DAB 6 enthält als Grundmasse Schweinefett mit einem Zusatz von Teer und Kaliseife. Ob diese letztere die Resorption erhöhen soll und kann oder nur das Eindringen und das Abwaschen erleichtert, sei dahingestellt.

---

[1] Buchhold: Dermat. Wschr. **1929**, 43.
[2] Milbradt: Münch. med. Wschr. **1937**, 38, 1492.
[3] Brandrup: Apoth.-Ztg **1933**, 993.
[4] V. Urk. Pharm. Weekblad **1928**, 310.

An Schwefelpräparaten steht uns eine große Auswahl zur Verfügung. Wir nehmen zur Salbenverarbeitung, falls wir Resorption anstreben, die feinste Schwefelform, also gefällten Schwefel, denn sie löst sich am ehesten noch weiter molekular, wogegen kolloider Schwefel weniger am Platze sein dürfte, da er zwar lokal wirkt, aber wie alle Kolloide nach HAHN[1] nicht imstande ist, zu diffundieren, und dadurch tiefere Schichten nicht erreichen dürfte. Schwefel kann mit Teer, Resorcin und anderen Medikamenten kombiniert werden, nicht aber mit Schwermetallsalzen und Oxydationsmitteln.

Ob die Thermalwasserkonzentrate, die ROTHMANN[2] empfiehlt, genügende Konzentrationen ergeben und ob sie in Emulsionsform, in die sie verarbeitet werden müssen, noch genügend wirksam sind, muß wohl erst der Versuch ergeben. Thiosulfat scheidet in Gegenwart von Säuren Schwefel ab (WENDT[3]); man bedient sich dieser Eigenschaft in Salben, um nascierenden Schwefel zur Wirkung zu bringen. Durch Erhitzen von Wollfett und Schwefel erhält man ein Additionsprodukt, Thilanin, von Leinöl und Schwefel ein anderes Produkt; beide können zur Schwefeltherapie in Salben herangezogen werden.

An Produkten der Industrie sind zu nennen:

Aulinogen (Böhringer-Waldhof). Bisäthylxanthogenat (mit 52% Schwefel) wird bei Acne empfohlen, und zwar 6% in Vaselin.

Blancosulf (C. Blank) ist ebenfalls ein Polysulfid, also eine echte Lösung.

Cathaminsalbe (Riedel) enthält 5% kolloiden Schwefel und 10% Zinkoxyd in „neutraler Salbengrundlage"[4].

Detoxin (Wülfing) stellt ein schwefelreiches Eiweißderivat dar, das durch Hydrolyse keratinhaltiger tierischer Decksubstanzen gewonnen und auch in Salbenform bei Ekzemen, Dermatosen, Ulcus cruris und zur Wundbehandlung verwendet wird.

Die Heil- und Wundsalbe Dr. WOLFFs ist eine Zink-Stärke-Paste mit Glycerin-Lanolin als Salbengrundlage, Schwefel und rotem Quecksilberoxyd.

Mitigal (Bayer), Dimethyldiphenylendisulfid, ist eine Flüssigkeit zum Einreiben, eine echte Schwefellösung.

Sulfidal (Heyden) wird 2—10proz. in Salben verwendet und ist kolloidaler Schwefel. Ein ähnliches Präparat ist auch das *Schwefeldiasporal* (Klopfer).

S-Hydril (Laves) ist eine Thiosulfatsalbe.

Die Sulfide des Bariums, Strontiums und Calciums sind die Grundkörper der Depilatorien, die das Haar zu einer leicht abwaschbaren Masse verwandeln.

Aus unseren klinischen Simultanversuchen sei hervorgehoben, daß wir im allgemeinen bei Verwendung des viel gebräuchlichen Sulf.-Präcipitats in Pasta Zinci oxyd. molle oder durum sowie in Adeps- und Vaselingrundlagen bei den meisten symmetrisch lokalisierten Mykosen

[1] HAHN: Zbl. Hautkrankh. **21** (1926).
[2] ROTHMANN: Parfumeur **1937**, 15, 270.
[3] WENDT: Fortschr. Ther. **1938**, 14.   [4] WERR: Med. Klin. **1937**, 7.

und Pyodermien lokal keinen wesentlichen Unterschied beobachteten.
Es zeigte sich aber bei Behandlung der kindlichen Pyodermien, daß
auf einen ausreichend hohen Schmelzpunkt der Salbengrundlage besonderer Wert zu legen ist. Die Grundlagen mit niederem Schmelzpunkt
um 35° C erwiesen sich in der Wirkung deshalb als schlechter, weil sie
leichter von der Haut durch kleine Bewegungen des Verbandes abgewischt werden können oder durch Dochtwirkung in den Verband
aufgesaugt werden. Auch bei Schälkuren, die über Nacht z. B. auf dem
Gesicht bei Acne angewendet werden, ist ein möglichst hoher Schmelzpunkt (etwa 45° C) zu wählen (z. B. bei Pasta Zinci oxyd. durum),
damit die Salbengrundlage auch ohne Verband haftet.

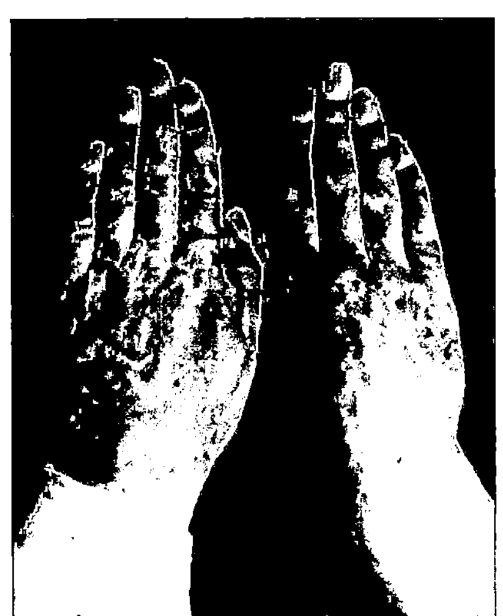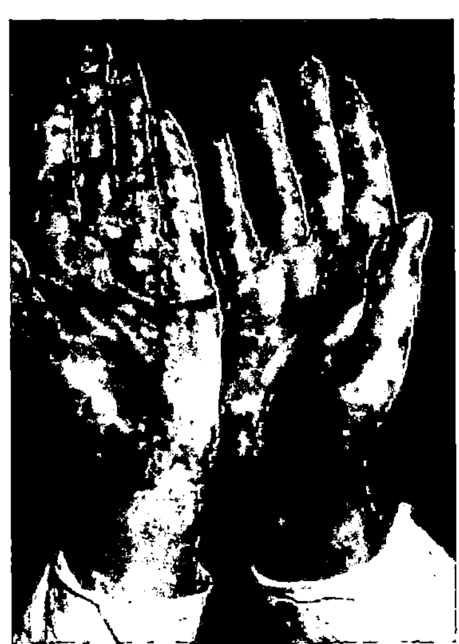

Abb. 17. Erythema exsudat. multiforme mit 5 proz. Schwefelsalben behandelt; die linke Hand
mit Adeps synth.; die rechte mit Vaselin als Salbengrundlage.

Besonders erwähnenswert erscheint die Simultanbehandlung einiger
symmetrisch lokalisierter Fälle, die zur Gruppe des Erythema exsuda-
tivum multiforme zu rechnen sind. Es handelte sich in einem Falle
um ein nach einer Angina follicularis hämatogen entstandenes Mikrobid
in Form von symmetrisch lokalisierten Pustelschüben, die palmar und
plantar angeordnet waren. Hier wurde nun zum Studium der Diffusion
des Schwefels auf der einen Hand eine 2- bzw. 5proz. Schwefel-Vaselin-
Salbe, auf der anderen Seite die gleichprozentigen Adeps-synth.-Salben
angewendet (s. Abb. 17). Dabei zeigte sich eine deutlich schnellere Desepithelisierung der Pusteln auf der Adepsseite, die wohl durch schnellere
Diffusion des Schwefels in den Pustelraum hinein zu erklären ist. Der
ganze Heilungsvorgang verlief auf der Seite der Adepsgrundlage um
einige Tage schneller.

Bei einem zweiten ähnlich gelagerten Fall eines Erythema exsudati-
vum multiforme, das neben den Prädilektionsstellen ebenfalls palmar

und plantar lokalisiert war, sahen wir bei der gleichen Simultanbehandlung wieder auf der Adepsseite deutlich Hämorrhagien in den Pusteln und kleinen Vesikeln entstehen, die auf der Vaselinseite einige Tage später nicht in demselben Ausmaße, nur angedeutet, erschienen. Auch hier muß eine schnelle Diffusion des Schwefels aus der Fettgrundlage registriert werden, wobei man das Auftreten der Hämorrhagien wahrscheinlich mit der Schwefeldiffusion und der Bildung von Sulfhämoglobin in Zusammenhang bringen kann.

Bei kleineren Kindern kann der resorbierte Schwefel zu schweren Vergiftungen führen. Basch[1] beschreibt sogar Todesfälle nach Krätzebehandlung bei Säuglingen, so daß auch bei Schwefelsalben eine gewisse Vorsicht am Platze ist, sofern nicht auch die Wärmestauung durch Vaselin mit die Ursache für die Zwischenfälle war. Der intensive Geruch nach Schwefelwasserstoff macht es in den Kliniken nötig, Kuren mit Schwefelsalben in besonderen Abteilungen vorzunehmen (Fürst).

Schwefel hat in Salben lokale und Fernwirkung, die erstere wird durch kolloide und echte Lösungen erreicht, die letztere durch echte Lösungen, also durch Verarbeitungen in Ölen und Fetten. Aus Emulsionen beider Typen, insbesondere aus Öl-in-Wasser-Emulsionen, ist nur geringere Wirkung, insbesondere Fernwirkung, zu erwarten. Noch ungünstigere Resorption des Schwefels ist aus der Pasta Zinci zu erwarten. Soll damit optimale Fernwirkung erreicht werden, so wird der Trockensubstanzgehalt herabgesetzt und statt des Vaselins ein Fett verwendet. Bei ausschließlicher Beachtung der lokalen Wirkung verwischen sich die Unterschiede der Fett- und Vaselinsalben in den meisten Fällen.

Zucker- und Honigsalben, Harnstoffsalben.

Der Gebrauch des Honigs in Wundsalben war schon den alten Ägyptern bekannt. Seine Verwendung als äußerlich anzuwendendes Medikament bei chirurgischen und dermatologischen Salbenindikationen wurde in letzter Zeit von Zaiss[2] in Erinnerung gebracht. Er betont in dieser Arbeit, daß der gereinigte Honig der Arzneibücher ein nach allen Regeln der Kunst um seine biologischen Werte gebrachter Stoff sei, und propagiert daher das Naturprodukt.

Auf dieser Zaissschen Arbeit beruht wahrscheinlich das Interesse an den Zucker- bzw. Honigsalben, die, auf Verletzungen gestrichen, dort zunächst ein steiles osmotisches Gefälle von Gewebe zur Salbe verursachen. Dadurch wird ein lebhafter Flüssigkeitsstrom aus der Wunde und damit eine Ausschwemmung von Verunreinigungen erreicht. Nach Vogt[3] schließt sich an diesen Vorgang noch eine zweite Etappe an, in der z. B. die Dextrose der Dextromonsalbe in das Gewebe eindringt und den Zellen Aufbaustoffe zuführt, so daß Infektionen leichter überwunden werden. Bei geschädigter Haut ist dies möglich, nicht aber

---

[1] Basch: Mschr. Kinderheilk. 1926, 32, sowie Arch. f. exper. Path. 1926, 111. 156.

[2] Zaiss: Münch. med. Wschr. 1934, Nr 49.

[3] Vogt: Med. Klin. 1938, Nr 28, 936.

bei intakter Haut, deren Undurchdringlichkeit für Zuckerarten WINTER-
NITZ und NAUMANN[1] erwiesen haben. Auch Milchzucker wird nicht
resorbiert (BAUKE[2]).

Uns interessieren die Fragen: Ist Zucker zweckmäßiger oder Honig?
Ist die Wirkung rein osmotisch bedingt oder kommen noch andere
Komponenten in Frage, wie dies ZAISS beim Honig sicher annimmt?
Welche Salbengrundlage ist die beste? Exakte Versuche liegen nicht vor.
Es steht jedoch fest, daß Traubenzucker empfehlenswerter ist als der
unter Umständen reizende Rohrzucker, der osmotisch schwächer ist und
im Gewebe nicht verbrannt werden kann[3]. Man kann aber auch Milchzucker verwenden, und zwar 10—15proz. in Vaselin, Wollfett und etwas
Wasser, wie GELLHAUS[4] empfiehlt. Die Hauptwirkung der Zucker- und
Honigsalben kommt doch wohl dem osmotischen Gefälle zu. Die schon
erwähnte Nährwirkung der Zuckersalben auf das angrenzende Gewebe ist
schwer nachzuweisen. Der Honig hat vielleicht noch zusätzlich eine besonders günstige Wirkung durch Vitamine, Pflanzensäuren und Enzyme.

Erwähnt sei in diesem Zusammenhang die *Dextromonsalbe* (Maizena-
Gesellschaft, Hamburg). Sie enthält 20% Traubenzucker in einem
Cholesterin-Paraffin-Gemisch, das schmilzt und so den Zucker mit den
zu behandelnden Stellen in Kontakt bringt (VOGT[5]).

Manchen Autoren genügt die Honig- und Zuckerwirkung allein nicht.
Sie suchen die Präparate noch durch Zusatz von Lebertran zu verstärken
und zu verbessern. Es sei hier an die Desitinhonigsalbe erinnert, die
BÜCHNER[6] sowie BUCHHEISTER[7] empfehlen.

Als Salbengrundlage, sofern eine solche überhaupt nötig ist und
nicht der Honig oder die Zuckerlösung schon selbst salbig sind, dürften
Schleime oder Kohlenwasserstoffe, in Öl-in-Wasser-Emulsionsform zugemischt, statt Fetten, die insbesondere von den im Honig vorhandenen
Fermenten beeinflußt werden könnten und die Lösungen absperren,
zweckmäßig sein.

Die wundheilende Wirkung des Allantoins, das durch Fliegenmaden
produziert wird und neben der mechanischen Reinigung durch die fres-
senden Maden Anlaß zur Behandlung mit diesen appetitlichen Tierchen
gegeben hat, leitet zu den nach MULDAVIN und HOLTZMANN[8] spezifisch,
teils auch osmotisch wirkenden Carbamid-, Harnstoff- oder, wie REDENZ[9]
empfiehlt, Wöhlerstoff-Salben über, da sich der Harnstoff aus Allantoin
bildet, so daß er auch in Allantoinsalben der Träger der Heilung ist.

Die 5- bzw. 10proz. Reoxylsalbe (Tosse), eine Carbamidsalbe,
enthält zudem noch das bactericide Reoxyl, eine Rhodanverbindung,
in Erdnußöl und Wollfett; sie wird von KRAWINKEL[10] empfohlen.

---

[1] WINTERNITZ u. NAUMANN: Dtsch. med. Wschr. **1929**, 1828.

[2] BAUKE: Dtsch. med. Wschr. **1930**, 44.

[3] LUY: Münch. med. Wschr. **1937**, Nr 39, 1533.

[4] GELLHAUS: Z. ärztl. Fortbildg **29**, 151 (1932).

[5] VOGT: Med. Klin. **1938**, 28.   [6] BÜCHNER: Zbl. Chir. **1935**, 44.

[7] BUCHHEISTER: Münch. med. Wschr. **1935**, Nr 40, 1614.

[8] MULDAVIN u. HOLTZMANN: Lancet **1938**, I, 549.

[9] REDENZ: Münch. med. Wschr. **1938**, 29.

[10] KRAWINKEL: Münch. med. Wschr. **1938**, 29.

Die Herstellung von höher konzentrierten Allantoinsalben machte bisher Schwierigkeiten; das Amer. P. 2124295 läßt eine konzentrierte Lösung in Wasser, Glycerin und Triäthanolamin zu geschmolzener Stearinsäure hinzufügen. So entsteht eine 2—5proz. Salbe, die den Wirkstoff in feinst verteilter Form enthält.

Vulnovasogen (Pearson) besteht laut Angabe aus 5% Harnstoff und Vasogen spissum.

Allanturan ist eine Thoraduransalbe mit 1% Allantoin[1].

Die Europäer stellen meist Wasser-in-Öl-Emulsionen oder wäßrige Lösungen, die Amerikaner Öl-in-Wasser-Verarbeitungen her.

Zucker-, Honig- und Harnstoffsalben wirken in der Wundbehandlung teilweise spezifisch, vorwiegend osmotisch. Das Gefälle von der Wunde zur Salbe verursacht einen ausschwemmenden Flüssigkeitsstrom.

Bei der Herstellung derartiger Salben wird es zweckmäßig sein, als Endprodukt eine Öl-in-Wasser- oder traganthhaltige Salbe herzustellen, denn das wäßrige Milieu gewährleistet die volle Entfaltung der osmotischen Kräfte besser als das ölige.

Desinfizientien.

Die desinfizierenden Salben haben vorwiegend den Zweck, Wunden, Epidermophytien u. a. zu entkeimen oder gefährdete Stellen zu schützen. Es sollen hier nur Desinfizientien im engeren Sinne besprochen werden. Substanzen, die neben anderen Wirkungen auch desinfizieren, aber sonst besser in ein anderes Kapitel passen, sollen hier nur erwähnt und andernorts bearbeitet werden.

Zunächst müssen wir die Frage, ob die Salbengrundlagen an und für sich bactericid sind, verneinend beantworten. GÖRTZEN[2] hat so ziemlich alle Öle und Salbengrundlagen durchgeprüft und kam auch beim Lebertran zu dem Schluß, daß seine Wirkung nicht auf seine keimtötenden Eigenschaften zurückzuführen ist. Danach sind viele das Gegenteil behauptende Arbeiten umstritten, und auch der Lebertran ist, wie Öle und Fette und insbesondere Kohlenwasserstoffe, nicht selbst bactericid, sondern nur kein Nährboden und sozusagen ein mechanisches Desinfiziens. Er umhüllt die Bakterien und spült sie ab oder entzieht sie ihrem Substrat.

Neben den Publikationen im ausländischen Schrifttum, z. B. den Arbeiten von PROUND und STIRKLAND[3], die sich eingehend mit dem Thema beschäftigen und z. B. feststellen, daß Schwefel, Galmei, Phenol, Borsäure und Zinkoxyd keine Desinfektionswirkung aus Salben nach der Agarplatten-Methode zeigen, ist grundlegende Arbeit, durch die der Wert desinfizierender Salben bestätigt wurde, von SABALITSCHKA und DÜRRMANN[4] geleistet worden. Sie prüften nach, inwieweit Fette und Öle die Wirksamkeit von Desinfizientien beeinflussen. Zunächst verarbeiteten sie Phenol, m-Kresol, Chlorkresol, Resorcin, Salicyl-, Ameisen-

---

[1] Notiz in der Süddtsch. Apoth.-Ztg **1936**, 68, 726.
[2] GÖRTZEN: Zbl. Bakter. I Orig. **134**. 169.
[3] PROUND u. STIRKLAND: J. amer. pharmaceut. Assoc. **26**. 730 (1937).
[4] SABALITSCHKA u. DÜRRMANN: Pharmaz. Ztg **81**, 335 (1936).

und Trichloressigsäure in Erdnußöl und ließen diese Mischungen, die
etwa 2% Wasser enthielten, auf Staphylococcus pyogenes aureus
einwirken. Es stellte sich heraus, daß keines der angewandten Mittel
seine Wirkung in Öl ganz verloren hatte; bei Phenol- und Salicylsäure
war sie stark herabgesetzt; Ameisen- und Trichloressigsäure zeigten die
gleiche bactericide Wirkung in Wasser und in Öl; Resorcin war in Öl
sogar stärker abtötend als in Wasser.

Ähnliche Versuche mit Vaselin, das an und für sich schon einen für
Mikroben unverwertbaren Nährboden darstellt, so daß hineinfallende
Keime keine Entwicklungsmöglichkeiten finden, zeigten, daß dieses
Medium die bactericide Wirkung des Phenols überhaupt nicht störend
beeinflußt.

Unveröffentlichte Versuche einer anderen Untersuchungsstelle mit
phenolischen Desinfizientien hatten ähnliche Ergebnisse. Ein Benzol-
derivat in synthetischem Glyceridfett wirkte schlecht, in Vaselin dagegen
gut. Osmaron (Bayer) war voll wirksam in Vaseline, synthetischer
Vaseline und fettem Öl.

Weniger aufschlußreich ist die Publikation HODERS[1], der Chloraminsalbe (Salbengrundlage nicht angegeben) mit Wasser im Verhältnis 1:5
anrieb, diese „Standardverreibung" weiter mit Wasser bis 1:500 verdünnte und an diesen „Salbenverdünnungen" die Wirkung der Salbe
studierte. Diese Verdünnungen sind aber nicht brauchbar, und er hat
damit keine Prüfung der Salbe auf Bactericidie vorgenommen, sondern
die des herausgelösten Chloramins getestet. An anderer Stelle dieser
Arbeit zeigt der Verfasser in einem orientierenden Vorversuch die Bedeutung der desinfizierenden Salben. Drei mit Diphtherie an der Bauch-
haut gleich infizierte Kaninchen wurden

a) mit Chloraminsalbe, — b) mit Vaselin, — c) nicht behandelt.
Das Tier a überlebte, die anderen dagegen starben.

Wie ist nun das verschiedenartige Verhalten der einzelnen Desinfizientien in den Salbengrundlagen zu erklären? SABALITSCHKA zieht
hierfür den verschiedenen Verteilungskoeffizienten Öl/Wasser heran. Je
besser eine Substanz öllöslich ist, um so schlechter löst sie sich in Wasser,
desto stärker ist aber ihre Anreicherung aus Wasser in dem Lipoidanteil
der Mikrobenzelle und damit ihre schädigende Wirkung auf die Bakterien. Wird umgekehrt ein leicht öllösliches Desinfiziens in öliger Lösung
an Bakterien herangebracht, so zieht es zum Öl, und die Desinfektionskraft sinkt. Phenol ist leicht öllöslich, mit Wasser aber nur 1:15
mischbar. Daher fiel die Desinfektionskraft im öligen Medium ab.
Resorcin dagegen ist gerade umgekehrt in Wasser leicht löslich, in Öl
nur zu 7%. Die Desinfektionswirkung wird daher in der wasserfreien
Salbe erhöht. Die Beobachtungen wurden an *Fetten* angestellt (an Fettsäureglycerinestern). Vaselin jedoch, ein Kohlenwasserstoff, hemmt die
bactericide Wirkung überhaupt nicht, doch muß darauf geachtet werden,
daß sich das Desinfiziens löst und verteilt und nicht in konzentrierter
Form ausgeschwitzt oder von der Grundlage umschlossen wird.

---

[1] HODER: Münch. med. Wschr. 1930, 40, 1724.

Die Herabsetzung der Desinfektionswirkung einiger Substanzen, wie z. B. mancher Benzoesäureester, in echten Fetten kann man nach einer Patentanmeldung von SABALITSCHKA und BÖHM verhindern, wenn man das Desinfiziens in einen wasserlöslichen, aber mit dem Kohlenwasserstoff nicht mischbaren Lösungsmittel (z. B. Alkohol) aufnimmt und diese Lösung in die Grundlage hineinemulgiert. Man ändert so die Phasenlöslichkeit und gelangt zu ähnlichen Produkten wie die für manche Zwecke brauchbaren Alkoholsalben, die auf S. 35 beschrieben wurden.

Die desinfizierenden Zusätze zu Salben haben, wie erwähnt, in der Wundbehandlung und bei Epidermophytien Bedeutung. Hier sind Jodoformsalben (bei geschädigter Haut Resorptionsgefahr!), Xeroform-, Dermatol-, Eucupin-, Yatren- und Chinosolsalben zu nennen, ferner eine Paraoxybenzoesäuremethylester-Salbe in Ungt. Diachylon mit Paraffinöl verdünnt, die von BANG[1] bei Trichophythien verwendet wurde. Auch die Silbermanganitsalbe ist zu nennen. Das wirksame Prinzip ist $Ag_2O_2MnO_2$ „Simanit". Die 1proz. Salbe auf „indifferenter Grundlage" wird von LECHNIR[2] empfohlen.

Phenol ist wasser- und noch besser öllöslich und nimmt eine gewisse Sonderstellung ein, da es in Salben nicht allein als Desinfiziens, sondern vorwiegend als Antipruriginosum, bei Rhagaden und insbesondere gegen Frostbeulen verordnet wird. Als Desinfiziens ist es in Fetten nur schwach wirksam, wohl aber in Wasser, von dem es infolge seines Verteilungskoeffizienten zum Lipoid der Bakterien zieht.

LASSAR empfiehlt:	ROTHE:

Rp. Acid. carbol.   0,5
    Vaselini
    Ungt. Plumbi aa 10,0
    Ol. amygdalarum 5,0
	Rp. Acid. carbolic. 1,0
	    Tct. Jodi
	    Acid. tannic. aa 2,0
	    Ungt. cerei 30,0

KNOOP[3] verordnet gegen Lippengletscherbrand

      Rp. Acid. carbolic. pur. 5,0
         Sulfur. praec.   7,5
         Pasta Zinci   ad 60,0

Die 2proz. Carbolsalbe wird mit Schweineschmalz durch Zusammenschmelzen der Bestandteile und Kaltrühren hergestellt. Die 10proz. Salbe wird mit Ungt. Paraffini bereitet. Lokale Schäden sind nach Phenolapplikation nicht selten, insbesondere bei Überempfindlichen. Da es resorbiert wird, kann die Anwendung zu großer Mengen zu Vergiftung führen, die sich in Nierenreizungen und Störungen des Zentralnervensystems äußern.

Carvaseptpaste (Heyden) enthält 0,1% Chlorcarvacrol in einer fettfreien Grundlage nach Art der Stearatcremes. Es handelt sich also um eine Salbe und nicht um eine Paste.

---

[1] BANG: Dermat. Wschr. **1937**, 34.
[2] LECHNIR: Münch. med. Wschr. **1934**, 29, 1102.
[3] KNOOP: Münch. med. Wschr. **1931**, 20.

Entozonsalbe (Bayer) enthält 1% der wirksamen Substanz (Entozon) in einer Salbe, die abwaschbar ist und aus

Talcum, Zinc. oxydat.	$\overline{aa}$ 10,0
Monostearinsäure-Glycerin-Ester	15,0
Ad. Lanae anhydr.	6,0
Glycerin	20,0
Igepon A	5,0
H_2O	ad 100,0

besteht. Sie wird in der Tierheilkunde verwendet.

Formaldehyd solut. wird 8-, 20- und 40proz. nach UNNA in Vaselin-Lanolin, nach anderen Autoren mit Seifenzusatz in derselben Grundlage suspendiert, gegen Fußschweiß in Salben verwendet. Seine Wirkung setzt sich aus der desinfizierenden und der gerbenden Komponente zusammen und kommt im alkalischen Medium zur Geltung.

Hidro-Milkuderm enthält Hexamethylentetramin. Dieses soll in saurem Schweiß Formaldehyd in „statu nascendi" abspalten und so depotartig wirken (BRUCK[1]).

Noviform-Salbe (Heyden) ist 5proz. und wird in der Augenheilkunde verwendet.

Rhodansalze sind manchen Salben als Desinfizientien (Reoxyl Tosse) zugesetzt. Die Mucidansalbe (Kalichemie) enthält solche Stoffe als schleimlösendes und bakterientötendes Medikament.

Surfen wird 1proz. in Salben zur antiseptischen Oberflächenbehandlung von Wunden, von Pyodermien und Mykosen empfohlen. Dasselbe gilt von den 5proz. **Uliron**-Salben (Stada).

Terenol (Homburg) ist eine Formaldehyd-Seifensalbe und wird ebenfalls bei Hyperhidrosis empfohlen (SEGALL[2]).

Trypaflavin, Rivanol, ferner die Quecksilber- und anderen Metallsalze, die als Desinfizientien in Verwendung stehen, werden oder wurden bereits unter besonderen Kapiteln besprochen.

Tymol und **Aristol** (Dithymoldijodid) sind fettlöslich und werden 10proz. in desinfizierenden Salben verwendet.

Xeroform und **Dermatol** werden 5—10proz. in Salben eingearbeitet.

Sauerstoffpräparate sind in der Kosmetik ziemlich verbreitet, um Sommersprossen und Ichthyosis zu behandeln; aber auch die Dermatologie kennt sie als Desinfizientien. UNNA empfiehlt, ohne auf die Haltbarkeit einzugehen, eine 20proz. Perhydrolsalbe auf Eucerinbasis, die als Zusatz Kaliumchloratlösung enthält[3]. Auch Persalze stehen in Gebrauch. Sie sollen weder in wasserhaltige Salben, noch in Fette, sondern in Vaselin eingearbeitet werden. FONROBERT[4] betont, daß die Verwendung von wäßrigen Lösungen des Wasserstoffsuperoxyds nicht zu haltbaren Salben führt, auch nicht, wenn man bestes Vaselin als Grundlage nimmt. Man muß ein festes Superoxyd, wie Zink- und Harnstoff-Superoxyd, verwenden, um eine zufriedenstellende, auf

---

[1] BRUCK: Münch. med. Wschr. **1932**, 28.   [2] SEGALL: Med. Welt **1928**, 31.
[3] UNNA: Dermat. Wschr. **59**, 895 (1914).
[4] FONROBERT: im Truttwin, S. 322.

der Haut H_2O_2 abgebende haltbare Salbe herstellen zu können. Es scheint jedoch die Möglichkeit zu bestehen, das Superoxyd unterzubringen. KUNZMANN[1] hat eine solche 10proz. Salbe, Reteca-Paste, die vermutlich mit Nipagin konserviert ist, deren Zusammensetzung er aber nicht bekanntgibt, frisch und nach 3 Monaten untersucht und immer die gleiche Desinfektionswirkung gesehen. Ohne den vom Hersteller der genannten Pasten angewendeten, nicht bekannten Kniff erübrigten sich wohl Versuche zur Herstellung von H_2O_2-Salben. Denn Produkte, die sich zersetzen und durch frei werdenden Sauerstoff den Deckel des Gefäßes abheben, befriedigen auch dann nicht, wenn man, wie dies unlängst vorgeschlagen wurde, den Verschluß festbindet. In frischem Zustand ist H_2O_2-Salbe als Desinfektionsmittel recht wirksam und ist erst in letzter Zeit von LAZAR[2] empfohlen worden. Als Grundlage dient Kaliseife oder Eucerin.

Eine weitere Notwendigkeit, Desinfizientien zuzusetzen, kann bei manchen Salben darin bestehen, daß sich eine Anzahl Emulsionen, z. B. die mit Lecithin bereiteten, und viele Glyceride unter Bakterieneinfluß im Gegensatz zu Vaselin- und Paraffinsalbe zersetzen. So wird zur Sterilhaltung Benzoeharz zugefügt. Moderner ist der Zusatz von Nipagin M, das schon in Konzentrationen von 0,1% in Salbengrundlagen jede Schimmelbildung verhindert. Bei Coldcremes und fettfreien Cremes ist ein Zusatz von 0,15% nötig. Salicylsäure wird ebenfalls empfohlen, ist aber zugunsten der Benzoeester auf Grund ihrer bekannten dermatologischen und internen Wirkungen abzulehnen, zumal sie als freie Säure auch verschiedene Emulsionen zerstört oder mit anderen Bestandteilen reagiert.

Der dritte Verwendungszweck der Desinfizientien in Salben hat nicht für den Dermatologen, wohl aber für den Tierarzt Bedeutung. Es handelt sich um die Herstellung der sog. Melkfette. Diese Präparate sind Lösungen bzw. Verreibungen von Desinfizientien, wie Salicylsäure, Borsäure, oder besser der modernen und wirksameren Präparate Nipagin, Osmaron (Bayer) (0,6%) in Vaselin. Melkfette sollen die Hand des Melkers geschmeidig erhalten und die Übertragung infektiöser Eutererkrankungen, namentlich des gelben Galts, durch den Melker verhindern. Ihr Wert wurde von SEELEMANN[3] eindeutig bewiesen. Osmaron, ein Salz hochmolekularer Fettamine, ist der verbreitetste Zusatz, der von verschiedenen Firmen in Melkfett eingearbeitet wird.

Kein Desinfiziens im engeren Sinne, sondern ein Bekämpfungsmittel von Läusen ist das Ungt. Sabadillae, 2—4% Sabadillsalbe in Benzoeschmalz oder Vaselin. Die Salbe wird oft mit Ol. Citri parfümiert, ein Vorgehen, das wir auf Grund der Untersuchungen MACHTS nicht mehr empfehlen können.

Zusammenfassung. Der Zusatz von Desinfektionsmitteln zu Salben dient:

1. der Verhinderung von Infektionen der Wunden bzw. der Bekämpfung von Epidermophytien,

---

[1] KUNZMANN: Dermat. Wschr. **1934**, 31, 1009.
[2] LAZAR: zit. im Zbl. Hautkrkh. **1938**, 10/11, 500.
[3] SEELEMANN: Dtsch. Tierärztebl. **1936**, 4 — Z. Fleisch- u. Milchhyg. **1936**, 14.

2. der Konservierung von Salben, insbesondere von Wasser-in-Öl-Emulsionen,

3. als Schutz gegen Infektübertragungen, z. B. bei Melkfetten.

Der Effekt des zugefügten Arzneimittels richtet sich nach dem Verteilungskoeffizienten Öl/Wasser des Präparates. Ein wasserlösliches Desinfiziens ist im allgemeinen wirksamer als ein gut öllösliches Produkt, das von der Ölphase nur schwer an die Bakterienleiber herangebracht und abgegeben wird. Öl-in-Wasser-Emulsionen sind als Träger von wasserlöslichen Desinfizientien recht wirksam und können insbesondere auch für Schleimhäute empfohlen werden (s. Abschnitt über wasserlösliche Medikamente).

Lokalanaesthetica.

Unter den Anaestheticis sollen hier vorwiegend die Mittel besprochen werden, die ausschließlich der Schmerzherabsetzung dienen; Mittel wie Phenole, Schwefel, ferner juckstillende Substanzen sollen nur kurz erwähnt werden.

Bei der Herstellung von schmerzstillenden Salben, deren wirksame Komponenten Lokalanaesthetica sind, müssen je nach der Indikation der Salbe verschiedene Gesichtspunkte berücksichtigt werden. Eine Salbe, die krankes, der Epidermis beraubtes Gewebe schmerzlos machen soll, wird das inkorporierte Anaestheticum, also z. B. Novocain, in wasserlöslicher Form als Salz enthalten und die wirksame Substanz daraus leicht an das Gewebe abgeben. Wir werden zuerst Wasser-in-Öl-Emulsionen versuchen, über deren Abgabefreudigkeit der im folgenden geschilderte Modellversuch Anhaltspunkte geben kann. Vier Salben wurden hergestellt:

1.	Novocain chlorhydrat.			3.	Novocain chlorhydrat.	
	Aqua dest.	$\overline{aa}$ 0,5			Aqua dest.	$\overline{aa}$ 0,5
	Alcohol. cetyl.	0,5			Adeps synth.	ad 10,0
	Vaselin	ad 10,0				
2.	Novocain chlorhydrat.			4.	Novocain chlorhydrat.	0,5
	Aqua dest.	$\overline{aa}$ 0,5			Alcohol. cetyl.	1,0
	Adeps Lanae				Adeps synth.	4,0
	Vaselin	$\overline{aa}$ ad 10,0			Aqua dest.	4,5

Alle 4 Wasser-in-Öl-Emulsionen wechseln mit dem Emulgator oder der Grundlage. Je 0,1 g der 4 Salben wurden zunächst in einem Vorversuch mit Wasser geprüft. Zu diesem Zweck wurden gleichgroße Glastäfelchen mit den Salben 1 mm dick bestrichen, in Bechergläschen mit 10 ccm Wasser bedeckt und 1 Stunde lang im Brutschrank behandelt. Dann wurden die 4 Digerierungsflüssigkeiten mit Salpetersäure angesäuert und mit 2 Tropfen Silbernitrat versetzt. Bei Nr. 4 war ein leichter Niederschlag, bei Nr. 1 und 3 leichte Opalescenz festzustellen, die Salbe Nr. 2 hatte überhaupt kein Novocain an das Wasser abgegeben. Es zeigte sich also, daß zwar ein Emulgatorzusatz die Abgabefreudigkeit einer Mischung beeinflußt, daß aber doch die Salbengrundlage, die ihrerseits oft Emulgatoren enthält, ebenso wichtig ist. Das Fett ist hier besser imstande, das wasserlösliche Anaestheticum

abzugeben als das Vaselin. Diese Tatsache wird durch den Zusatz des einen oder anderen Emulgators zwar gemildert, aber nicht aufgehoben. Wenn wir noch die Beobachtungen von SCHUBERT (zitiert bei Lebertransalben) in Erwägung ziehen, daß Vaselin und Lanolin die Wundheilung hemmen oder zumindest nicht fördern, so könnten wir annehmen, daß die Fette als Bestandteile oder Grundlagen für anästhesierende Wundsalben geeigneter sind. Parallele klinische Versuche wurden allerdings nicht angestellt, da der Schmerz in geeigneten Fällen variabler ist als die zu erwartende Anästhesie, so daß die Fehler größer geworden wären als die Unterschiede zwischen den Salben.

Wie die angegebenen Rezepte zeigten, haben die 4 Salben Novocain chlorhydrat. enthalten. Die im Handel befindlichen Salben mit Lokalanaestheticis enthalten die Wirkstoffe als Basen in alkalischen Grundlagen. Die Verwendung der wasserunlöslichen Basen an Stelle der löslichen Salze soll lokale Schäden durch zu hohe Konzentrationen verhindern, eine Art Depotwirkung erreichen und — da die Basen fettlöslich sind — Wirkung durch die gesunde Haut gewährleisten. Dies ist, wie man an sich selbst und aus der allerdings auch gegenteilige Ansichten vertretenden Literatur nachweisen kann, bis zu einem gewissen Grad gelungen. So wird erwähnt[1], daß ein lipoidlösliches englisches Anaestheticum in einer Salbe nach erfolgter Bestreichung der Haut die Haare schmerzlos entfernen lasse. Der **Panthesinbalsam** (S a n d o z), der 5% der Base in einem pflanzlichen Fett enthält, ist gegen Schmerzen durch die gesunde Haut hindurch wirksam, und zwar nach GIGON[2] bei Rheuma und Entzündungen, nach BERGMANN[3] bei Wespen- und Bienenstichen, wo allerdings auch neutralisierende Stoffe und Cholesterinsalben (Selbstversuch) allein wirksam sind.

Die **Curtacainsalbe** (C u r t a), die 2% Pantocainbase enthält, wirkt nach WENDT[4] zufriedenstellend bei Juckreiz und Schmerzen verschiedener Genese. Ähnliches berichtet BRUCHHOLZ[5] von der **Percainsalbe** (C i b a).

Die wasserlöslichen Salze wirken also ohne Gleitschiene infolge ihrer Wasserlöslichkeit entweder gar nicht durch die gesunde Haut hindurch (FENYËS[6], BÜRGI[7]) oder nur zu einem geringen Prozentsatz. Im Gegensatz hierzu sind die Basen fettlöslich und kommen nach FREISTADTL[8] u. a., wenn auch nicht quantitativ, zur Wirkung. Die Wirkung hängt also wesentlich davon ab, ob die Salze der Anaesthetica oder die freien Basen verwendet werden. Dies zu zeigen, war der Zweck weiterer Versuche. Wir haben darin einen mit Petroläther oberflächlich entfetteten und einen naturbelassenen Unterarm in mehrmaligen Versuchen mit den

---

[1] Pharm. J. **135**, 497 (1935).   [2] GIGON: Schweiz. med. Wschr. **1931** I, 206.
[3] BERGMANN: Münch. med. Wschr. **1936**, 29, 1172.
[4] WENDT: Münch. med. Wschr. **1937**, 4, 141.
[5] BRUCHHOLZ: Münch. med. Wschr. **1931**, 22, 914.
[6] FENYES: Wien. med. Wschr. **1934**, 18.
[7] BÜRGI: Vortrag auf dem Physiologentag Zürich 1938, sowie Wien. klin. Wschr. **1936**, 51.
[8] FREISTADTL: Börgyogy. Szemle 16. I. 1938 u. a. O.

4 Novocainchlorhydratsalben bestrichen und mit einer Haarpinzette alle 5 Minuten an den Lanugohaaren gezogen, um eine evtl. vorhandene Anästhesie oder Schmerzherabsetzung nachweisen zu können. Es zeigte sich jedoch bei mehrmaligen Versuchen im Laufe von 2 Stunden nach keiner der Salben irgendeine Verminderung der Schmerzen.

Derselbe Versuch wurde am anderen Arm öfters wiederholt, nachdem die mit den Salben einzureibenden Stellen vorher angeritzt worden waren. Doch konnte auch hier keinerlei Schmerzherabsetzung beobachtet werden. Die durch die Scarifikation gerötete Haut brannte an allen Stellen gleich intensiv. Mithin kann gesagt werden, daß aus Novocainchlorhydratsalben unter den geschilderten Bedingungen durch die intakte und leicht scarifizierte entfettete und nichtentfettete Haut nicht genügend Anaestheticum diffundiert, um innerhalb von 2 Stunden schmerzstillend zu wirken.

Die Versuche decken sich mit den Resultaten Bürgis[1], nach denen es unter den verschiedenen Bedingungen nicht gelingt, mit auf die Haut applizierten Lokalanaestheticis Anästhesie zu erzeugen; sie gehen auch mit den Arbeiten von Bruchholz, der mit Anästhesin Versager erlebt hat, parallel. Da die mit Novocainchlorhydrat hergestellten Salben nicht imstande waren, durch die intakte Haut hindurch Anästhesie zu erzeugen, interessierte die Frage, ob Präparate, die in üblicher Konzentration Basen enthalten, dazu in der Lage sind. Die obengeschilderten Versuche an den Lanugohaaren des Unterarmes wurden daher mit den alkalischen Salben der Industrie, die oben beschrieben wurden, in derselben Reihenfolge wiederholt. Das Ergebnis war in sämtlichen Fällen negativ.

Andererseits wurden bei einem außerordentlich juckenden Arzneimittelexanthem die letzteren 3 Salben gleichzeitig nebeneinander aufgestrichen. Dort, wo die Haut nicht mehr voll intakt war, hatten alle 3 Präparate gleich gut juckstillende Wirkung. Es waren daher weniger die Salben als die Testmethode ungeeignet.

Ein weiterer Versuch sollte deshalb den Unterschied zwischen den 3 Salben und einer Kontrolle auf der gesunden Haut auf anderem Wege klären. Hierzu wurden an den Unterarmen je 10 qcm mit den 3 Salben und eine vierte Stelle mit Vaselin behandelt. Die Präparate wurden in einigen Fällen nur aufgestrichen, in den anderen auch eingerieben; allerdings nicht 10—15 Minuten einmassiert, wie Hutembeck[2] vorschreibt. Nun wurden alle 10 Minuten 1-g-Gewichte, die in siedendem Wasser auf 100° erwärmt worden waren, aufgelegt und auf der Haut erkalten lassen. Der Schmerz war immer gleich intensiv, ob die Salben eingerieben oder aufgestrichen wurden, ob dieses oder jenes Anaestheticum bzw. die Kontrolle geprüft wurde. Größere Gewichte, wie 2 g oder 5 g, die infolge ihrer Schwere stärker auf die Haut drückten und größere Wärmekapazitäten besaßen, haben bei den Anaestheticis, der Kontrolle und auf unbehandelten Stellen immer gleich unerträglich

---

[1] Bürgi: Schweiz. med. Wschr. 1937, 20, 433.
[2] Hutembeck: Dtsch. med. Wschr. 1933, 31.

gewirkt. Alle Salben waren also auf der gesunden Haut wirkungslos gegenüber frischem Verbrennungsschmerz und dem Schmerz, der beim Ziehen an den Lanugohaaren auftritt. Allerdings sind die Versuche, wenn man FREYSTADTL[1] recht gibt, nicht genügend stichhaltig, da der Kältereiz am leichtesten, dann Schmerzzustände und zuletzt der Verbrennungsschmerz beeinflußt werden. FREYSTADTL, dessen Arbeit sehr lesenswert ist, bestätigt im übrigen die hier dargelegte Beobachtung, daß ölige Lösungen der Basen durch die gesunde Haut wirksamer diffundieren als Chlorhydrate in Wasser-in-Öl-Emulsionen. Pantocain- und Percainsalbe sind nach ihm sehr wohl imstande, schwere Schmerzzustände durch die unverletzte Haut hindurch zu lindern, allerdings erst 10 und mehr Stunden nach der Applikation.

Die Prüfung der Kälteempfindlichkeit ist demnach die beste Testmethode, so daß wir die Versuche mit wasserlöslichen Anaestheticis wiederholten. Zu diesem Zweck wurden zuerst 2 Salben, die Wasser-in-Öl- und Öl-in-Wasser-Emulsionen (mit Vaselin als Grundlage und Cholesterin bzw. Lecithin als Emulgator) mit 0,75% Pantocainchlorhydratgehalt geprüft. Je 0,2 g Salbe wurde auf 6 qcm Unterarmhaut verstrichen und leicht einmassiert. Nach jeder vollen Stunde wurde dann ein Eiswürfel von 2 cm Kantenlänge aufgelegt und gewartet, bis das Kältegefühl kräftig wahrnehmbar wurde. Bei den ersten Versuchen zeigte sich innerhalb von 5 Stunden weder bei der Öl-in-Wasser- noch bei der Wasser-in-Öl-Emulsion eine Wirkung. Nach 6 Stunden hatte die Wasser-in-Öl-Emulsion geringe Anästhesie hervorgerufen. Bei weiteren Versuchen hatte die Öl-in-Wasser-Emulsion gegenüber der zur Kontrolle nur mit Vaselin bestrichenen Hautpartie keine Verzögerung des Kälteschmerzes, der nach 20 Sekunden eintrat, erzielt. Die Wasser-in-Öl-Emulsion verzögerte den Eintritt nach 2stündiger Einwirkung um 30 auf 50 Sekunden und verursachte eine leichte, aber oberflächliche Anästhesie, die viele Stunden anhielt.

Aus den Versuchen können wir zunächst lernen, daß die Öl-in-Wasser-Emulsion in diesem besonderen Falle nicht wirksam ist; anscheinend trocknet sie zu rasch ein, und das trockene Salz wirkt nicht mehr. Weiterhin sehen wir, daß auch mit wasserlöslichen Anaestheticis eine, wenn auch nicht schnell und leicht nachweisbare Anästhesie erreicht werden kann.

Da anästhesierende Salben auch in der Augenheilkunde Interesse besitzen, wurden die obenerwähnten 4 Novocainchlorhydrat-Salben auch am Kaninchenauge auf ihre Wirkung geprüft. Zu diesem Zweck wurden der Eintritt der Gefühllosigkeit und ihre Dauer mit der Reizborste festgestellt. Die Salbe Nr. 1 war einer 5proz. wäßrigen Lösung gleichwertig. Die Salbe Nr. 2 ergab um 50%, Salbe Nr. 4 um 150% längere Anästhesie. Die Salbe Nr. 3 hingegen wirkte ganz unregelmäßig, und zwar in allen 15 Parallelversuchen, die mit den 4 Salben angestellt wurden. Einmal ergab sie keine, das andere Mal gute, den Salben Nr. 2 und Nr. 4 entsprechende Resultate. Es scheint, daß hier die Konsistenz

---

[1] FREYSTADTL: Dermat. Wschr. **1938**, 3.

und der Schmelzpunkt nicht entsprochen haben. Wenn wir nun die durch die drei Arbeitsmethoden gewonnenen Resultate graphisch darstellen, erhalten wir folgende Bilder:

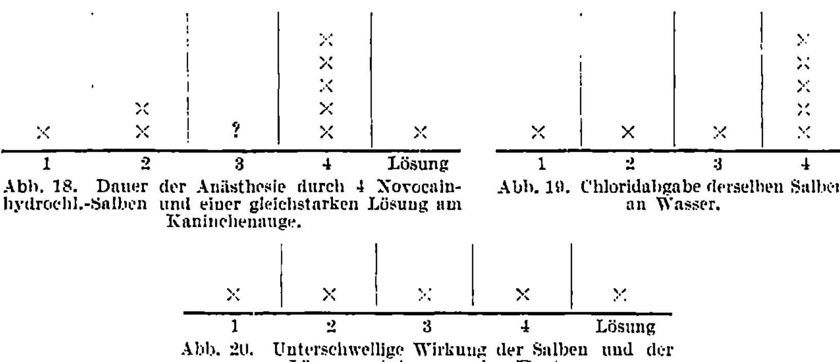

Abb. 18. Dauer der Anästhesie durch 4 Novocainhydrochl.-Salben und einer gleichstarken Lösung am Kaninchenauge.

Abb. 19. Chloridabgabe derselben Salben an Wasser.

Abb. 20. Unterschwellige Wirkung der Salben und der Lösung auf der gesunden Haut.

Die Bilder zeigen, daß die Salbe Nr. 4 sich im Auge als am wirksamsten erwies. Sie stehen damit mit den Beobachtungen von GROSS-MANN und SIMON[1], nach denen Vaselin und andere Medien, mit 5% Anästhesin verrieben, praktisch gleich stark wirken, soweit die Beeinflussung eines wäßrigen Mediums in Frage kommt, in Widerspruch, der seine Ursache in der wenn auch geringen Öllöslichkeit des Anästhesins haben dürfte. Sie decken sich aber mit der Antwort auf die Anfrage 58 in der Pharmaz. Z.halle Dtschld[2], in der Wasser-in-Öl-Emulsionen als Grundlagen für derartige Präparate empfohlen werden, und ergänzen diese, indem sie Hinweise auf die Art der Emulsion bzw. der Fettkomponente geben.

Öl-in-Wasser-Emulsionen haben wir im Vergleich zu Wasser-in-Öl-Emulsionen auch an der Mundschleimhaut geprüft. Wir verwendeten hierzu die bereits erwähnten 0,75proz. Pantocainsalben. Beide Emulsionen (0,1 g) wurden zwischen Unterlippe und Kiefer eingestrichen. Die Öl-in-Wasser-Salbe verteilte sich im Speichel und war zur Salbentherapie ungeeignet. Die Wasser-in-Öl-Emulsion begann schon nach 5 Minuten zu wirken, nach 10 Minuten war der Höhepunkt erreicht, nach 30 Minuten war keine Wirkung mehr vorhanden. Die Anästhesie hatte auch die Zunge ergriffen, so daß eine Diffusion des Anaestheticums aus der Salbe in den Speichel angenommen werden muß.

Als Untergruppe der Salbe mit Lokalanaestheticis können die mit juckstillenden Medikamenten, z. B. Chlorhydrat, geführt werden, wenn auch die Mittel den verschiedensten Gruppen, wie den ätherischen Ölen, den Phenolen und den Schwefelpräparaten, angehören. Als Beispiel sei das Calmitol angeführt, eine Lösung von jodiertem Campheraldehyd mit Scopolaminzusatz. JADASSOHN, DELBANCO u. a. haben es in Mengen von 5—10% Zinkpasten zugefügt und diese Paste bzw. Salbe zur Juckstillung empfohlen. Ferner ist die Cycloformsalbe (Curta) zu nennen,

[1] GROSSMANN u. SIMON: Med. Welt **1935**, 32, 1150.
[2] Pharmaz. Z.halle Dtschld **66**, 176 (1925).

die den in Lipoiden schwer, aber in Wasser löslichen Alkylester der
n-Amidobenzoesäure Cycloform und Hamamelisextrakt enthält.

FREYSTADTL (oben zitiert) prüfte Carbol, Campher und Resorcin in
Salben auf ihre juckstillende Wirkung und beobachtete, daß diese Präparate die Kälteempfindlichkeit und den Juckreiz beträchtlich herabsetzen,
ohne aber anästhesierend zu wirken.

Aconitin und Veratrin sind in Salbenform zur Schmerzstillung brauch-
bar, da sie leicht eindringen und bis an die Nervenendigungen gelangen[1].
Das Ungt. Aconitini ist 3—4proz. und wird mit freier Ölsäure und
Schweinefett bereitet.

Alkaloide, wie Atropin, Chinin, Pilocarpin in basen- bzw. wasserlöslicher Form folgen ebenfalls den Gesetzen, die bei den Lokalanaestheticis
besprochen wurden. Sie werden aus Wasser, Lanolin, Vaselin, wie MIGA-
ZAKI[2] nachgewiesen hat, resorbiert. Dies werden sie auch aus anderen
Grundlagen. Immer aber bleibt die Resorptionsgröße ungenau, unökonomisch und unsteuerbar, muß aber z. B. bei der Verordnung der LAS-
SARschen Haarpomade, die 2% Pilocarpin in Rindermark enthält, berücksichtigt werden.

Anästhesierende Salben der Industrie:

Curtacainsalbe, enthält 2% Pantocain, ein Desinfiziens, und Al-
hydroxyd im alkalischen Medium. Ähnlich ist die **Contralgin Paste**
(Bayer) zur Schleimhautbehandlung zusammengesetzt.

Panthesinbalsam ist 5proz., als Grundlage dient ein Pflanzenfett.

Percainsalbe besteht aus 1% Percain, 10 Teilen Aluminiumformiat,
6 Teilen Hamameliswasser, Wollfett und Paraffinöl ad 100,0.

Sedotyol (Dr. Debat, in Deutschland von Klinge, Berlin, hergestellt) enthält neben einem Lokalanaestheticum Hamamelisextrakt,
Titansalze und Salicylsäure.

Zusammenfassend ist festzustellen, daß die Salben mit Lokalanaestheticis drei verschiedenen Zwecken dienen:

1. Sie sollen durch die gesunde Haut wirken. Hierfür sind vorwiegend
die öllöslichen Basen geeignet. Die Salze wirken meist unterschwellig.

2. Wunden und Hautkrankheiten, bei denen das Corium freiliegt,
können sowohl mit öllöslichen als auch mit wasserlöslichen Anaestheticis
behandelt werden. Wirksam sind im letzteren Falle die Emulsionen
beider Typen.

3. Auf Schleimhäuten sind die Wasser-in-Öl-Emulsionen (das Medikament in Wasser gelöst) verwendbar. Über den Wert der Öl-in-Wasser-
Emulsionen und deren richtige Darstellung soll noch im nächsten Abschnitt berichtet werden.

Anästhesierende Salben, denen Chlorhydrate zugesetzt sind, wirken
auf der intakten Haut nicht. Mit alkalischen Salben, die die Basen
enthalten, z. B. den Industriepräparaten, können wir zufriedenstellende
Effekte erreichen; die Wirkung tritt aber nicht gleich, sondern erst
nach 6 bis 12 Stunden ein, insbesondere, wenn die Salbe nicht einmassiert, sondern nur aufgestrichen wird.

---

[1] FÜHNER: Dtsch. Apoth.-Ztg **1936**, 10, 75.
[2] MIGAZAKI: Jap. J. of Dermat. **1931**, 31, 5.

Wasserlösliche Medikamente mit lokaler Wirkung.

Hierzu gehören manche Desinfizientien, Lokalanaesthetica und Farbstoffe sowie Medikamente aus anderen Kapiteln. Da aber die Wasserlöslichkeit doch einer der wesentlichsten Faktoren zur Beurteilung der Wirkung ist, sollen hier noch einige Zeilen die gemeinsamen Eigenschaften klären, die Salben mit solchen Medikamenten besitzen.

Die Arzneibücher schreiben vor, daß wasserlösliche Medikamente, in wenig Wasser gelöst, in Form einer Wasser-in-Öl-Emulsion zur Anwendung kommen sollen. Fast immer ist Wollfett der Emulgator. Es handelt sich demnach um echte Emulsionen mit sehr fein verteilten Wassertröpfchen. Der Verwendungszweck, d. h. ob die Salbe auf die gesunde, die geschädigte, die Schleimhaut, auf die Haare oder im Auge einwirken soll, hatte bisher keinen Einfluß auf die Zusammensetzung der Präparate, bei denen zwar feine Verteilung angestrebt, die sonstigen Eigenschaften einer Salbe, die Resorptionsunterschiede verursachen, aber nicht berücksichtigt wurden.

Wenn wir nun derartige Wasser-in-Öl-Emulsionen im Mikroskop betrachten, so stellen wir fest, daß die Wassertröpfchen von Fett umgeben und eingesperrt sind, sie werden festgehalten, und nur kleine Mengen haben beim Aufstreichen die Möglichkeit, mit der Haut, Schleimhaut und den sonstigen Stellen, die durch die Salbe beeinflußt werden sollten, in Kontakt zu treten.

Auch die Leitfähigkeit der Lanolinsalben, die ja auch als Maßstab gewertet werden kann, ist, wie MOLDENHAUER[1] feststellt, sehr klein und der eines reinen Vaselinpräparates nicht sehr überlegen. Es waren daher Versuche gerechtfertigt, die klären sollten, ob wir mit den Wasser-in-Öl-Emulsionen die optimalen, für alle Verwendungszwecke besten Darreichungsformen gefunden hatten. Als Test wurden Salben mit wasserlöslichen Farbstoffen gewählt, da die Penetration dieser Farbstoffe als ein Kriterium für das Eindringen ungefärbter wasserlöslicher Medikamente dienen kann. Es wurden deshalb je fünf verschiedene 0,1 proz. Trypaflavin- und Methylenblausalben hergestellt.

    Salbe Nr. 1 hatte Vaselin,
      „   Nr. 2 hatte synthetisches Fett,
      „   Nr. 3 hatte Vaselin + 20% Wollfett als Emulgator

als Grundlage.

    Salbe Nr. 4 stellte eine Öl-in-Wasser-Emulsion dar, die 60% Tyloselösung
        und 40% Fett enthielt.
    Bei Salbe Nr. 5 handelte es sich um eine Salbe mit 20% Wasser, 20% Wollfett
        und 60% Vaselin.

In den ersten 3 Salben waren die Farbstoffe in Form einer feinsten Verreibung suspendiert, in den Salben Nr. 4 und 5 waren sie zuerst in Wasser gelöst und dann der wäßrigen Phase zugesetzt worden. Die ersten 3 Salben waren nur wenig gefärbt, die Salben Nr. 4 und 5 wiesen, wie zu erwarten war, intensivere Färbung auf. Nun wurden mit jeder Salbe etwa 5 qcm große Flächen gesunder Haut (Unterarm) bestrichen.

---

[1] MOLDENHAUER: Vertrauensapotheker 1932, 2.

Die Salbenmenge, die in allen Versuchsfällen gleich war (0,5 g), konnte eine Stunde lang einwirken. Die normale gesunde Haut wurde durch die Salben Nr. 1 und 3 überhaupt nicht gefärbt. Vaselin mit und ohne Zusatz eines Emulgators hatte keine Wirkung. Ein Emulgator ohne Wasser hat hier praktisch keinen Einfluß auf die Penetration aufgeschlämmter wasserlöslicher Medikamente, das Wasser der Haut wird nicht zur Emulgierung herangezogen. Die Salbe Nr. 2 hinterließ geringe Färbung, die Salbe Nr. 4 färbte außerordentlich intensiv die Haut, wogegen die Salbe Nr. 5 zwar selbst intensiv gelb bzw. blau war, die Haut aber weniger färben konnte (Abb. 21). Dies zeigte sich insbesondere nach Abwischen der Salben sowie Abwaschen mit Seifenwasser. Nur die Salbe Nr. 4 hatte einen Fleck hinterlassen, der dem Waschen widerstand. Alle anderen Salben hatten nur oberflächlich gewirkt, ihre Färbung war nicht so tiefgreifend, daß sie dem Abwaschen

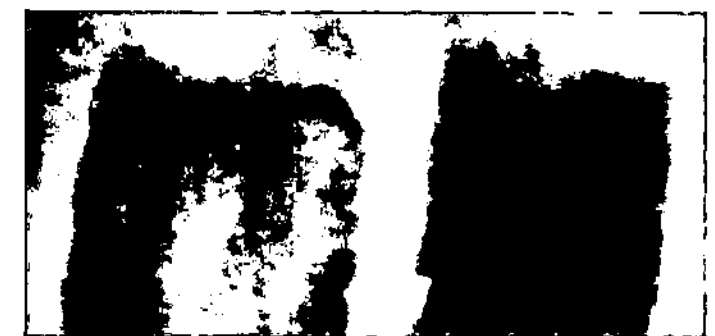

Abb. 21.　Färbung der Haut mit den Salben 4 und 5.

widerstanden hätte. Alle Salben reichten an die Färbewirkung einer wäßrigen Lösung nicht heran und färbten nur die oberste Hautschicht, so daß von Resorption wäßriger Substanzen, die nach MIGAZAKI[1] aus Salben durch die Haut hindurchgehen sollen, keine Rede sein kann. Derselbe Versuch an entfetteter Haut ergab gleichartige Resultate, nur waren die Farbtönungen etwas intensiver und insbesondere bei der Salbe Nr. 4 dem Waschen gegenüber resistenter. Sowohl Trypaflavin als auch Methylenblau hatte gleichgerichtete Ergebnisse gezeigt. Es erwies sich also, daß auf der gesunden Haut, ob sie nun entfettet oder nicht entfettet war, die Öl-in-Wasser-Emulsionen am intensivsten gewirkt hatten. An der Schleimhaut (Lippe) zeigten sich gleichsinnige Resultate, die durch folgenden Modellversuch bestätigt wurden:

Je 0,1 g der 5 Salben wurden möglichst gleichmäßig auf Papier aufgestrichen und 48 Stunden lang in 40 ccm Wasser liegengelassen. Die Salbe Nr. 3 hatte eine intensivere Färbung des Wassers ergeben, die Salbe Nr. 2 eine geringere Tönung. Die Salben, die auf dem Papier verblieben waren, zeigten gegenüber den nicht mit Wasser behandelten keinen Unterschied, nur Salbe Nr. 4 war vollkommen entfärbt. Aus dieser einen Salbe war aller Farbstoff, also das gesamte wirksame Medikament, herausgezogen worden, wogegen die Salbe Nr. 5, die uns naturgemäß am meisten interessierte, zwar weiterhin intensiv gefärbt war, aber nicht eine Spur Farbstoff an die Umgebung abgegeben hatte.

Ein weiterer Versuch an der lebenden Kaninchenhaut zeigte die Unterschiede zwischen Wasser-in-Öl- und Öl-in-Wasser-Emulsionen als Farbstoffträger noch eindeutiger. Zwei Hautpartien wurden mit gleichgroßen und gleich konzentrierten 1proz. Pyoctaninsalben der beiden Emulsionstypen 20 Minuten lang behandelt. Im Gefrierschnitt erhielten wir dann folgende schematisch gezeichnete Bilder:

---

[1] MIGAZAKI: Jap. J. of Dermat. **1931**, 31, 5.

Abb. 22 gibt also die Wirkung einer 1 proz. Pyoctanin-Öl-in-Wasser-Emulsion wieder, wobei sich eine diffuse Färbung fast der ganzen Epidermisschicht der Kaninchenhaut zeigt. Fast die gleiche Farbintensität hat das Follikelepithel, das dem der Oberflächenepidermis entspricht, bis zur Gegend der Papillen angenommen. Demgegenüber fällt das völlige Freibleiben der Haare von dem Farbstoff aus der Öl-in-Wasser-Emulsion auf. Das Corium und die interpapillären Räume sind ebenfalls ungefärbt geblieben.

Im Hinblick auf therapeutische Maßnahmen wäre also die Öl-in-Wasser-Emulsion als Träger für wasserlösliche Farbstoffe dann zu wählen, wenn Krankheitsherde in der Epidermis oder den Follikeln mit

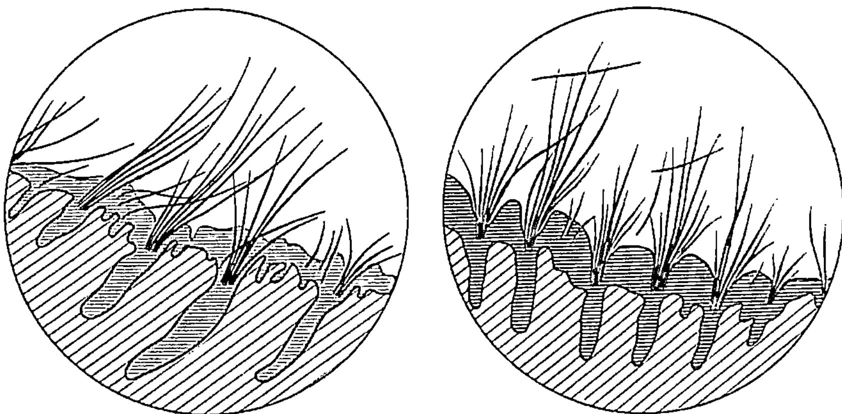

Abb. 22 u. 23. Färbung der Haut durch Farbstoffe in verschiedenen Emulsionstypen.
(1 proz. Pyoctaninsalben vom Öl-in-Wasser-Typ (22) und Wasser-in-Öl-Typ (23).)

dem Farbstoff in Kontakt gebracht werden sollen. Es kommen also Mykosen, Pyodermien und acneiforme Zustandsbilder, wie Impetigo Bockhart und Ostiofolliculitiden, in Frage. Auf den Schleimhäuten können wir durch Zusatz von Schleimen die Öl-in-Wasser-Emulsionen gut haftend und schwer löslich machen, so daß die Wirkung trotz des hier ungünstigen, da mit Wasser verdünnbaren, Typs lange anhält. Resorption durch die Haut findet bei wasserlöslichen Substanzen, wenn überhaupt, nur in Spuren statt. Immer bleiben die resorbierten Mengen aber minimal, unterschwellig. Gerade hier dürfen wir Resorption und Penetration nicht identifizieren.

Die Abb. 23 zeigt die Einwirkung der 1 proz. Pyoctanin-Wasser-in-Öl-Emulsion, die ein völlig gegensätzliches Bild zeigt. Darin sind von dem Farbstoff alle Hautschichten sowie auch das Follikelepithel völlig frei geblieben, und nur die Haare selbst zeigen eine deutliche Verfärbung, soweit sie die beim Kaninchen typischen verhornten Zellen, das hornige Netz der HENLEschen Schicht, also die eigentlichen Haare betreffen. Die Erklärung dafür dürfte in der Netzwirkung dieses besonderen Gemisches auf den verhornten Haarzellen liegen, wobei die

Färbung im ganzen schwächer als bei der Farbdiffusion aus der wäßrigen Phase zu beobachten war.

In einem weiteren Versuch an lebender menschlicher Haut haben wir die Wirkung zweier bestimmter Emulgatorentypen bezüglich des Farbstofftransportes in die menschliche Haut untersucht (*fettlösliche Farbe*).

Zu diesem Zweck wurde eine 1 proz. Sudan[III]-Fett-Lösung, welcher einmal 10 proz. Lecithin- und einmal 10 proz. Cholesterinzusatz beigegeben war, 3 Stunden auf menschliche Haut einwirken lassen und anschließend nach Excision histologisch im Gefrierschnitt untersucht. Dabei zeigte sich, daß gleichsinnig mit den obigen Trypaflavin- und Pyoctaninversuchen am Kaninchen auch der fettaffine Farbstoff mit Lecithinzusatz als Öl-in-Wasser-Emulgator den Farbstoff bis fast in die Basalzellenschicht der Epidermis eindringen ließ. Aus dem gleichen cholesterinhaltigen Sudanfett war jedoch nur die oberste Zell-Lage des Stratum disjunctum, die sich in dem Präparat lamellenartig abgehoben hatte, sudanrot verfärbt. Es besteht also danach in manchen Fällen sicherlich für den Farbstofftransport in die Haut eine spezifische Wirkung der einzelnen Emulgatoren.

Klinisch haben wir zahlreiche Versuche bei Mykosen und Pyodermien mit Trypaflavin und Pyoctanin-Wasser-in-Öl- und Öl-in-Wasser-Emulsionen unternommen. Dabei ergab sich eindeutig, besonders wenn wir den Farbstoff nur in ganz geringer Konzentration zusetzten, daß die wasserlöslichen Farbstoffe aus der Wasser-in-Öl-Emulsion die Haut erheblich geringer verfärbten und auch geringer eindrangen. Letzteres konnten wir immer dann feststellen, wenn die Patienten die mit Farbstoffemulsionen behandelten Stellen später mehrfach mit Seife abwuschen, wobei dann oft noch nach Tagen nur die Stellen, welche mit der Öl-in-Wasser-Emulsion behandelt waren, Farbstoffreste zeigten. Eine stärkere Diffusion aus der Wasser-in-Öl-Emulsion sahen wir ganz ähnlich wie bei der Kaninchenhaut auf der behaarten Kopfhaut.

Im Sinne der Heilung ließen sich trotz der Ergebnisse bei unseren Versuchen keine eindeutigen Resultate zugunsten eines der Emulsionstypen feststellen. Dies ist wohl durch die zu therapeutischen Zwecken hoch konzentrierten (meist 1 proz.) Trypaflavinemulsionen zu erklären. Bei solchem Überschuß diffundiert bei dem längeren Kontakt mit der Haut schließlich auch auf der Wasser-in-Öl-Emulsions-Seite Farbstoff in die Haut.

Eine gewisse Mittelstellung zwischen Öl-in-Wasser- und Wasser-in-Öl-Emulsionen weist das Ungt. leniens auf, das als zerfallende Kühlsalbe das darin enthaltene Wasser und gegebenenfalls verarbeitete wasserlösliche Medikamente freigibt. Wenn wir den oben geschilderten Modellversuch, der auf die Wirkung der wasserlöslichen Medikamente, auf die Schleimhaut und die epidermisgeschädigte Haut Schlüsse zuläßt, mit gefärbten Kühlsalben anstellen, so erhalten wir eine Wasserfärbung, die weitaus intensiver ist als die bei der Wasser-in-Öl-Emulsion, wenn sie auch nicht an die Wirkung der Öl-in-Wasser-Emulsion heranreicht. Auf der gesunden Haut trennen sich die beiden Phasen, die wäßrige dringt jedoch nicht in die Haut ein, da ihr das Fett — da es hautaffiner ist als das Wasser — zuvorkommt.

Kann man die Emulgatoren, insbesondere diejenigen, die den Wasser-in-Öl-Typ ergeben, untereinander austauschen, ohne die Wirkung zu ändern? Ist die verschieden starke Penetration lediglich eine Funktion des Emulgators, oder hat auch die Grundlage einen Einfluß? Wir können zur Beantwortung dieser Fragen die bisherigen Resultate heranziehen. Es ergeben sich dann folgende Punkte:

1. Der Emulgator spielt bei der Herstellung von Salbenemulsionen zwar eine wichtige Rolle im Hinblick auf die Resorption und Penetration, doch ist die Salbengrundlage nach wie vor ebenso wichtig, zumal wenn es sich um Vergleiche zwischen Vaselin und echten Fetten, die meist schon emulgierende Substanzen enthalten, handelt. Dies zeigten u. a. auch die Versuche, die unter dem Abschnitt „Zinkpasten" beschrieben sind und klären sollten, inwieweit ein Emulgator die Wasseraufnahme der Zinkpasten durch die Haut verbessert. Wenn wir eine Salbe in ihrer optimalen Form herstellen wollen, so müssen wir im Modellversuch sowie an der gesunden und kranken Haut die besten Bedingungen feststellen. Aus der Emulsionskraft des gewählten Emulgators und dem Verteilungs-koeffizienten Öl/Wasser des zugesetzten Arzneistoffes können wir theoretisch Schlüsse ziehen, praktisch ist das nicht möglich, da noch Unbekannte auftreten, die das in unseren Theorien angenommene Verhalten ändern können. Bei der Herstellung der Wasser-in-Öl-Emulsionen ist daher ein Versuch zweckmäßig. Er verursacht zwar Arbeit, aber, er gibt dann die Gewähr, daß man wirklich eine optimale Salbe besitzt (z. B. Silbernitratsalben).

2. Die Öl-in-Wasser-Emulsionen sind in vielen Fällen, z. B. bei Pyodermien, die geeigneteren Träger für wasserlösliche Medikamente und nicht die Wasser-in-Öl-Emulsionen, die bisher wegen ihrer leichten Herstellung, ihrer guten Haltbarkeit und ihres günstigen Aussehens hierfür ausersehen waren. Insbesondere dort, wo ein Medikament in der wäßrigen Phase gelöst wirken soll, ferner auf Schleimhäuten und verletzter Haut, ist ein Versuch mit einer reizlosen Öl-in-Wasser-Salbe als Träger anzuraten. Allerdings ist die Haltbarkeit ohne Desinfiziens beschränkt, ein Umstand, der wohl auch zur geringen Verbreitung dieses Typs beigetragen hat. Die Wirkung der Öl-in-Wasser-Emulsionen ist hier, sofern sie mit wasserlöslichen Substanzen beladen sind, der der wäßrigen Lösungen ähnlich, aber milder, depotartiger und tiefgreifender.

Auf der gesunden Haut können wir, je nachdem eine Öl-in-Wasser- oder eine Wasser-in-Öl-Emulsion angewendet wird, ganz verschiedene in den Bildern gut erkennbare Effekte erzielen. Auf sehr wasserreichen Stellen, auf Schleimhäuten und stark sezernierenden Wunden, werden gewöhnliche Wasser-in-Öl-Emulsionen rasch verdünnt und abgeschwemmt. Hier sind schleimhaltige Mischungen desselben Typs, die der Verdünnung einen gewissen Widerstand entgegensetzen, indiziert. Auf trockenen Stellen, die der Luft ausgesetzt sind, trocknen Wasser-in-Öl-Emulsionen rasch ein und werden dann praktisch unwirksam. Hier muß der impermeable Verband als Gegenmittel herangezogen werden. All dies sind Punkte, die nur bei der Öl-in-Wasser-Emulsion als Medikamentengrundlage berücksichtigt werden müssen. Diese Salben sind also in den geeigneten Fällen wirksamer, aber individueller zu behandeln. Das Schema F versagt hier vollkommen.

3. Aufschlämmungen wasserlöslicher Medikamente in Fett oder Vaselin sind in manchen Fällen vollkommen wirkungslos, in anderen wider Erwarten stark wirksam. Wann der eine und wann der andere Fall eintritt, entscheidet nur der Versuch.

Farbstoffe.

Die wasserlöslichen Farbstoffe sind eine Untergruppe der im vorigen Kapitel beschriebenen Präparate. Da es aber auch öllösliche Farben gibt, müssen wir, bevor wir uns ein Bild über ihre Wirkung und die Resorptionsbedingungen machen, alle therapeutisch verwendeten Farben in die beiden Gruppen einteilen.

Die öllöslichen Produkte, vor allem das Aminoazotoluol und seine Abkömmlinge, wie das Scharlachrot (Aminoazotoluol-β-Naphthol), werden aus allen Fetten und Kohlenwasserstoffen durch die gesunde Haut dringen. Auf der epithelfreien Haut und auf Wunden wirkt die 8proz. mit Vaselin bereitete Scharlachrotsalbe zuerst lokal, Resorption wird auch ohne Schaden für den Organismus zu erwarten sein. Die Tiefenwirkung können wir durch Zusätze von Lecithin oder andere Öl-in-Wasser-Emulgatoren verstärken.

Pellidol (Bayer), Diacetylaminoazotoluol, ist wirksamer als Scharlachrot, daher sind die Salben nur 2proz.

Die wasserlöslichen Substanzen folgen den im vorstehenden Kapitel geschilderten Gesetzen. Als wichtigste wasserlösliche Farbstoffe sind zu nennen:

Pyoctanin (Merck) blau, ist wasserlöslich, besteht aus den Chloriden des Penta- und Hexamethylpararosanilins. Es wird in 1—2proz. Salben angewendet.

Pyoctanin (gelb) wird 2—10proz. in Salben verwendet und ist in warmem Wasser leicht löslich.

Rivanol (Bayer), Äthoxy-6,9-Diaminoacridinlactat, ist wasserlöslich, wird in Vaselin 1proz. verwendet. Emulsionen sind als Grundlage vorzuziehen. In Zinkpaste wird es 1proz. von OXENIUS[1] bei Pemphigus neonatorum empfohlen.

Trypaflavin (Bayer), 3,6-Diaminoacridin-Hydrochlorid, wird 5- bis 10proz. in Salben bei Pyodermien verwendet. Trypaflavinflecke entfernt man mit Aflavol.

Septacrol (Ciba) ist eine Verbindung eines Acridinfarbstoffes mit Silbernitrat. Es wird in Salben 1:200 verarbeitet, ist etwas wasserlöslich und lichtempfindlich und muß dunkel aufbewahrt werden.

Methylenblau wird in Wasser gelöst 1:50, in Wollfett und Vaselin bei manchen Krankheiten der Kopfhaut empfohlen. Es ist lichtempfindlich.

Brillant- und Malachitgrün werden in $^{1}/_{2}$—2proz. Salben bei Furunkulose, Pyodermien, Trichophytia profunda sowie bei Ulcus molle von

---

[1] OXENIUS: Münch. med. Wschr. **1935**, 15.

Brund-Makeeloka[1] empfohlen. $^1/_2$proz. Salben sind bei infizierten Brandwunden am Platze.

Neutralrotsalben hat Aldawe[2] bei beginnendem Trachom mit Erfolg gegeben.

Gentianaviolett haben englische und amerikanische Autoren bei Brandwunden in 1 proz. wäßrigen Lösungen oder Traganthgallerten (30 : 1000) angewendet. Die letztere Darreichungsform ist nach ihnen wirksamer, eine Bestätigung unserer Ausführungen auf S. 182.

Zusammenfassung. Öllösliche Farbstoffe können mit Fetten und Kohlenwasserstoffen zu wirksamen Salben verarbeitet werden. Auf Grund der sonstigen Vorteile der Fette möchten wir zu diesen raten.

Für wasserlösliche Farben gilt die Zusammenfassung des letzten Kapitels.

Salben mit abgetöteten Bakterien, Filtraten und Antiviren.

Diese Produkte werden sowohl zur Therapie als auch zur Diagnose verwendet. In beiden Fällen ist die Wirkung bis zu einem gewissen Grad von der Wahl der Salbengrundlage abhängig. So konnte Steyskal[3] zeigen, daß man bei der Wahl einer schmiegsamen und in die Haut eindringenden Salbe als Grundlage mit der Dosis wesentlich herabgehen kann. Er konnte die für Desensibilisierungsversuche nötigen Mengen auf ein Fünfzigstel bis zu einem Hundertstel herabsetzen und erhielt noch dieselben Resultate. Die Untersuchungen haben in der Dermatologie noch nicht den verdienten Widerhall gefunden. Die Salben sind fast immer Wasser-in-Öl-Emulsionen auf Cholesterin- oder Cholesterinesterbasis. Die Präparate genügen den Anforderungen. Den Nachteil der wenig wirksamen, aber dafür haltbaren Adeps-Lanae-Verarbeitungen gleicht man durch höhere Dosierung aus.

Als Typen der Bakteriensalben seien nur einige besprochen:

Inoseptasalbe (Dr. Debat, in Deutschland von Klinge, Berlin, hergestellt), wird gegen eitrige Hautschäden empfohlen und enthält ein in den Kulturen von Staphylo-, Streptokokken und Pyocyaneus auftretendes Antivirus in einem cholesterinhaltigen Fettkörper, der Tiefenwirkung gewährleisten soll.

Diffusylsalbe (Schwabe), besteht aus Arsentrioxyd, Schwefel, ätherischen Ölen und Staphylokokkenvaccinen in Vaselin-Lanolin.

Ektebin (Merck), wird nach Moro durch Emulgierung des bis zur Gewichtskonstanz eingedickten Tuberkulins in Adeps Lanae hergestellt. Es wird zur Therapie der Hauttuberkulose von Dörfel und Passarge[4], sowie von Richter[5] in Kombination mit Strahlenbehandlung empfohlen (2—20proz. Verdünnungen) und dient auch zur Diagnose.

Dermotubin (Löwenstein) wird vom Staatlichen Serotherapeutischen Institut, Wien, hergestellt. Es ist eine auf ein Viertel ihres Volumens eingeengte Glycerinbouillonkultur von Tuberkelbacillen mit einem

---

[1] Brund-Makeeloka: Dermat. Wschr. **1934**, 2, 69.

[2] Aldawe: Zbl. Ophthalm. **1934**, 31, 414.

[3] Steyskal, zit. durch Nemetz: Wien. med. Wschr. **1930**, 3.

[4] Dörfel u. Passarge: Dermat. Wschr. **1934**, 36.

[5] Richter: Münch. med. Wschr. **1934**, 17.

25 proz. Gewichtszusatz von auf besondere Weise gezüchteten und abgetöteten Tuberkeln. Es enthält mehr Bacillen als jede andere Tuberkulinsalbe, doch scheinen dadurch nach HITI[1] oft auch Fälle positiv zu reagieren, die sicher negativ sind, so daß der Autor bacillenfreie oder -arme Salben vorzieht.

Diphtherie-Schutzsalbe (Löwenstein). Nach HASSMANN[2] gelingt es mit einem modifizierten Präparat, dessen Vorläufer keine allgemeine Anerkennung gefunden hatte, gefährdete Kinder einige Monate lang zu immunisieren. Die Einreibung (3—5 ccm) soll alle 3 Monate wiederholt werden und ist durch neuere wirksamere Methoden wohl überholt.

Abhängigkeit der Wirkung und der Verträglichkeit der Salben von der Applikationsart, Konsistenz und vom Schmelzpunkt.

In seiner schon ausführlich referierten Arbeit über die Salicylsäureresorption aus verschiedenen Salbengrundlagen hat MONCORPS den Einfluß der Verbandtechnik auf die Wirkung der Salben erwähnt. Er vertrat mit Recht die Ansicht, daß, allerdings ohne Berücksichtigung des Verteilungskoeffizienten Öl/Wasser eines Körpers, die geringe Resorption aus einer mit Schweinefett hergestellten Salicylsäuresalbe auf den zu niederen Schmelzpunkt der Grundlage zurückzuführen ist, daß also eine an sich wirksame Salbe fast unwirksam wird, wenn man bei ihrer Anwendung ihre Eigenschaften nicht voll berücksichtigt. Wir konnten in unseren Versuchen mit Cantharidinsalben gleichsinnige Beobachtungen anstellen. Es zeigte sich, daß unter zwei vollständig gleichartigen 1 proz. Salben mit Fettsäureglycerinestern als Basis die eine Salbe, die einen Schmelzpunkt von 45° hatte, intensiver wirkte, wogegen bei dem anderen Produkt, das bei 35° schmolz, fast keine Reaktion zu beobachten war, weil die Salbe nicht auf der Haut blieb, sondern durch den Verband, der lediglich aus Mull bestand, weggesaugt worden war. Ähnlich war das Ergebnis mit 2 Cantharidinsalben auf Vaselingrundlage. Das eine Präparat mit 62° Schmelzpunkt wirkte intensiv, das andere mit 35° war aufgesaugt worden.

Wenn der Schmelzpunkt einer Salbe der Hautwärme angeglichen werden soll, so müssen wir sie kennen. Die Rumpftemperatur schwankt nach BIERMANN[3] zwischen 33,5 und 36,9, die des entblößten Oberkörpers nach KISCH[4] zwischen 30 und 34°, im Zimmer zwischen 33 und 34°. Die Wärme der Extremitäten zeigt größere Unterschiede. So wurden an der großen Zehe je nach der umgebenden Temperatur sowohl 15° als auch 45° gemessen. Zirkulationsstörungen erniedrigen; akute Arthritis erhöht die Temperatur. Bei Urticaria findet sich nach J. IPSEN[5] eine bis zu 2° erhöhte Temperatur. Beim akuten Ekzem betrug die Steigerung 1,4°. Bei Psoriasis und Erythema induratum war eine Erniedrigung gegenüber der Umgebung von 0,9° festzustellen. Über entzündeten Organen ist die Temperatur übernormal (SCHEURER und MÜLLER[6]).

[1] HITI: Med. Klin. **1939**, 1.   [2] HASSMANN: Münch. med. Wschr. **1932**, 22.
[3] BIERMANN: J. amer. med. Assoc. **1936**, 106, 14, 1158.
[4] KISCH: Wien. klin. Wschr. **1934**, 38.
[5] IPSEN, J.: Hauttemperaturen. Leipzig: Georg Thieme 1936.
[6] SCHEURER u. MÜLLER: Dtsch. Arch. klin. Med. **181**, 566 (1938).

Zusammenfassend schwankt die Hautwärme also zwischen 33 und 37°, wobei Über- und Unterschreitungen in beiden Richtungen vorkommen, und wir müssen den Schmelzpunkt der Salben, wollen wir nicht Öl-, sondern echte Salbenwirkung, die schon der Pflasterwirkung nahesteht, etwas über Bluttemperatur halten. Salben sollen nach Trendelenburg[1] bei Zimmertemperatur halbfest sein, bei Körpertemperatur erweichen und erst bei höherer Temperatur schmelzen.

Abgesehen von der Temperatur der Haut und der Verbandtechnik, sind auch sonst Unterschiede, die bei Salben durch den Schmelzpunkt hervorgerufen werden, bedeutend. Eine Salbe, die unter der Temperatur der Hautoberfläche schmilzt, wirkt auf der Haut als Öl und wird am leichtesten eindringen, aber in dicker Schicht abfließen. Eine Salbe mit dem Schmelzpunkt um 40° bleibt auf der Haut eine Salbe. Präparate, die wesentlich höher schmelzen, führen zu den Pflastern über, nahezu festen Körpern, denen insbesondere, wenn sie lipoidlösliche Stoffe enthalten, auch Tiefenwirkung zukommt.

Unsere meistverwendeten Salbengrundlagen, wie Schweinefett und Vaselin, haben einen Schmelzpunkt zwischen 36 und 42° bzw. 35 und 45°. Das gehärtete Erdnußöl schmilzt zwischen 38 und 41°. Salben mit diesen Grundlagen bleiben demnach auf der Haut in den meisten Fällen noch fest, es sei denn, daß der Schmelzpunkt durch das zugesetzte Medikament herabgesetzt wird. Der Festigkeitsgrad kann durch Mischung verschiedener Komponenten oder durch Beifügung eines Emulgators und von Wasser beliebig geändert werden. Je höher der Schmelzpunkt ist, bei gleicher, die oben geschilderte Fehlerquelle der Fettaufsaugung durch den Verband ausschaltender Technik, desto geringer ist die Penetration. Wollen wir daher tiefer eindringen, so müssen wir nach Unna[2] eine höher schmelzende Grundlage mit einer nieder schmelzenden oder mit einem Öl zusammen verwenden. Wir erhalten ein Produkt mit einem Mischschmelzpunkt, das leichter eindringt. Wir sehen also, daß der Schmelzpunkt die Wirkung in zwei Richtungen beeinflußt. Wir müssen ihn, um die zu erwartende Wirkung zu erzielen, richtig wählen und die Verbandart dem Schmelzpunkt der Salbe anpassen, so daß die capillare Ansaugung der geschmolzenen Salbe durch den Verband verhindert wird. Ein gut geglückter Versuch, die Dochtwirkung auszuschalten, sind die von Unna angegebenen und von Beiersdorf hergestellten Salbenmulle, die aus engmaschigen, von der Salbe durchdrungenen Mullflecken bestehen. Davon wird nach Bedarf die nötige Menge abgeschnitten und auf die zu behandelnden Stellen aufgelegt. Es sind verschiedene solcher Mulle, die man auch selbst herstellen kann, im Handel; so mit Borsäure, Phenol, Hg und dessen Salzen, Salicylsäure, Bleipflaster, Zinkoxyd, Ichthyol, Chloralhydrat.

Salben für die heiße Jahreszeit oder für die Tropen müssen etwas härter sein und höher schmelzen. So erlaubt das Deutsche Arzneibuch für die Ausrüstung der Schiffsapotheken, daß in den Salben das

---

[1] Trendelenburg: Grundlagen der allgemeinen und speziellen Arzneiverordnung. Berlin: F. C. W. Vogel 1938.
[2] Unna: Dtsch. med. Wschr. 1926, 5. 198.

Schweineschmalz oder Vaselin bis zu einem Drittel des Gewichtes durch Wachs oder Ceresin ersetzt wird.

Das englische Arzneibuch gestattet Wachse und Talg als Zusatz, das Schweizer Arzneibuch sieht für die heiße Jahreszeit einen Zusatz von 10% Wachs oder festem Paraffin vor.

Das neue synthetische Vaselin hat einen Schmelzpunkt von etwa 60°. Es ist daher allen auf der Erde praktisch vorhandenen klimatischen Temperaturen gewachsen und muß mit keinem Wachs oder Paraffin verschnitten werden. Bei Zimmertemperatur ist es dem amerikanischen Vaselin vollkommen gleichartig, ersetzt mithin Vaselin-Paraffin- oder Wachsmischungen völlig, ohne daß die Gefahr besteht, daß Teile der Mischung sich absetzen oder auskristallisieren. Die Salben sind im Sommer und im Winter gleich geschmeidig, ein wesentlicher Vorteil gegenüber den mit Wachs oder Paraffin verschnittenen Grundlagen.

Fettsäureglycerinester wird man zweckmäßigerweise mit höher schmelzenden talgartigen Produkten oder Wachsen versetzen; nur in Ausnahmefällen wird man zum Paraffinzusatz greifen, da dieser die Resorptionsverhältnisse ändern kann. Man kann aber auch, zumal wenn es im Rahmen der Therapie liegt, Wasser-in-Öl-Emulsionen, die bedeutend wärmebeständiger sind, verwenden. Die Verbandtechnik hat noch aus einem anderen Grunde Einfluß auf den Endeffekt. So erwähnt KROMAYER[1], dem sich TOUTON und WINTERNITZ an derselben Stelle anschließen, daß die Verwendungsart der Salbe ebenso wichtig wie die gute Beschaffenheit für die Verträglichkeit sei. Liegt das Präparat messerrückendick auf, so wird der Gasaustausch behindert, Schweiß und Fett werden unter der Schicht gestaut und reizen, insbesondere bei gut sitzenden Verbänden. Der Autor meint, daß annähernd 95% aller Unverträglichkeitserscheinungen auf unzweckmäßige Anwendung, 5% auf schlecht zubereitete Salben und Pasten und nur der Bruchteil eines Prozents auf wirkliche Überempfindlichkeit zurückzuführen seien. Der abdichtende, macerierende Verband wird seine besonderen Indikationen, in denen man seine Wirkung anstrebt, bewahren, er kann aber auch schaden und z. B. bei Essigsäure-Tonerde-Verbänden geradezu Verätzungen hervorrufen (STALF[2]).

Zusammenfassend ist zu sagen, daß die richtige Wahl des Schmelzpunktes einer Salbe und die richtige Applikation nicht nur die erwartete Wirkung gewährleisten, sondern diese auch ohne Reizungen zur Geltung kommen lassen. Unter richtigem Schmelzpunkt ist, sofern man *Salben*wirkung erreichen will, eine Temperatur von über 37° zu verstehen. Die Technik richtet sich nach den in der Therapie vorhandenen Gesetzen. Sie soll aber die Beobachtungen KROMAYERS und die Capillarität des Verbandes berücksichtigen.

Direkte Reizwirkung üben luftabschließende Salben aus. Daher kommt unter allen das Ungt. Paraffini bezüglich der Beurteilung seiner Verträglichkeit am schlechtesten weg. Fette und Emulsionen schließen nicht so dicht ab wie die meisten Kohlenwasserstoffe, sie werden daher als Salben und Cremes besser vertragen.

---

[1] KROMAYER: Dermat. Wschr. **1933**. Nr 14.
[2] STALF: Dtsch. med. Wschr. **64**, 898 (1938).

Chemische Reaktionen in Salben.

In Salben können, insbesondere bei Gegenwart von Wasser, zugesetzte Medikamente miteinander reagieren und sowohl erwünschte als auch unerwünschte Reaktionsprodukte ergeben. Zu den ersteren gehören das fettsaure Hg in der Quecksilbersalbe und die Jodadditionsprodukte mit Schweinefett in der Jodkalisalbe, ferner das Zinksalicylat in der Pasta Zinci salicylata, die Bildung von kolloidem Jodsilber in wäßrigen, mit Silbersalzen versetzten Jodkalisalben, das Entstehen freien Silbers im Ungt. nigrum.

Die wichtigsten unerwünschten Reaktionen seien im folgenden nach ihrer Häufigkeit angeführt:

1. *Borsäure und Zinkoxyd* bilden in Gegenwart von Wasser, also in Emulsionen, sandartige Körner aus einem Borat. Die Dtsch. Apoth.-Ztg **1938**, 93, schlägt vor, derartig sandig gewordene Salben durch die Dreiwalzenmühle zu schicken; dann werden sie wieder streichbar. Dagegen ist aber einzuwenden, daß ein vermahlenes Zinkborat ein Zinkborat bleibt. Über die Wirkung dieses Salzes, das in der Therapie nicht verwendet wird, finden sich keine Hinweise in der Literatur, jedenfalls kommt ihm nicht die Wirkung zu, die der verordnende Arzt erwartet. Er muß daher vom Apotheker auf die eintretende Reaktion hingewiesen werden, damit die Herstellung der Salbe unterbleibt, das Wasser weggelassen wird oder das hier reaktionsfähige Zinkoxyd durch das indifferente Titansalz ersetzt wird. In wasserfreien Salben wird die Reaktion langsam oder gar nicht eintreten. Der Vorschlag für die Pharmakopoea Austriaca IX enthielt daher eine Zinkborsalbe aus Zinkpaste und Borvaselin āā. Ob ihr Wert bedeutend gewesen wäre, müßten erst klinische Versuche feststellen; sie ist der Pasta aseptica FMB, deren desinfizierende Wirkung nicht überragend sein dürfte, außerordentlich ähnlich.

2. Wasserhaltige Gemische von *Zinkoxyd mit Metallsalzen* (Bi, Hg) müssen bei Gegenwart von Glycerin oder anderen mehrwertigen Alkoholen vor Licht geschützt aufbewahrt werden. Bei Nichtbefolgung dieser Regel schwärzt sich das Gemisch (CASPARIS, KÄMPF und MITREA[1]).

3. *Alkaloidsalze* einerseits und Tannin, Alkalien, Carbonate, Borax, Metallsalze, Jod andererseits geben in wäßrigem Milieu Umsetzungen, deren Entstehen bekannt sein muß.

4. *Novocainchlorhydrat* bildet mit Chloriden zusammen Doppelsalze, mit manchen Perubalsamsorten einen roten Farbstoff[2]. Derartige Kombinationen sind daher zu vermeiden.

5. *Jodsalze* und *Quecksilber* oder dessen Salze dürfen nicht gleichzeitig gegeben werden, da das Reaktionsprodukt nach EICHHOLTZ[3] zu verheerenden Vergiftungen führt. Jodsalze reagieren mit Natriumbicarbonat und Bismut. subnitric.

Mit Ammonsalzen und Ammoniak sowie weißem Präzipitat können

---

[1] CASPARIS, KÄMPF u. MITREA: Pharm. Acta helv. **10**, 143 (1935).
[2] Dtsch. Apoth.-Ztg **1937**, 78, 1244.
[3] EICHHOLTZ: Dermat. Wschr. **1937**, 4.

Jodsalze explosiven Jodstickstoff bilden (TRENDELENBURG[1]). Jod reagiert mit Gummi, ätherischen Ölen, Jothion mit Alkalien.

6. *Silber-* und *Quecksilbersalben* können mit Wollfett frisch zubereitet, nicht aber gelagert werden, da derartige Salben bei längerer Aufbewahrung fest werden. Auch Jod reagiert mit den ungesättigten Anteilen des Adeps Lanae.

Argentum nitricum darf nicht mit Halogensalben, Tannin, Alkalien, Kohlehydraten und Eiweiß sowie Phenolen zusammengebracht werden. *Kolloidsilber* explodiert mit H_2O_2 verarbeitet.

7. *Hexamethylentetramin*, ein Bestandteil mancher Salben, die Formaldehyd abspalten sollen, wirkt nur in saurem Medium; ein Zusatz von alkalischen Bestandteilen, die die ohnehin schwachen Säuren der Haut neutralisieren, vernichtet die Wirkung und ist daher zu vermeiden.

8. Perubalsam gibt mit Vaselin beim unmittelbaren Verreiben körnige Ausscheidungen. Man verreibt ihn daher zuerst mit etwa 1 g Ricinusöl und gibt diese Mischung der Verreibung der anderen Bestandteile zu.

9. *Salicylsäure* reagiert mit Eisensalzen und Alkaloiden sowie mit manchen Emulgatoren.

10. *Schwefel* und *Schwefelverbindungen* dürfen mit verschiedenen Substanzen nicht zusammengebracht werden. So geben sie mit Schwermetallverbindungen wie Bleisalzen oder Wismutpräparaten auch in Salben schwarze Sulfide. Mitigalsalbe auf Diachylonbasis ist daher nicht empfehlenswert, es sei denn, man wünscht gerade ein allerdings stark reizendes Sulfid. Die Reaktion kann auch im Körper bei gleichzeitiger Anwendung der Komponenten an verschiedenen Stellen eintreten und so die Fernwirkung beider Medikamente aufheben. Auch mit Halogensalben kann Schwefel Reaktionsprodukte eingehen.

11. *Tannin* verfärbt sich mit Alkalien und gibt mit Eiweiß und Metallsalzen Niederschläge.

12. *Wasserstoffsuperoxydsalben* werden nicht selten in der Kosmetik zur Sommersprossenbehandlung verwendet. STEIN[2] empfiehlt

> Perhydrol   1,0
> Eucerin   6,0
> Vaselin ad   15,0

zur Aufhellung der Keloide. Er gibt an, daß die Salbe in dicht und fest schließenden Gefäßen aufbewahrt werden soll, da der frei werdende Sauerstoff sonst den Deckel abhebt. Also zersetzen sich die Präparate und wirken, wenn überhaupt, nur in ganz frischem Zustand. Sie sind zweckmäßigerweise durch wasserfreie Verarbeitungen von Persalzen zu ersetzen. In Schälpasten wird bisweilen versucht, Quecksilberpräcipitat mit Perborat oder H_2O_2 zu verstärken. Derartige Salben zersetzen sich, auch wasserfrei, unter Bildung von Quecksilberoxyaminoverbindungen.

13. *Triäthanolaminsalben* dürfen nach MAYNARD[3] nicht mit Schwefel

---

[1] TRENDELENBURG: Grundlagen der allgemeinen und speziellen Arzneiverordnungslehre. Berlin: F. C. W. Vogel 1938.

[2] STEIN: Wien. klin. Wschr. 1932, 32.

[3] MAYNARD: Arch. of Dermat. 1936, 34, 2.

und Schwermetallsalzen verarbeitet werden, da die Base mit den Zusätzen reagiert.

14. *Stearatcremes* sind meist alkalisch, wir müssen dies bei der Bereitung zahlreicher Salben, die alkaliempfindliche Medikamente enthalten, in Rechnung stellen.

15. *Teginsalben* vertragen sich mit wasserlöslichen Salzen und Säuren nicht. Auch Zinkoxyd bewirkt allmähliche Zerstörung der Emulsion. Andere Emulsionen werden durch konzentrierte Elektrolytlösungen oft zerstört. Eine Vorprobe mit kleinen Mengen ist daher zweckmäßig.

16. *Öl-in-Wasser- und Wasser-in-Öl-Emulgatoren* sind nicht gleichzeitig in einer Salbe zu verwenden. So entmischt sich z. B. eine Verarbeitung von Liquor carb. deterg. (Öl-in-Wasser-Emulgator Saponin) und Wollfett (Wasser-in-Öl-Emulgator). Es gelingt zwar, durch Zusatz von Tylose oder Pektin, ferner durch Herauslösen des Saponins mit Wasser eine haltbare Emulsion herzustellen, doch ist dies Energieverschwendung. Man vernichtet die Wirksamkeit des einen Emulgators, um den anderen seine Kraft entfalten zu lassen, oder man übersteigert durch Zusatz anderer gleichgerichteter Emulgatoren die Wirkung des einen Typs, um den anderen umzubringen. In solchen Fällen ist die jedenfalls elegantere Methode die, nur einen Emulgatorentyp anzuwenden. Soll der Öl-in-Wasser-Typ des Liquor carb. deterg. gewahrt werden, so bleibt das Wollfett weg und man emulgiert das Vaselin, wenn nötig, unter weiterem Zusatz von Öl-in-Wasser-Emulgatoren. Soll der Typ der Wasser-in-Öl-Emulsion gewahrt bleiben oder eine wasserfreie Salbe hergestellt werden, so empfiehlt sich statt des Liquors ein mit Fett mischbares Teerpräparat.

Zusammenfassend ist festzustellen, daß all die Reaktionen der Chemie, die zwischen reagierfähigen Körpern überhaupt auftreten können, auch in Salben zu erwarten sind. In wasserhaltigen Grundlagen ist mit schneller Umsetzung zu rechnen, in wasserfreien Präparaten, falls es sich um wasserlösliche Reagenzien handelt, mit gegebenenfalls außerordentlich verzögerter. Wenn eine Reaktion zu erwarten ist, so muß nicht nur die Wirkung der ursprünglich zugesetzten Medikamente, sondern auch die des Reaktionsproduktes in Rechnung gestellt werden. Umsetzungen in Salben sind nach MAYRHOFER[1] und nach KNOTT[2] möglich:

1. zwischen oxydierbaren Substanzen und Oxydationsmitteln:
2. zwischen Metallsalzlösungen und Lauge, Ammoniak, Alkaloidsalzen, Eiweiß, Borax, Gerbstoff, Gummi;
3. zwischen Gummi einerseits, Borax, Eiweiß, Metallsalzen andererseits;
4. zwischen Alkaloidsalzen und Borax, Tannin, Metallsalzen;
5. zwischen Gerbstoffen und alkaloid- und anderen stickstoffhaltigen Salzen, Eiweiß, Gelatine, Metallsalzlösungen;
6. zwischen Säuren und Hydroxyden, Carbonaten, Ammoniak;
7. zwischen Jod und Stärke, NH_3 oder Tannin:
8. zwischen der Salicylsäure sowie ihren Salzen und Ammonverbindungen, Eisensalzen und manchen Emulgatoren.

---

[1] MAYRHOFER: Wien. med. Wschr. **1931**, 14.
[2] KNOTT: Pharm. J. a. Pharmacist **1932**, 519.

Überholte Salben, Grenzfälle, Kuriositäten.

In älteren Arzneibüchern finden wir schmerzstillende, schlafmachende und beruhigende Salben, die Alkaloide wie Atropin, Opiate, Lupulin u. dgl. enthielten. Wir haben jetzt exakter dosierbare Präparate, so daß man davon immer mehr abkommt. Im Mittelalter gab es Hexensalben, mit denen man heute noch dunkle Geschäfte machen kann, denn der Glaube an solche Mittel lebt fort. Da wird z. B. in der Schweiz. Apoth.-Ztg 1936, 257, als Kuriosum eine medialmagische Salbe beschrieben, die, unter der Achselhöhle und in der Genitalgegend aufgestrichen, stundenlange Träume verursachen soll. Bei der Analyse der Salbe konnten nur Spuren von Alkaloid nachgewiesen werden. Sie war ursprünglich sicher sehr viel wirksamer und gefährlicher, dafür spricht die Anwendungsvorschrift. Sie ist ja auf die alkalischen Hautpartien aufzustreichen, da dort die Alkaloidbasen am besten zur Resorption gelangen; dann hat der Hersteller es wahrscheinlich mit der Angst zu tun bekommen und ließ das Alkaloid weg.

Von derartigen magischen Salben zu trennen sind die „Salböle nach Zarathustrischen Grundsätzen", die, aus Paraffinöl bestehend, nicht in ihrer Wirkung, sondern durch ihre Anwendung einen gewissen Wert haben, da sie zu Massage und leichtathletischen Übungen veranlassen.

Die Schlankheitscremes sind schwerer zu verstehen. Ein solches Präparat stellt z. B. eine Salbe dar, die 0,2% organisches Jod und Aloeextrakt in Glycerinsalbe enthält. Der Beweis der Jodresorption aus diesem Medium mag gelingen. Die Aloeoxyanthrachinone sind in diesem Mittel wohl ebenso unwirksam wie die aus Rhabarber, die eine andere derartige Creme in Vaselin suspendiert enthält. Ebenso unwirksam wie harmlos und bestenfalls als Massagecreme verwertbar ist ein anderes Produkt, das aus Stearat, Pflanzenschleim, Glycerin, Wasser und Aromastoffen besteht.

Ein leicht ranziges Mandelöl kommt unter phantasievollem Namen in den Handel und soll, „ein Duft- und Dungstoff der Haut, zur wahren Schönheitspflege dienen und nicht, wie die bisherigen Mittel, nur eine Hautschmiere sein".

Wimpernwuchssalben sind in Amerika in Mode. Nach Navarre[1] bestehen sie aus gelbem Vaselin! Man parfümiert sie mit ätherischem Öl und gibt das so beliebte Schildkrötenöl hinzu. Anscheinend enthält es Hormone, die die Wimpern der Schildkröten zum Wachsen brachten. Das Ganze wird gekauft und ist unwirksam wie die Büstenmittel in Salbenform, die bestenfalls als Massagecreme wirken. Es gibt auch ein Präparat, das zellbelebende, hautstraffende und verschönende Nordseeenergien enthält. Griebels Analyse ergab als Bestandteile Wollfett, festes und flüssiges Paraffin, verdünntes Seewasser sowie Olivenöl[2].

Eine Mischung von Senföl und Casein „emaniert 100% des optimalen Maximums radioaktiver Strahlen" und wird bei Leber- und Gallenleiden sowie Entzündungen empfohlen.

---

[1] Navarre: Manuf. Chem. 1933, 12, 377
[2] Griebel: Parfumeur 1931, 35, 586.

Cremes, die ohne Sonne bräunen, Alloxan oder Pyrogallol enthalten, sind Verirrungen, die nicht nützen, wohl aber schaden können.

Weißes Vaselin, das homöopathische Milchzuckerverreibungen von Na. bic., Lithium Sil., Fe, Spongia usta enthält, dürfte keine Überdosierungsgefahr in sich bergen, auch Lecithin in gelbem Vaselin, eine Salbe, die zur Kräftigung der weiblichen Brust empfohlen wird, kann nicht schaden.

Die Zahl derartiger Produkte ist groß, über ihren Wert oder Unwert müssen Arzt und Apotheker in jedem einzelnen Fall entscheiden. Anerkannt unwirksame Produkte sind abzulehnen, die Käufer zu belehren, da nur dadurch eine Aufklärung möglich ist und die Arbeit im Dienste der Volksgesundheit die erhofften Früchte bringt. Sehr wertvoll und bisweilen eine Quelle der Erheiterung ist das Studium der von C. GRIEBEL und PAYER in der pharmazeutischen Fachpresse laufend veröffentlichten Analysen, die oft mit phantastischen Angaben empfohlene Mittel als sehr einfache Mischungen aufklären.

Salben in der Tierheilkunde.

Eine Zusammenstellung aller Salben ist nicht vollständig, wenn nicht auch die in der Tierheilkunde verwendeten Präparate erwähnt sind. Die Grundlagen und wirksamen Medikamente sind dieselben, wenn auch teilweise in anderen Konzentrationen. Wir finden die gleichen Desinfizientien, Antipruriginosa, Jod und Hg, die Cantharidensalbe, Ichthyolpräparate und ätherische Öle wieder. Als Grundlage wird von vielen Veterinären Fett bevorzugt, doch auch Vaselin und selbst Ungt. Paraffini besitzen dieselbe Bedeutung wie in der Humanmedizin.

Die Salben werden in gleicher Art hergestellt und sollen qualitativ den Humansalben ebenbürtig sein. Es wäre ein grober Kunstfehler für den Tierarzt, minderwertige Produkte zu verwenden; auch die Tierhaut reagiert auf schlechte Grundlagen und unreine Medikamente. Bezüglich der optimalen Penetration und Resorption gelten ähnliche Gesetze wie in der Humanmedizin. Es wäre daher zweckmäßig, wenn der Tierarzt in enger Fühlung mit dem Apotheker auch für seine Fälle eine Klärung herbeiführen würde. Bei der Wund- und Schleimhautbehandlung können die in der Humanmedizin gemachten Erfahrungen ohne weiteres übernommen werden. Bei Behandlung der gesunden Haut ist zu berücksichtigen, daß sie behaart und bei Großtieren kräftiger und dicker ist, so daß die unter Umständen erwünschte Resorption verzögert wird.

Schleimhaut- und Nasensalben, Augensalben.

Auch unter den Schleimhautsalben verfolgen wir je nach der Indikation verschiedene Zwecke und müssen dementsprechend die Salbengrundlagen wählen.

In vielen Fällen wird lediglich eine Deckwirkung angestrebt. Hier müssen wir eine auf dem wäßrigen Medium gut haftende weiche und indifferente Salbe nehmen vom Typ der zahlreichen Nasensalben, die alle Vaselin, Paraffinöl und Wollfett, letzteres um die Klebrigkeit zu erhöhen, enthalten.

Öl und geschmolzene Fette werden aus der Nase unter ungünstigen Umständen resorbiert oder gelangen in die Lunge, wo sie Pneumonien verursachen können. Sie sollen daher nur unter strenger Indikationsstellung und unter den üblichen Vorsichtsmaßregeln verwendet werden[1]. Meist wird diesen Decksalben, die das Schleimhautepithel schützen sollen, ein Medikament zugesetzt, das lokal oder nach erfolgter Resorption die sonstigen therapeutischen Maßnahmen unterstützen soll. An der wäßrigen Schleimhaut finden wir dann ähnliche Verhältnisse wie im Modellversuch. Wir verwenden dort meist wasserlösliche Medikamente, die allerdings aus den oben skizzierten Decksalben nicht optimal zur Wirkung kommen. Man muß daher nach Grundlagen Ausschau halten, die bessere Resorptionsbedingungen gewährleisten; wir werden nach dem Vorschlag von WOLF[2] an ein modifiziertes Ungt. leniens denken, da wir wissen, daß sich dieser Typ leicht trennt, oder wir gehen zu Öl-in-Wasser-Emulsionen über oder bei manchen Medikamenten zu echten Fetten wie Schweinefett oder dessen modernen Nachfolgern. Die wichtigsten Arzneimittelträger sind wohl die Öl-in-Wasser-Emulsionen, etwa Traganthschleime, die, wenn sie sehr weich sind, zu den viel verwendeten flüssigen Emulsionen überleiten. FUNK, Stuttgart, hat vorgeschlagen, Pflanzenschleime, insbesondere Psyllium- oder Leinsamenschleim zu verwenden. Er gewinnt daraus eine fettfreie, wasserhaltige, salbenartige Mischung, die gerade für die Schleimhäute geeignet erscheint. Die Salbe ist zäh, setzt dem Eintrocknen wie auch dem Verdünnen mit Wasser Widerstand entgegen, so daß man, da sie nicht rasch resorbiert wird, die Schleimhäute mit einer lange Zeit wirksam bleibenden Schicht Salbe bedeckt. Auf die Außenhaut verrieben, bildet die Salbe eine dünne zähe Schutzschicht.

Zur endgültigen Klärung des Problems der Schleimhautsalben wäre dieselbe Arbeit nötig, die für die dermatologischen Salben aufzuwenden war. Es besteht die Absicht, es demnächst in Arbeit zu nehmen. Hier sollen nur zwei orientierende Vorversuche zeigen, wie stark die Unterschiede zwischen den einzelnen Salben sind. Bei einer Heuschnupfenkranken brachten 2 Ephedrinsalben Linderung. Von den beiden Präparaten

1. Ephedrini hydrochlor. 0,5	2. Ephedrini hydrochlor. 0,5
Vaselin synth. ad 10,0	Adeps synth. ad 10,0

haftete die Salbe 2 besser auf der Schleimhaut und war angenehmer im Gebrauch. Zeitlich beobachtete die Versuchsperson im Hinblick auf Wirkungsdauer keinen Unterschied, sie gab aber an, daß 3proz. *Ephetoninsalbe* (Merck), die aus einer Wasser-in-Öl-Emulsion auf Kohlenwasserstoffen und Cholesterin beruht, $1^{1}/_{2}$ Stunden wirke, ebenso die *Ephedrasalbe* (Henning), die $1^{1}/_{2}$% Ephedrin. hydrochloricum in Ungt. Glycerini enthält. Die einfache Suspension eines wasserlöslichen Medikaments in Fetten ergibt also ein Produkt, das den Wirkstoff nur zum geringen Teil abgibt. Wasser-in-Öl-Emulsionen sind empfehlenswerter,

---

[1] MARUM u. KLEISSNER: Schweiz. med. Wschr. 1938, 20.
[2] WOLF: Hals- usw. Arzt 27, 4 (1936).

ebenso Öl-in-Wasser- oder Schleimsalben. Man erhält hier also klinisch ähnliche Resultate wie im Modellversuch.

Im zweiten Fall, in dem allerdings nicht die Schleimhaut behandelt wurde, wurde zur Behandlung eines Ekzems der Nase auf der einen Seite eine 1proz. Trypaflavinsalbe als Öl-in-Wasser-Emulsion, auf der anderen eine Wasser-in-Öl-Emulsion verwendet. Die erstere Salbe wurde angenehmer empfunden und brachte schnellere Abheilung als die letztere. Die Beobachtung deckt sich also mit den Erfahrungen mit Farbstoffsalben auf der normalen Haut.

Auch bei der Verwendung von Augensalben haben wir ein wäßriges Medium zu behandeln. Die Resorptionsbedingungen nähern sich auch hier denen der Modellversuche in Wasser oder auf Gelatineplatten. Richtungsweisend sind ferner die Tierversuche mit Novocainsalben.

Bei den Augensalben müssen wir weitgehend variieren. In vielen Fällen sind das schlecht abgebende, aber gut schmierende Vaselin und dessen Verarbeitungen empfehlenswerter als resorbierbare Fette, die das unlösliche Medikament im Bindehautsack, wo es Reizungen verursachen kann, zurücklassen. Bei wasserlöslichen Mitteln ist diese Nebenwirkung nicht zu befürchten. Daher empfiehlt hier TOULANT[1], zu tierischen oder pflanzlichen Fetten zu greifen.

Aus den Augensalben gelangen wasserlösliche Substanzen, wie die salz- und schwefelsauren Alkaloidsalze, ungleich leichter zur Resorption als wasserunlösliche Arzneiformen. Desinficientia folgen den Gesetzen, die unter dem diesbezüglichen Kapitel angeführt wurden, sofern sie in emulgierfähigen Grundlagen verarbeitet sind.

GOLAZ und FREUDWEILER[2] raten, als Grundlage für Augensalben zu nehmen.

> Alcohol cetylicus   4,0
> Adeps Lanae   10,0
> Vaselin alb.   86,0

BRANDRUP empfiehlt als offizielle Augensalbengrundlage[3]

> Adeps Lanae
> Aqua dest.
> Vaselin $\overline{aa}$ 10,0.

DENHARD[4] schlägt vor, die Augensalben für den Winter mit 10% Paraffin. liquid. geschmeidiger zu machen. Als Grundlage dient ihm Chesebrough-Vaselin mit einem Zusatz von 10% Aqua dest., Adeps Lanae $\overline{aa}$, also eine wasserarme Wasser-in-Öl-Emulsion.

HUMMER berichtet (l. c.), daß die Pharmakopoekommission für das im Jahr 1933 bearbeitete neue österreichische Arzneibuch Butter in Erwägung gezogen habe.

Sofern wir wasserlösliche Medikamente in Augensalben verwenden wollen, werden also Wasser-in-Öl-Emulsionen vorgezogen, bei unlöslichen Körpern Vaselin. Den Öl-in-Wasser-Emulsionen ist der zugänglichen

---

[1] TOULANT: Pharmaz. Mh. **4**, 206 (1923).
[2] GOLAZ u. FREUDWEILER: Schweiz. Apoth.-Ztg **1932**, 39, 493.
[3] BRANDRUP: Pharmaz. Ztg **1934**, S. 973.
[4] DENHARD: Dtsch. Apotheke **1933**, 19, 249.

Literatur zufolge noch kaum nähergetreten worden, anscheinend weil sie am Auge gegenüber den wäßrigen Lösungen keine besonderen Vorteile zeigen.

Bei der Herstellung von Augensalben ist so steril wie möglich zu arbeiten, Ausbrennen der Reibschalen mit Alkohol, Reinigung der Pistille und des Spatels. Selbstverständlich ist feinste Verteilung kleinster Pulverteile für Augensalben Voraussetzung. LEPKE[1] schlägt daher Pulver von Salicylsäure, Borsäure u. dgl. als pulv. subtilis pro Ungt. als Handelsartikel vor.

ROTHENKIRCHEN[2] empfiehlt das Dispergens B, eine haltbare Emulsion aus Wasser und Olivenöl āā. Wasserlösliche Substanzen, unlösliche verreibbare Produkte werden mit dem Dispergens verarbeitet und dieses Konzentrat der Grundlage zugefügt. Die Substanzen sind dann in der wäßrigen Phase fein verteilt.

Es braucht nicht eigens betont zu werden, daß die Forderung nach Frischbereitung gerade bei den meisten Augensalben erhoben werden muß. Bei den Atropinsalben z. B. ist die Base schlecht haltbar, aber auch deren Salze verlieren bei unrichtiger Lagerung ihre Wirksamkeit (ALLPORT[3]).

Bei Schleimhautsalben müssen wir also je nach der Indikation zwischen Decksalben und Medikamenten abgebenden Präparaten unterscheiden. Erstere werden nach wie vor vorwiegend aus Vaseline und dessen Mischungen bestehen, bei letzteren sind salbenartige oder flüssige Emulsionen empfehlenswert.

Bei den Augensalben bestehen ähnliche Verhältnisse, doch haben hier die Öl-in-Wasser-Emulsionen noch geringe Verbreitung. Ihre Prüfung könnte aber empfohlen werden.

Suppositorien, Vaginalkugeln.

Suppositorien und Globuli sind Arzneimittelträger von der Konsistenz fester Salben, von Salbenstiften und haben den Zweck, beigefügte Medikamente an der Darmschleimhaut lokal einwirken zu lassen oder zur Resorption zu bringen. Trotz ihrer verschiedenen Anwendung unterliegen sie daher gleichen Gesetzen wie die Salben, ein Grund, sie zu besprechen. Wir begegnen auch hier denselben Grundlagen wie bei den Salben: Fetten, Seifen, Gallerten, Wasser-in-Öl- und Öl-in-Wasser-Emulsionen; nur die Paraffine sind selten, einerseits wegen ihrer ungünstigen Schmelzpunktlage, andererseits infolge ihrer geringen Medikamentenabgabe.

Die wichtigste und häufigste Zäpfchengrundlage ist die Kakaobutter, die, gegebenenfalls mit Walrat oder Wachs vermischt, selbst nicht resorbiert wird, aber immerhin einen Teil des Medikamentes zur Wirkung bringt, so daß man damit Suppositorien herstellen kann, die den Vorteil der rectalen Applikation, Schutz des oberen Verdauungstractus und Umgehung der Leber zeigen. Man muß allerdings Suppositorien, die

---

[1] LEPKE: Apoth.-Ztg 1933, 73.
[2] ROTHENKIRCHEN: Pharmaz. Ztg 1934, 80, 1016.
[3] ALLPORT: zit. Pharmaz. Ztg 1936, 22, 303.

als Träger nur die Fette enthalten, höher dosieren als orale Gaben und hat nicht dieselbe Gewähr quantitativer Resorption. Man ging bei ihrer Einführung von der Ansicht aus, daß die Aufsaugung auf alle Fälle eintreten müsse, und berücksichtigte das Verhalten der Fette als Suspensionsmittel nur wenig. Schon frühzeitig erkannte man aber die Nachteile und trachtete Grundmassen zu finden, die davon frei sind. Da ist Suppositol (F. Wetz-Hamburg) zu nennen, nach MÜLLER und ROSSBACH[1,2,3] ein Präparat, das aus heimischen Fetten besteht. Es hat wie das neuerdings empfohlene hydrierte Sonnenblumenöl mit dem Fp. von 34° ähnliche Eigenschaften wie Ol. Cacao, schmilzt etwas höher und hält nach einer anderen Arbeit derselben Autoren die Medikamente in sehr feiner Verteilung. Es läßt sich gießen und pressen, ist reizlos und nimmt mehr Wasser auf als Ol. Cacao.

Butyrium Tego (Goldschmidt A.G., Essen) wird von SIDO in seinem pharmazeutischen Manual erwähnt.

Im Kriege suchte man das Kakaoöl durch Paraffin 1 Teil, Adeps Lanae 3 Teile oder Adeps Lanae 3 Teile, Ol. Arachid. 4 Teile, Cera alba 1 Teil zu ersetzen.

Die Fette für sich allein sind, wie wir wissen, meist nicht die abgabefreudigsten Medikamententräger gegenüber der Schleimhaut. Es fehlte daher nicht an Versuchen, die Resorptionslage durch ·Änderung der Grundmasse zu verbessern. Glyceringelatine und -Seife reizen und befriedigen nicht in allen Fällen, da die Zäpfchen austrocknen. Agar-Agar-Gallerten geben bessere Resultate, auch sie bedürfen als Resorptionsvermittler des Wassers. Es lag daher nahe, dieses der Masse gleich zuzugeben und Emulsionen vom Öl-in-Wasser- oder Wasser-in-Öl-Typ aus der oben angegebenen oder anderen Massen als Grundlage zu wählen. So hat die Chem. Pharm. A.G., Bad Homburg, den Patentschutz für Emulsionen erhalten (DRP. 667·500), die einerseits aus bei Körpertemperatur schmelzenden Fetten (wie Kakaobutter) und andererseits aus wäßrigen Gallerten (wie Gelatine), Glycerin, Glykol und Emulgatoren beider Typen bestehen. Um einen besonders feinen Verteilungsgrad zu erhalten, empfiehlt ROTHENKIRCHEN[4], die Medikamente im Dispergens B (eine haltbare Emulsion von Wasser und Olivenöl a͞a) zu lösen oder aufzuschlämmen. Das Konzentrat wird dann gerade über dem Schmelzpunkt der Grundmasse mit ihr vereinigt.

Einen weiteren Versuch stellen die Lipositoria (Bykopharm, Frankfurt) dar, eine lipoidlösliche Cholesterin-Kohlehydratmasse, die nicht ranzig und schimmelig wird. Diese Masse wird von BERNHARD und SCHULZE sowie von KROEBER[5] empfohlen; sie darf nicht über 60° erhitzt werden, doch kann man sie auch bei niederer Temperatur leicht ausgießen.

Neben den Wasser-in-Öl-Emulsionen, die meist Cholesterinderivate als Emulgatoren enthalten, kann man natürlich auch den an der Schleim-

---

[1] MÜLLER u. ROSSBACH: Krk.hausapotheke **1938**, 11.
[2] MÜLLER u. ROSSBACH: Dtsch. Apoth.-Ztg **53**, 728 (1938).
[3] MÜLLER u. ROSSBACH: Krk.hausapotheke **1938**, 9.
[4] ROTHENKIRCHEN: Pharmaz. Ztg **1934**, 95.
[5] KROEBER: Pharmaz. Ztg **1936**, 11.

haut leichter zur Wirkung gelangenden Öl-in-Wasser-Typ als Zäpfchengrundlage heranziehen, wenn auch die Lagerfähigkeit schwieriger zu
erreichen ist. ESCHENBRENNER[1] empfiehlt eine Mischung von Lecithin,
Wachs und Kakaobutter bzw. Suppositol.

Assorbtol von Heitzer, Hamburg, ist ein weiteres derartiges
Mittel. Es enthält 1% Lecithin und einen Nipaginzusatz.

JOHN BIRD[2] hat durch Veresterung von α-Propylenglykol mit
Stearinsäure Monostearinsäurepropylenglykolester gewonnen. Diese
wachsartige Masse Fp. 33—35° wird als Suppositorienmasse empfohlen.
Der Ester quillt in Wasser, reizt nicht, ist lagerbeständig und läßt sich
leicht gießen.

Als neuen Arzneimittelträger in der Gynäkologie erwähnt WALLIS[3]
Neogel, das aus Kakaobutter und Glyceringelatine besteht. Die Emulsion
ist mit Nipaestern steril gehalten, denn alle mit Kakaobutter, Glycerin-
gelatine u. dgl. bereiteten wasserhaltigen Zäpfchen werden zweckmäßigerweise durch einen Zusatz von 1% Nipagin vor bakterieller Zersetzung
bewahrt. „Das in der Kakaobutter enthaltene Lecithin" wirke als
Emulgator. Will man noch mehr Wasser zusetzen, so geschieht dies
nach dem Verfasser mit Cholesterin, also einem Wasser-in-Öl-Emulgator.
Neogel, so heißt das Präparat, ist kautschukartig elastisch und schmilzt
in der Vagina, verteilt sich und die zugesetzten Medikamente.

Einen neuen Weg zur Herstellung einer Suppositorienmasse hat die
I.G. Höchst in dem Vorschlag von Polyäthylenoxyden (DRP. 650000)
beschritten. Die Masse hat die Konsistenz von Wachs, ist aber wasserlöslich, reizt nicht und kann mit allen Medikamenten verarbeitet werden.
Nach MIDDENDORF[4] kann man mit ihr mit oder ohne Wasserzusatz sowohl
nach dem Preß- als auch nach dem Gießverfahren Zäpfchen herstellen[5].

Bisher war vor allem von Suppositorien als Medikamententräger die
Rede, sie enthielten zumeist wasserlösliche Präparate, die lokale oder
nach erfolgter Resorption Fernwirkung ausüben sollen. Die Zäpfchen
können aber auch selbst Medikament sein, so die Seifen- und Glycerin-
suppositorien, die den Darminhalt durch ihre osmotischen Kräfte und
Reizung der Schleimhaut verflüssigen. Ferner kann einer der Bestandteile der Zäpfchenmasse, wie z. B. der Lebertran, in den Desitin-Suppo-
sitorien, die außerdem Kakaobutter und Glycerin enthalten, bei Hämor-
rhoiden und Fissuren nicht nur Gleit- und Deck-, sondern auch Heilwirkung ausüben.

Nach diesem Überblick über die zur Verfügung stehenden Suppo-
sitorienmassen soll das Wissen über die Resorptionslage durchgesprochen
werden.

Die Resorbierbarkeit aus Kakaoöl- und Glycerinzäpfchen hat RAPP
in Versuchen mit Methylenblau verglichen. Aus letzterer Masse und aus
Mikroklysmen trat die Resorption, die durch die Ausscheidung im Harn
bewiesen wurde, doppelt so schnell ein.

[1] ESCHENBRENNER, zit. durch BORMANN: Krk.hausapotheke **1938**, 11.
[2] BIRD. JOHN: J. amer. pharmaceut. Assoc. **26**, 475 (1937).
[3] WALLIS: Wien. med. Wschr. **1936**, 10.
[4] MIDDENDORF: Münch. med. Wschr. **1939**, 3.   [5] Handelsname Postonal.

Wasserlösliche Medikamente bedingen bessere Resorption als lipoidlösliche, die nach Meyer-Gottlieb allerdings auch durch die Darmschleimhaut zur Resorption gelangen, aber den Schmelzpunkt in unangenehmer Weise herabsetzen können, so daß die besondere Hervorhebung des Vorteils, daß in Zäpfchen die Medikamente lipoidlöslich seien[1], wohl der exakten Untermauerung entbehrt. Die wasserlöslichen Medikamente werden nur gelöst zur Wirkung und Resorption gebracht; aus Öl-in-Wasser-Emulsionen ist bessere Ausnützung zu erwarten als aus Wasser-in-Öl-Verarbeitungen. Als Emulgator des ersteren Typs eignet sich nach Schroff[2] das Eilecithin mit wenig Wasser und Nipaginzusatz. Die eigentliche Emulsionsbildung wird hier dem Darm überlassen. Bei Versuchen mit Jodnatrium waren nach den Untersuchungen in Gießen[3] keine Unterschiede zwischen den einzelnen Emulsionstypen festzustellen, man muß daher ebenso wie bei den Salben den Verteilungskoeffizienten Öl/Wasser des inkorporierten Medikamentes mit in Rechnung stellen.

Digitalissuppositorien werden nach Rapp[4] mit wasserlöslichen Präparaten, nach Eschenbrenner[5] in Form einer Öl-in-Wasser-Emulsion bereitet, um der Darmschleimhaut die Aufnahme zu erleichtern. Ersterer empfiehlt vor allem die Verwendung eines konzentrierten Infuses. Diese Anregung ist sehr zweckmäßig, denn die in den Pflanzenzellen angehäuften Glykoside werden durch die kleinen Wassermengen, die in der Ampulla recti zur Verfügung stehen, aus dem Pulver heraus nicht genügend gelöst und kommen dann nicht zur Resorption.

Auch im Weichherz-Schröder wird die Möglichkeit, das Medikament in der äußeren geschlossenen Phase zu lösen, in Erwägung gezogen, aber festgestellt, daß die Nachteile, insbesondere die nichtbefriedigende Konsistenz der meisten derartigen Verarbeitungen, der allgemeinen Einführung entgegenstehen. Als Emulgatoren können Lecithine (mit Nipaginzusatz), die in der Pharmaz. Z.halle[6] besonders empfohlene Oleylsapaminbase oder evtl. Seife in Frage kommen, oder man bedient sich der wasserlöslichen neuen Grundmassen, der Gelatine, evtl. noch der ebenso wie Glycerinmasse reizenden Seife.

Die Saponine als Resorptionsförderer haben, wie wir erwähnten, in der Salbentherapie versagt; auf der Schleimhaut des Rectums ist dies nicht der Fall, sie wirken dort als Emulgatoren und diffusionsverbessernde Substanzen. Das Extractum Digitalis Stada, das Saponine enthält, soll in Suppositorien nach Baaz[7] besonders gut wirken.

Als Emulgator bzw. Lösungsvermittler insbesondere bei gegossenen Zäpfchen können nach einer Patentanmeldung der Chemischen Fabrik Grünau auch Kondensationsprodukte aus Eiweißabbauprodukten und Fettsäuren, z. B. das Na-Salz der Stearyllysalbinsäure dienen.

Bei Suppositorien, die lokal wirken sollen und kein Medikament zur Resorption zu bringen haben, empfiehlt sich der Öl-in-Wasser-

---

[1] Notiz in Pharmaz. Ztg **1935**, 31. 406.
[2] Schroff: Pharmaz. Ztg **1931**. 1239.   [3] Krk.hausapotheke **1938**. 9.
[4] Rapp: Pharmaz. Ztg **1926**, 312.   [5] Eschenbrenner, zit. bei Wojahn.
[6] **1938**, 50, 808.   [7] Baaz: Dtsch. med. Wschr. **1938**, 52.

Typ, doch hat auch die Wasser-in-Öl-Emulsion als Grundlage gewisse Wirkung. Als Emulgatoren kommen Cholesterin, seine Verbindungen und Cetylalkohol in Frage.

Bezüglich der Herstellungsart ist zu bemerken, daß sowohl beim Gieß- als auch beim Preßverfahren nur dann befriedigende Ergebnisse zu erwarten sind, wenn die zugefügte Medikamentenmenge klein ist. Bei großen Mengen liefert das Preßverfahren bessere Resultate[1].

Hohle Suppositorien und mehrschichtige sollen die Nachteile der gallertigen und der Kakaobutterzäpfchen nicht aufweisen, kommen aber teuer und sind mühsam herzustellen.

Zusammenfassend kann festgestellt werden, daß der Literatur und den einfachen Überlegungen zufolge mit wasserlöslichen Produkten und wasserlöslichen Grundlagen bessere Resorption erzielt wird als mit öllöslichen Substanzen aus dem öligen Milieu heraus. Die Darmschleimhaut ist für die wäßrigen Phasen leichter zugänglich als die gewöhnliche Haut. Wir müssen daher in den Bestrebungen, Öl-in-Wasser-Emulsionen oder wasserlösliche Substanzen als Zäpfchengrundmasse einzuführen, einen Fortschritt sehen. Die Emulsionen vom Wasser-in-Öl-Typ dringen mit Recht immer weiter vor und werden zuletzt wieder von BECHER[2], der Lecithinemulsionen (die zu konservieren sind) empfiehlt, besprochen. Als Fetteil der Emulsion bleiben die Kakaobutter und ihre modernen Nachfolger nach wie vor wichtig.

Salbenherstellung, Prüfung und Verpackung.

Bevor wir die Herstellung der einzelnen Salbentypen bearbeiten, müssen wir das Werkzeug, das dem Apotheker hierfür zur Verfügung steht, kurz besprechen. Je nach den zu verarbeitenden Mengen und der Art des Endproduktes nehmen wir zur Salbenbereitung

1. matte bzw. glatte Glas- oder Metallplatten, die gegebenenfalls beheizt werden können, Stahlspatel oder mattgeschliffene Glaspistille mit ebener Oberfläche als Reiber;

2. Porzellanreibschalen, glatt oder rauh, mit Porzellanpistillen mit Hand- oder maschinellem Antrieb, Salbenreibschalen aus Reinnickel, aus Kunststoffen, wie Pollopas, oder emailliertem Blech mit Holzpistillen;

3. Dreiwalzenmühlen. Sie arbeiten nach dem Prinzip der Glasplatten mit geschliffenem ebenem Pistill. Sie verreiben die festen Bestandteile besser als Reibschalen und gewährleisten am ehesten nesterfreie Salben, so daß sie auch den Kugelmühlen vorzuziehen sind.

4. Apparate, die sich besonders zur Herstellung der beiden Emulsionstypen eignen. Der Unguentor, der Handkneter, der Almator, Rührwerke, alles Maschinen, die ursprünglich vorwiegend zur Herstellung von Cosmeticis erdacht waren.

Die zweckmäßigste Herstellungsart richtet sich nach der Menge der zu verarbeitenden Substanzen, dem Schmelzpunkt der Bestandteile, der Art der Grundlage und nach den Eigenschaften der Inhaltsstoffe.

---

[1] ZINTOM: Dtsch. Apoth.-Ztg **1937**, 59.

[2] BECHER: Jungapotheker, Beibl. z. Dtsch. Apoth.-Ztg **1939**, 7.

Die einfachsten Methoden können beim Verarbeiten öllöslicher
Körper angewendet werden. Hier werden die Substanzen, wenn sie
in der Kälte mischbar oder, bei großer Zähigkeit, in der Wärme zu-
sammenschmelzbar sind, unmittelbar in der Reibschale, oder wenn es
sich um kleine Mengen handelt, auf einer Glasplatte verrieben. Als
Grundlage wird man eine der Substanz gegenüber indifferente, gut
penetrierende und haftende Salbe wählen. Bei manchen Substanzen
wird ein Lösungsmittel die Einarbeitung erleichtern; so wird Pellidol
in Chloroform gelöst, die Lösung in Fett eingetragen und dann das HCl_3
vertrieben.

Wasserunlösliche Substanzen werden feinstens zerkleinert und in
die Salbengrundmasse in Portionen einverleibt. Mit dieser Methode
hat sich vorwiegend LEPKE[1] beschäftigt. Er zitiert auch MONCORPS[2].
Dessen Arbeit zufolge ist bei gleichbleibender Salbengrundlage die
therapeutische Wirkungsintensität des einverleibten Arzneistoffes

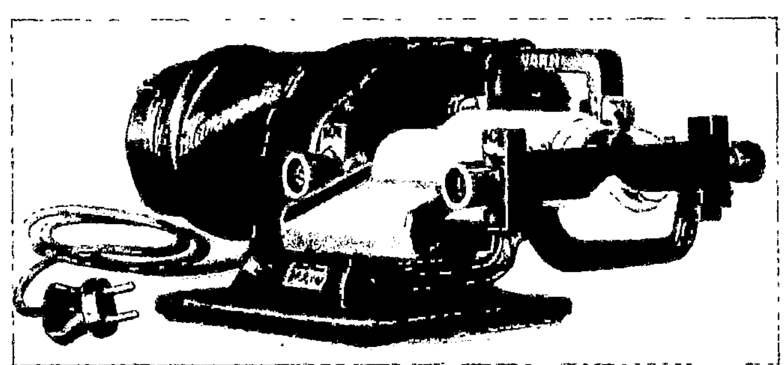

Abb. 24. Rezeptur-Salbenmaschine „Hammonia". (DECKELMANN-Altona.)

direkt proportional der Oberfläche, die dem Wirkstoff durch die
Zerkleinerung gegeben ist. So ist z. B. die weiße Quecksilberpräcipitat-
salbe des DAB 6 durch die wesentlich feinere Verteilung des Präcipitats
sehr viel stärker als die des fünften Arzneibuches. Es genügt daher,
um den Wirkungswert einer Salbe zu beurteilen, nicht, eine Gehalts-
bestimmung vorzunehmen, sondern es muß auch eine Teilchengrößen-
bestimmung vorliegen. Das unlösliche Pulver muß also fein sein und vor
der Verarbeitung durch Sieb 6 des DAB 6 geschlagen werden[3]. Doch
auch dann erzielt man mit den Salbenreibschalen und Holzpistillen nur
sehr schwer eine gleichmäßige Salbe ohne Substanznester, leichter mit
den Porzellanreibschalen mit rauher Oberfläche. Die beste Verteilung
erhält man bei kleinen Mengen unter 10 ccm beim Arbeiten auf der
Glasplatte und der gegebenenfalls vorgewärmten Salbenmischplatte mit
Spatel und plan geschliffenem Pistill, bei größeren Mengen mit der
Dreiwalzenmühle, einem Apparat, der in den verschiedensten Ausführungen und Größen zur Verfügung steht. Wir bringen Bilder solcher

---

[1] LEPKE: Apoth.-Ztg 1933, Nr 73, 1060.
[2] MONCORPS: Arch. f. exper. Path. 141, H. 1/2.
[3] BECHER: Dtsch. Apoth.-Ztg 1936, 49/50.

Mühlen, die von Janke u. Kunkel A.G. Nachf., Leipzig, u. a. Firmen bezogen werden können (Abb. 24—27).

Die Hammonia wird mit einem Motor von $^1/_6$ PS angetrieben (Abb. 24) und besitzt gegeneinander verstellbare Hartporzellanwalzen. Sie verarbeitet 50—100 g in der Minute, und wird auch mit einem elektrischen Widerstand geliefert (Abb. 25) (Awe[1]), so daß die Umlaufgeschwindigkeit der Walzen der Eigenart der gerade in Arbeit befindlichen Salbe Rechnung trägt (Preis ohne elektrischen Widerstand RM. 198).

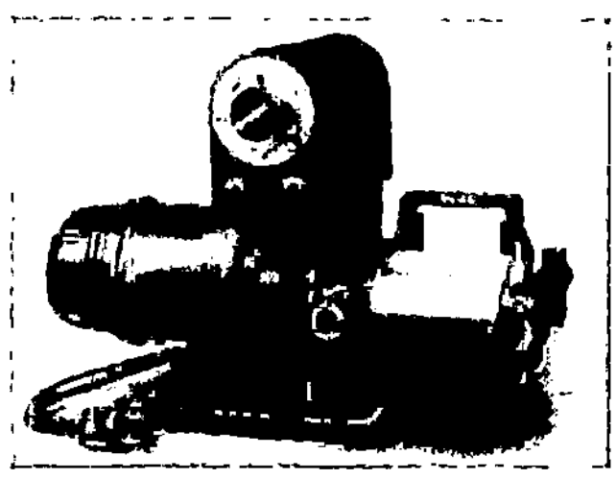

Abb. 25.   Rezeptur- Salbenmaschine „Hammonia‘‘ mit eingebautem Widerstand.

Die elektrische „Schnellrezept‘‘-Maschine (Abb. 26) besitzt gleichfalls auch verstellbare Porzellanwalzen, verarbeitet auch kleine Mengen von 5—25 g in der Minute. Sie ist für die Rezeptur vielleicht geeigneter als die Hammonia, die in der Defektur überlegen ist (Preis RM. 215).

Weitere Mühlen wie die von Hauff, Berlin oder Hochleistungsmaschinen von Libau (Abb. 27) leiten zu den in der Großdefektur nötigen Apparaten über. Es handelt sich dann schon um Aggregate, die $^3/_4$- bis 2-PS-Motoren eingebaut haben, eine

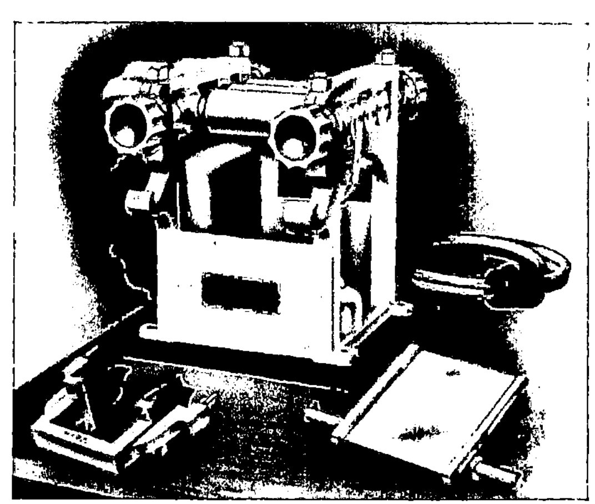

Abb. 26.   Rezeptur-Salbendreiwalzwerk „Schnellrezept‘‘.   (Libau-Chemnitz.)

Leistung von 25—100—150 kg pro Stunde aufweisen und in den größten Formen RM. 2000 und darüber kosten. Die Walzen bestehen dann meist aus Porphyr, Granit oder evtl. aus Metall.

Über die Dreiwalzenmühle, die wohl *für jede Apotheke notwendig ist,* da sie im Gegensatz zu den maschinell angetriebenen Reibschalen feste Bestandteile einwandfrei verreibt, besteht bereits umfassende Literatur.

---

[1] Awe: Apoth.-Ztg **1938**, 81, 1200.

Es sei auf die Prüfungsberichte von Maeder[1], Kern[2], Kern und Düerkop[3] verwiesen, ferner auf Aumüller[4] und Claus[5]. Die Autoren besprechen dort ihre Erfahrungen mit den Mühlen, die sich besonders gut für alle Arten von festen Salben und Pasten eignen, so daß ohne ihre Hilfe z. B. wirklich gute Zinkpasten oder Dermatolsalben nicht herstellbar sind. Alle konzentrierten Salben verreibt Claus, obwohl dies eigentlich nicht nötig ist, bevor er sie in die Dreiwalzenmühle gibt, in der Mörleschen Quecksilbermühle, um sicher zu gehen, daß keine Pulvernester in die Salbenmühle geraten. Die Salbe wird dann 2—3 mal durch die Walzenmühle laufen gelassen, wobei die Spaltöffnungen zwischen den einzelnen Walzen bei jedem Beschicken enger gestellt werden.

Auch fertige Emulsionen beider Typen können durch die Dreiwalzenmühlen geschickt und so nochmals durchgearbeitet werden. Zu ihrer Herstellung eignen sich die später zu besprechenden Spezialmaschinen, nicht aber das Dreiwalzwerk.

Wasserlösliche Substanzen hat man bisher immer in Lösung und meist in Form einer Wasser-in-Öl-Emulsion abgegeben. Kannegiesser und v. d. Wielen[6] empfehlen hierfür Adeps Lanae, wenn eine besonders feine Verteilung des Wassers gewünscht wird, und zeigen, daß große Mengen eines wasserlöslichen Medikamentes in wenig Wasser, kleine hingegen zweckmäßig in viel Wasser gelöst eingearbeitet werden. Kleinere Mengen dieses Typs können wir im Mörser und in der Reibschale herstellen. Die Öl-in-Wasser-Emulsionen aber, ferner größere Mengen werden mit maschinellen Hilfsmitteln wie dem Handkneter, den Schrader[7] für den Öl-in-Wasser-Typ besonders

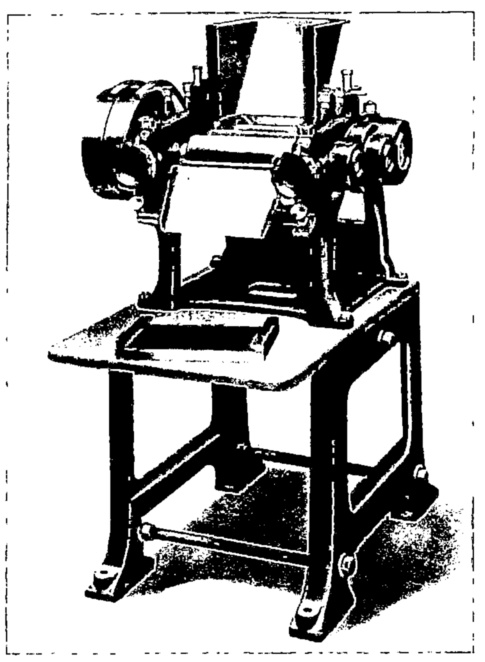

Abb. 27. Dreiwalzenwerk von Libau (größeres Modell).

---

[1] Maeder: Schweiz. Apoth.-Ztg **1937**, 26.

[2] Kern: Dtsch. Apotheke **2**, Nr 22, sowie ebendort **1934**, Nr 26, 49.

[3] Kern u. Düerkop: Dtsch. Apoth.-Ztg **1938**, 53.

[4] Aumüller: Dtsch. Apoth.-Ztg **1936**, 1649.

[5] Claus: Apoth.-Ztg **1934**, Nr 8, 417.

[6] Kannegiesser u. v. d. Wielen: Pharmaceut. Weekblad **68**, 1165 (1931).

[7] Schrader: Vortrag auf der Hauptversammlung der dtsch. Ges. f. Fettforschung Hamburg 1938.

empfiehlt, besser. Sowohl bei der maschinellen als auch bei der Klein-
herstellung mit der Hand muß die richtige Temperatur eingehalten
und auch auf die Beschaffenheit der Reibschale geachtet werden. In
Porzellangefäßen mit rauher Oberfläche kann man mit dem Fett nicht
so viel Wasser einverleiben wie in glatten emaillierten.

Nun zu den einzelnen Maschinen, die besonders zur Herstellung
von Emulsionen gedacht sind. Da ist zunächst der Handkneter der
Goldschmidt A.G., der zur Herstellung der Tegincremes in 2 Größen
mit 200 und 1000 g Fassungsvermögen ent-
wickelt worden ist, zu nennen. Er emulgiert im Vakuum, so daß keine Luft in
die Salbe gebracht wird und sie nach

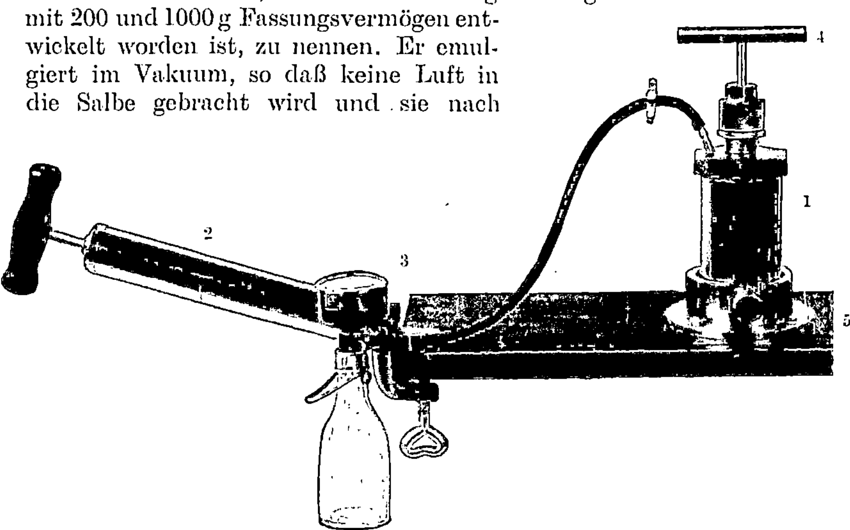

Abb. 28. Handkneter der GOLDSCHMIDT A.-G., Essen.
1 Emulgierzylinder, 2 Luftpumpe, 3 Manometer mit Abscheider, 4 Stempel, 5 Fuß.

längerer Aufbewahrung nicht zusammensackt. Man emulgiert Tegincremes bei 70°, proteginhaltige Verarbeitungen bei 40 bis 45° und knetet
langsam kalt. Der Kneter verarbeitet auch andere Salben und wurde
von Kern und Leopold[1] geprüft (Abb. 28).

Man füllt den Zylinder 1 mit allen zur Emulsion bestimmten Bestandteilen, entfernt dann die Luft durch die Pumpe 2. Dann erwärmt
man den Zylinder 1 auf dem Wasserbad bis zur Schmelze aller Teile
und emulgiert bei der vorgeschriebenen Temperatur durch Stoßen des
Stempels. Nach etwa 100 Stößen wird gekühlt und im Erkalten
weitergestoßen. Die Salbe ist dann gebrauchsfertig.

Auf einem anderen Prinzip beruht der von Koch[2] eingeführte
Unguentor. Er kann auch zur Homogenisierung flüssiger Emulsionen
herangezogen werden. In ihm werden die in den Einfüllstutzen, der,
wie auf der Abbildung ersichtlich, auch mit einem heizbaren Doppel-
mantel versehen sein kann, durch ein Düsensystem gepreßt und so fein

[1] Kern u. Leopold: Apoth.-Ztg 1933, Beiheft 7 zu „Die deutsche Apotheke".
[2] Koch: Dtsch. Apoth.-Ztg 1937, 11.

verrieben. Er eignet sich besonders für weichere Salben (Handbetrieb). (Preis RM. 96) (Abb. 29).

Der Almator der Chemischen Fabrik Tempelhof, ein Rührwerk, ist zur Verarbeitung von Almecerin und Cefatin konstruiert, er kann aber auch zur Herstellung anderer Salben verwendet werden.

Die „Rührliesel" der Alexanderwerke, ein ähnlicher Apparat, wird besonders zur Emulgierung von Börocerin und Hydrocerin empfohlen.

Welchen Typ der besprochenen Maschinen man nun verwendet, richtet sich nach den zur Verfügung stehenden Mitteln und den einzelnen Fällen. In der Apothekenpraxis zeigt jede bei richtigem Einsatz außerordentliche Vorteile, die KERN für den Unguentor und die Dreiwalzenmühle hervorhebt[1]. Ohne diese Hilfsmittel dürfte eine genau arbeitende Apotheke heutzutage kaum mehr denkbar sein, weil bei ihrer Verwendung auf Concentrata, die zur Zersetzung neigen, verzichtet werden kann und die Frischherstellung der Salben in den allermeisten Fällen möglich ist; denn nur frische, fein

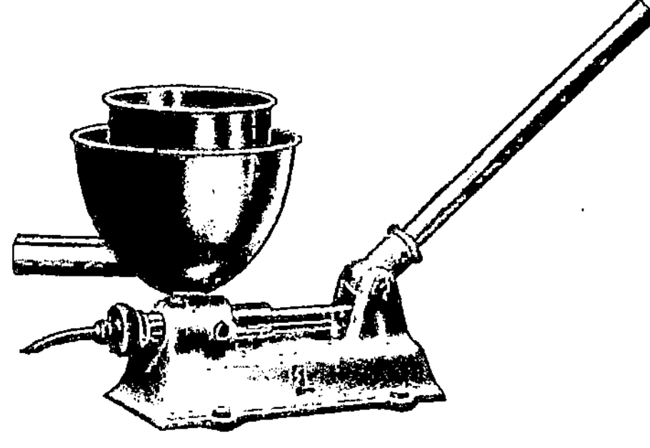

Abb. 29. Unguentor.

verarbeitete Salben befriedigen Apotheker, Kliniker und Patienten.

Über die sonstigen Apparaturen, die vorwiegend den Hersteller kosmetischer Produkte interessieren, wie die Emulgiermaschine Zenith, sei auf die Arbeiten von WAGNER[2] verwiesen, ferner auf die Angaben von KERN in seinem bereits genannten Buch.

Für besondere Stoffe, wie z. B. Emanation, sind spezielle Arbeitsmethoden ausgearbeitet worden. So hat sich RAJEWSKY im DRP 660246 ein Verfahren schützen lassen, demzufolge das zu lösende gas- oder staubförmige Produkt in erwärmte Kammern gebracht und durch sie mittels einer rotierenden Düse geschmolzenes Fett oder Vaselin hindurchgeblasen wird. Die hohe Adsorptionsaktivität frisch hergestellter Teilchen werde so maximal ausgenützt. Die Salbengrundlage kann eine elektrische Aufladung erhalten, um mit Hilfe der sich anziehenden positiv bzw. negativ geladenen Teilchen eine intensivere Mischung zu erzielen. Dieses Verfahren, das zur Herstellung von Radiumemanationssalbe entwickelt wurde, besitzt für die Herstellung anderer Salben im Apothekenbetrieb derzeit wohl keine Bedeutung.

Die Wahl der Herstellungsart muß dem Apotheker, die der Salbengrundlage dem behandelnden Arzt vorbehalten bleiben; beide müssen sich über die Wichtigkeit der Technik, der richtigen Kombination klar sein. Denn man ist bei Mißerfolgen mit den Salben oft geneigt, die Schuld auf ungeeignete Arzneistoffe zu schieben, während hierfür das

---

[1] KERN: Dtsch. Apoth.-Ztg 1928, Nr 76, 77.   [2] WAGNER: Parfumeur 1934.

unzweckmäßig gewählte Medium oder die falsche Herstellung verantwortlich gemacht werden muß.

Zur unrichtigen Verarbeitung gehört unseres Erachtens auch der Gebrauch der Concentrata. Die Nachteile des Quecksilberkonzentrates wurden schon unter dem diesbezüglichen Kapitel besprochen, aber auch die anderen sind abzulehnen, da sie zwar der Bequemlichkeit, nicht aber der Therapie dienen. Sie werden ja alle mit Vaselin 1:2, 1:1, 1:3 oder 1:10 zubereitet. Die Wirkstoffe sind demnach von Vaselin umschlossen und wirken auch in der optimalen Salbe vorwiegend so, wie wenn das ganze Präparat mit Vaselin verarbeitet worden wäre. Dazu kommt noch, daß sich die Concentrata oft zersetzen und dann die Salbe mit verändertem Material verarbeitet wird.

Die Prüfung fertiger Salben wird vor allem der Apotheker vornehmen. Der Dermatologe hingegen wird sich bei einwandfreier makroskopischer Beschaffenheit auf die Apotheke verlassen. Über die Untersuchungsmethoden hat KERN in seinem Buch wichtige Ausführungen gemacht; es erübrigt sich, sie hier zu wiederholen.

Das Abfüllen der fertigen Salben wird in der Apotheke in den meisten Fällen mit der Hand vorgenommen werden. Nur die Tuben sind mit Tubenfüllmaschinen, die in einfacher und kompliziertester Ausführung von verschiedenen Firmen geliefert werden, zu beschicken und dann mit einer Spezialzange oder einer Maschine luftdicht abzuschließen.

Zusammenfassung. Jede Art von Salben, mag es sich um Emulsionen, um die Verarbeitung fester Bestandteile oder die einfache Lösung und Mischung von Fetten und fettlöslichen Substanzen handeln, verlangt die ihr zukommende Technik, deren Anwendung die Salbe optimal werden läßt. Viele Wasser-in-Öl-Emulsionen und Schmelzen verschiedener Fette und öllöslicher Präparate bedürfen bei der Herstellung kleinerer Mengen keiner maschinellen Hilfsmittel. Die Herstellung aller anderer Typen von Salben und Pasten sollte nicht ohne Maschinen vorgenommen werden. Zur Verarbeitung der Emulsionen beider Arten stehen der Unguentor, der Handkneter, der Almator zur Verfügung. Zur Erzeugung von Verreibungen fester Bestandteile ist die Dreiwalzenmühle zu empfehlen.

Die Salbenherstellung kann und soll vom Apotheker mehr denn je gepflegt werden, da dadurch die Verwendung frischer Arzneien gefördert wird. Die Beschäftigung mit diesen Produkten ist aussichtsreicher als die Herstellung von rein chemischen Präparaten, wie Argentum proteinicum, Albuminum tannicum, Silberkolloid und ähnliche Zubereitungen, zu deren Erzeugung im Apothekenlaboratorium weder die Apparatur noch die Zeit vorhanden ist. Die Apotheke muß heute die ihr zukommenden Galenica optimal herstellen; ein Versuch, Chemikalien im kleinen herzustellen, wäre ein Rückschritt, der ebensowenig gebilligt werden kann wie die industrielle Herstellung nichthaltbarer Salben.

Aufbewahrung von Salben.

Dieses Kapitel soll möglichst kurz werden, da ja die meisten Salben der Rezeptur frisch bereitet werden sollten. „Ein solches frisches Präparat unterscheidet sich von den alten abgelagerten Zubereitungen ganz außerordentlich. Von diesem Unterschied kann man sich sofort überzeugen, wenn man alte Salbenvorräte durchmustert und nur mit dem Geruchsinn eine Prüfung vornimmt"[1]. Der Gesichtssinn zeigt uns schwarz gewordene Pyrogallolsalben, die grau aussehenden Salben, die gelbes Präcipitat, und die oxydierten gelben Salben, die metallisches Hg enthalten sollen. Die Analyse zeigt uns, daß alte Salben die vorgeschriebene Zusammensetzung nicht mehr haben, daß sich die Kennzahlen geändert haben und daß schon einmal gelöste Körper wieder auskristallisierten und so unwirksam wurden. Verdorbene Salben sind schädlich und zudem verlorene wertvolle Rohstoffe, das Verderben muß daher verhindert werden.

Die Salbentherapie hat an Bedeutung verloren, die sie aber wiedergewinnen wird, wenn richtig verarbeitete frische Präparate mit optimalen Grundlagen nicht mehr enttäuschen. Allerdings ist es nötig, daß Arzt und Apotheker vom Wesen der Salben mehr wissen als bisher. Die Fertighaltung von Salben, die dermatologisch verwendet werden, soll nur dann empfohlen werden, wenn der Hersteller die Haltbarkeit in jeder Hinsicht garantieren kann. Solange diese Forderung noch nicht Allgemeingut ist, müssen wir uns mit der Lagerhaltung von Salben in großen Gefäßen und abgepackt beschäftigen. Wir müssen die zahlreichen Vorschriften der Arzneibücher berücksichtigen. So hat die Helv. V z. B. für kolloidale Silbersalbe und gelbe Quecksilbersalbe schwarze Töpfe vorgeschrieben. Bei anderen Salben genügen zur Aufbewahrung wohl die in den Apotheken vorrätigen Gefäße, denn schließlich wird nicht vollständiger Lichtabschluß, sondern nur Lichtschutz verlangt[2].

Das DAB 6 schreibt für eine Reihe von Medikamenten, die in Salben verwendet werden, Lichtschutz vor[3], so für gelbes Quecksilberoxyd, Airol, Protargol, Bismut. oxyjodogallic., Chloramin, Hydrargyrum praecipitatum, H_2O_2, Jodoform, Methylenblau, β-Naphthol, ätherische Öle, Pellidol, Pyrogallol, Resorcin, Tuberkulin. Die daraus bereiteten Salben müssen streng genommen (da jeder diesbezügliche Hinweis im Arzneibuch fehlt) nicht lichtgeschützt verwahrt werden[4]. Es versteht sich jedoch von selbst, daß die Vorschrift auch hier gelten muß, denn in Salben sind die empfindlichen Substanzen durch ihre feine Verteilung dem zersetzenden Einfluß des Lichtes noch viel mehr ausgesetzt als bei der Lagerung in Form von Pulver. Genau so wichtig wie der Schutz von Licht- ist der von Luftzutritt, alle Salben sollen in dichten Gefäßen — wenn möglich, durch eine Folie abgedeckt — aufbewahrt werden.

Zur Dispensation bewähren sich seit alters her die möglichst breiten niederen Porzellangefäße, doch muß darauf geachtet werden, daß auch der Deckel bis zu einem gewissen Grad lichtundurchlässig ist. Den Porzellantöpfen sind Milchglaskruken, Bakelittöpfe und die aus sonstigen Kunstharzprodukten wie Pollopas gleichwertig. Die innen lackierten Papptöpfe lassen das Fett einige Monate lang nicht durch,

---

[1] RAPP: in „Wissenschaftliche Pharmazie in Rezeptur und Defektur".
[2] Schweiz. Apoth.-Ztg 1933. Nr 44, 577.
[3] HÜGEL: Dtsch. Apoth.-Ztg 1937, 87. 1375.   [4] BECHER: Apoth.-Ztg 1937, 93.

sind aber nicht sehr gefällig. Die an manchen Orten noch gebräuchlichen Holzspanschachteln sind vollkommen abzulehnen, da sie schon in wenigen Stunden das Fett durchdringen lassen und obendrein auch lichtdurchlässig sind. Ihre Verwendung ist Sparsamkeit am falschen Platze. Die Salbe wird wertlos, dafür ist die Verpackung billig.

Die Forderung nach Lichtundurchlässigkeit der Salbentöpfe ist wichtig, doch darf man keinen so strengen Maßstab wie KAELIN[1] anwenden. Er nahm ähnlich wie SCHWENKE[2] photographische Filme, die er in dem gut verschlossenen Salbentopf $2^1/_2$ Stunden lang exponierte. Papp-, Bakelit- sowie außen und innen schwarz glasierte Porzellantöpfe waren vollständig undurchlässig, weiße Porzellankruken nur teilweise, sie genügen aber nach der Dtsch. Apoth.-Ztg 1939, 7 für die meisten Zwecke, besonders wenn der Kranke angewiesen wird, die Salbe dunkel zu verwahren.

Die Kunststoffkruken wurden von ROJAHN und FILSS[3] geprüft. Sie erwiesen sich als allen Anforderungen gewachsen; doch muß erwähnt werden, daß es sich hier um erstklassiges Material handeln muß, denn BÜCHI und SCHENKER[4] haben beobachtet, daß sich in manchen Kunststofftöpfen Salben mit Phenolabkömmlingen verfärben können. Es wird deshalb empfehlenswert sein, für derartige reaktionsfähige Salben auch weiter noch Porzellan- oder Milchglaskruken zu verwenden und die Kunstharztöpfe indifferenten Salben zu reservieren.

Viele dieser Kruken, insbesondere die kleineren, befriedigen zwar in den oben geschilderten Eigenschaften, sind aber oft eine Qual des Verbrauchers. Diese langen dünnen Röhren, die oft geliefert werden, sind unpraktisch, sie werden schwer gefüllt, noch schwerer aber entleert, sie sollten flacher und breiter sein. Weißblechdosen haben in der Kosmetik größere Verbreitung gefunden als in der Pharmazie. Sie können überall dort verwendet werden, wo keine Reaktion des Medikamentes mit dem Metall zu befürchten ist, also bei den meisten wasserfreien Salben und Wasser-in-Öl-Emulsionen. Öl-in-Wasser-Emulsionen hingegen lassen das Metall rosten und werden unansehnlich und verfärbt.

Wir kommen nun zu den Tuben aus Metall, Kunststoff und Glas, die insbesondere für die Cosmetica Bedeutung haben. Zinntuben mit einem Bleigehalt von über 1% sind in mehreren Staaten verboten und auch dort abzulehnen, wo dieses Verbot noch nicht besteht, da das Blei infolge der langen Einwirkung der darin aufbewahrten Präparate allmählich in Form von fettsauren Salzen in die Grundmasse einwandern kann. Bei einer Untersuchung von Cosmeticis in Bleituben erwiesen sich 22% als bleihaltig[5]. Die Gefahr ist nach SCHWARZ[6] allerdings nicht groß, da die Bleimengen unterschwellig bleiben. Da aber andere Mög-

---

[1] KAELIN: Schweiz. Apoth.-Ztg 1936, 113.
[2] SCHWENKE: Dtsch. Apoth.-Ztg 1931, 28.
[3] ROJAHN u. FILSS: Pharmaz. Ztg 1932, 8, 111.
[4] BÜCHI u. SCHENKER: Schweiz. Apoth.-Ztg 1935, Nr 20, 239.
[5] JUNKER: Pharmaz. Z.halle Dtschld 62, 271 (1921).
[6] SCHWARZ: Parfumeur 1932, 32, 513.

lichkeiten vorhanden sind, sollte man diese Tuben auch für Cosmetica nicht verwenden.

Die Aluminiumtuben, die bei einer alkalisch reagierenden Füllung immer mit einem elastischen Lack überzogen sein müssen, dürften neben den Zinntuben nach wie vor das Optimum darstellen. Sie sind in Deutschland durch eine im Reichsanzeiger Nr. 199 vom 27. VIII. 1938 veröffentlichte Verordnung als einzige Metalltuben zugelassen, so daß wir uns mit Zinn und Blei nicht mehr beschäftigen müssen. Aluminiumtuben eignen sich für die meisten Zwecke, nicht aber für quecksilberhaltige Verarbeitungen (KAISER[1]). Es empfehlen sich daher doch wohl Haltbarkeitsversuche vor dem Anfüllen großer Mengen; man vermeidet dadurch Verluste und kann rechtzeitig zu anderem übergehen, denn auch Glas- und Zellglastuben beginnen sich jetzt den Markt zu erobern. Letztere entsprechen nach der Literatur nun allen Anforderungen und wurden zum erstenmal auf der Leipziger Frühjahrsmesse 1938 gezeigt.

Das DRP. 532628 schützt Tuben, die aus einem metallischen Tubenkopf, einer Tubenhülse aus einer Metallfolie, an die ein- oder beiderseitig Cellulosefolien aufgeklebt sind, bestehen. Derartige Tuben sollen die Vorteile der Metall- und der Cellulosefolien aufweisen.

Bei den Glastuben drückt ein Pappkolben den Inhalt, der durch das Glas ständig kontrolliert werden kann, durch ein Kunststoffmundstück heraus. Empfehlenswert sind derartige Tuben z. B. für Quecksilbersalben, die Metall angreifen würden.

Zahlreiche Salben müssen, um vor bakterieller Zersetzung oder vor dem Schimmel geschützt zu werden, konserviert werden. Über den Wert des Benzoeharzes wurde bereits ausführlich unter dem Kapitel „Fette" gesprochen. In der Kosmetik sind Benzoesäure, Borax, Formalin (bei Schleimen) und viele andere Mittel gebräuchlich.

Am bekanntesten ist der p-Oxybenzoesäuremethylester (Nipagin-Solbrol), der nach WINTER für Schleime in einer Menge von 0,12 bis 0,15% zugesetzt werden muß. Emulsionen benötigen mit steigendem Fettgehalt größere Mengen bis 0,3%.

Die Salbengrundlagen, insbesondere Fette, sollten unbedingt unter Licht- und Luftabschluß gelagert werden, eine Selbstverständlichkeit, auf die wir schon unter dem Kapitel Fette hinwiesen. Wie vorteilhaft sich der Abschluß auswirkt, zeigt eine Pressenotiz[2], derzufolge 25 Jahre alte licht- und luftgeschützte Butter sich von einem frischen Präparat kaum unterschied.

Über das „Abfüllen pastenförmiger und flüssiger Stoffe, Verschließen und Etikettieren" ist von STRÖER im Verlag Teubner, Leipzig, eine ausführliche Monographie erschienen. Das Buch beschreibt alle nötigen Maschinen und hat für den Fabrikanten Interesse.

Zusammenfassung. Alle Salben und Salbengrundlagen sollen, alle Verarbeitungen lichtempfindlicher Medikamente müssen unter Licht- und Luftabschluß aufbewahrt werden. Da auch Fette am Licht

---

[1] KAISER: Krk.hausapotheke **1938**, 11. 　[2] Chem. Industrie **1939**, 1, 27.

schneller verderben, empfiehlt sich die Lagerhaltung aller Salben in einem dunklen kühlen Raum. Für die Rezeptur sind die üblichen Salbenkruken aus Porzellan, Glas oder Kunststoff zweckmäßig, sie sollen breit und nieder, nicht dünn und eng sein. Tuben sind insbesondere bei Cosmeticis am Platze. Um den Luftabschluß möglichst gut durchzuführen, empfiehlt es sich, volle Gefäße zu verwahren und die Salben mit Folien aus Papier oder Metall zuzudecken.

Salbengrundlagen der Apotheke, Salbengrundlagen der Industrie.

Eingangs wurde schon erwähnt, daß RAPP der Industrie den Vorwurf gemacht hat, sie hätte das Vaselin infolge seiner Haltbarkeit in die Therapie so eingeführt, daß es nunmehr auch dort verwendet werde, wo es nicht am Platze sei und durch andere Grundlagen ersetzt werden sollte. Es wurden deshalb zunächst einmal die von der Industrie hergestellten Salben auf ihre Grundlage geprüft, und es konnte festgestellt werden, daß tatsächlich in den weitaus meisten Fällen Vaselin verwendet wird. Sehr beliebt ist auf Grund seiner Billigkeit das Ungt. molle, das oft als Grundmasse für die bei der Ulcus-cruris-Behandlung gedachten Salben auftaucht. So soll es z. B. in einer Salbe homöopathische Mengen von Ca, Fe, Li sowie Kräuterextrakt zur Wirkung gelangen lassen. Man bemerkt jedoch einen gewissen Zug zur individuellen Verwendung anderer Rohstoffe. Denn abgesehen von dem Lanolin, Wollfett und dem Paraffinsalben begegnen wir doch auch den Ölen, den Glycerinsalben, dem Schweinefett und den Pflanzenschleimen. Manche Firmen nehmen auch Emulsionen mit Eucerin sowie Fettsäureglycerinester bei Ekzemsalben. Auch Olivenöl, Lebertran oder Gemische beider mit Vaselin stehen in Verwendung. Oft begegnet man gar keiner Angabe. Nur den Inhaltsstoff zu nennen und statt die Salbengrundlage zu definieren, einfach „Massa Unguent.“, „Basis“ oder „Grundlage auf neutraler Basis“ zu schreiben, ist zwar einfach, kann den Arzt aber nicht befriedigen. Ebensowenig kann die Definition „fast fettfreie Salbe“ oder „hautaffine Grundlage“ zufriedenstellen.

Die Hersteller von Arzneimitteln sollten die Salbengrundlagen definieren, wogegen es dem Erzeuger von Cosmeticis vorläufig zugebilligt werden muß, daß er die Zusammensetzung geheimhält, denn sie gewährleistet ihm oft den einzigen Schutz seiner Präparate. Doch werden auch schon hier Forderungen nach der Deklaration erhoben[1], so von FINKENRATH, der Dermatitiden nach einer Schönheitscreme, deren Zusammensetzung nicht bekanntgegeben wird, beschreibt. Auch SCHWARZ setzt sich für eine Reform der Pharmazie und Kosmetik ein[2]. Gerade bei der Salbenbehandlung, bei der wir mit mehr Unbekanntem rechnen müssen als bei der oralen oder parenteralen Darreichung, müssen uns klare und knappe Angaben die Wahl des optimalen Medikamentes und seiner Trägermasse erleichtern. Umschreibungen wie „...Salbe stellt eine neuartige Komposition alter Heilmittel dar, in der längst

---

[1] FINKENRATH: Ärztl. Sachverst.ztg **1934**, Nr 5.
[2] SCHWARZ: Parfumeur **1931**, 41. 685.

bekannte Produkte auf das glücklichste mit den Erzeugnissen der modernen pharmazeutischen Wissenschaft verbunden sind", gehören nicht in wissenschaftliche Zeitschriften, zumal dann nicht, wenn man weiß, daß die Salbe Kamillen, Lebertran, Perubalsam und Anästhesin in einer undefinierten Salbengrundlage enthält. Hier könnte vielleicht eine staatliche Stelle, die das Erzeugnis prüft und es dann, falls es für gut befunden wird, nach Art des Patentamtes eine gewisse Zeit vor Nachahmungen in Schutz nimmt, dem Erzeuger die Angabe der Grundlage ohne Furcht vor Nachahmungen ermöglichen.

Wie steht es nun mit den Salbengrundlagen der Apotheke? Wenn der Arzt nichts anderes verordnet, muß der Apotheker Ungt. molle als Grundlage nehmen. Meistens wird diese Emulsion oder das bei den Ärzten besonders beliebte Vaselin angewendet. Wir haben uns in etwa 20 Apotheken Südwestdeutschlands, vor allem auch in Anstaltsapotheken, erkundigt und fanden überall fast ausschließlich das Vaselin in Gebrauch. Fast immer wird Vaselin mit oder ohne Lanolin für die in der Praxis gebrauchten Salben verwendet, so daß die Variationsbreite bei den in den Apotheken hergestellten Salben eher noch geringer ist als bei den von der Industrie herausgebrachten.

Es müssen also Arzt, Apotheker und Industrie zusammen in der Salbenlehre zu individualisieren suchen. Nicht einer von den dreien ist ausschließlich schuld am Verlust der früher bekannten Kunst, Salben zu verschreiben, sondern die Zeit an sich; sie stellt eine derartige Überfülle an Material zur Verfügung, daß sich nur ein Spezialist auskennt. Nicht eine Salbengrundlage ist für alle Medikamente gleich geeignet, sondern in dem einen Falle diese, in dem anderen Falle jene.

In der Rezeptur der Zukunft werden wohl am besten folgende 5 Grundlagen ständig vorrätig sein und fallsweise mit dem vorgeschriebenen Medikament verarbeitet werden:

1. *Vaselin* zur Herstellung von Decksalben und manchen Emulsionen.

2. *Fett* zur Bereitung von Schwefelsalben, Salben mit öllöslichen Bestandteilen;

3. *Wasser-in-Öl-Emulsionen* aus Fett oder Vaselin mit Cholesterin oder dessen Abkömmlingen als Emulgator, zur Erzeugung konservierender Fettcremes, zur Rezeptur mancher wasserlöslicher Medikamente;

4. *Öl-in-Wasser-Emulsionen*. Der Typ dient zur Bereitung von „fettfreien" Konservierungs- und Hautpflegemitteln, ferner als Vehikel mancher wasserlöslicher Substanzen, die in Lösung leicht eingearbeitet werden können (chemische Unverträglichkeit beachten);

5. *Schleimsalben* mit oder ohne Fettzusatz als Vehikel wasserlöslicher Präparate zur Schleimhaut- und Wundtherapie in besonderen Fällen.

Mit diesen 5 Grundlagen kann man dann in Zukunft individualisieren und so ziemlich alle Salben bereiten. Welche Salbe als Typ aufgeführt wird, interessiert hier nur in zweiter Linie. Die Auswahl ist Sache der offiziellen Stellen. Spezialsalben behalten dabei natürlich nach wie vor ihre Existenzberechtigung. Öle, Paraffine, Wachse und Alkohole werden weiter nötig sein, um die Konsistenz der Salbe variieren zu können und es dem Arzt zu ermöglichen, die Vorteile spezieller Komponenten in seinen Salben auszunützen.

Zusammenfassung.

Wir haben uns bemüht, in dem vorstehenden Kapitel die wichtigsten Salben nach ihrer Zusammensetzung, ihrer Wirkungsart und den Eigenschaften der zugesetzten Medikamente, insbesondere der Löslichkeit, in Gruppen geteilt, aufzuzählen. Salben, die Präparate ähnlicher Eigenschaften enthielten, sind in dem gemeinsamen Kapitel behandelt und, soweit sie als Vertreter eines bestimmten Typs in Frage kommen, ausführlich, sonst nur kurz besprochen worden. Es kristallisierte sich eine Art Salbenlehre heraus, durch die es möglich ist, in vielen, wenn auch nicht in allen Fällen für ein bestimmtes Medikament das die optimale Wirksamkeit gewährleistende Medium zu finden oder wenigstens den Weg zu zeigen, auf dem die betreffende Salbengrundlage gefunden werden kann. Es wird dadurch möglich sein, therapeutisch oft sehr unerwünschte Versager oder Nebenwirkungen auszuschließen. Fertige optimale Rezepte sollten nicht ausgearbeitet werden, denn dies ist Sache des Praktikers; es sollte zwar das Verständnis für die Salben und deren Unterschiede nähergebracht werden, die optimalen Verordnungen jedoch soll und muß sich jeder Leser selbst ableiten.

Immer wieder werden neue Salbengrundlagen angeboten. Ihre Art läßt nun schon auf Grund ihrer Zusammensetzung Schlüsse auf die beste Verwendungsmöglichkeit zu. Keine Grundlage wirkt überall optimal, aber auch jede einzelne hat spezielle Indikationen, bei denen gerade sie das Optimum der Wirkung gewährleistet. Vaseline und Paraffinkohlenwasserstoffe werden als Bestandteile von Decksalben als Gleitsalben zu Massagezwecken und zur Abdichtung undurchlässiger Verbände indiziert bleiben. Sie werden in einzelnen Fällen auch noch als Träger für lipoidlösliche Substanzen, wie ätherische Öle, in Frage kommen und als Schutzmittel gegen manche gewerbliche Schädigungen verwendet werden. Die Fette eignen sich besonders zur Herstellung von wasserfreien Salben mit unlöslichen oder nur fettlöslichen Substanzen. Sie sind zur Pflege der gesunden Haut wichtig und werden bei vielen Emulsionen beider Typen unentbehrliche Bestandteile der öligen Phase bleiben.

Die Wasser-in-Öl-Emulsionen können zur Herstellung von protrahiert wirkenden Salben mit lipoidlöslichen Medikamenten brauchbar sein. Sie sind die gegebene Form für viele Hautpflegemittel, dürften aber als Träger wasserlöslicher Medikamente oft durch die in Wasser-Öl-Emulsionen überholt sein. Die wasserlöslichen Salben sind in ihren Indikationen den Öl-in-Wasser-Emulsionen gleichzusetzen. Sie sind wie diese abwaschbar und deshalb z. B. besonders für den behaarten Kopf geeignet. Wachse und Alkohole sind als Zusätze zur Konsistenzverbesserung und vielfach als Emulgatoren des Wasser-in-Öl-Typs wichtig. Die daraus bereiteten Salben sind als Decksalben und als Hautpflegemittel wie als dermatologische Grundlagen wertvoll. Seifenhaltige, wäßrige Salben kommen insbesondere als Träger der Salicylsäure, die durch die Haut hindurch zur Resorption gelangen soll, in Frage.

Wenn wir diese hier kurz dargestellte Salbenlehre auf die einzelnen Indikationen anwenden, so ist zu sagen, daß Salben, die zur Behandlung der gesunden Haut dienen, entweder Wasser-in-Öl- oder Öl-in-Wasser-Emulsionen sein sollen. Ein Mindestgehalt von freien Cholesterin- und Glyceridfetten ist, sofern verlorenes Hautfett ersetzt oder die Unterfunktion der zu wenig arbeitenden Talgdrüsen ergänzt werden soll, empfehlenswert.

Soll durch die gesunde Haut hindurch ein Medikament einverleibt werden, so richtet sich die Wahl der Salbengrundlage nach dem einzuführenden Präparat. Zur Darreichung von Schwefel bedient man sich eines Fettsäureglycerinesters. Salicylsäure wird aus Öl-in-Wasser-Emulsionen am besten resorbiert. Lipoidlösliche Stoffe oder ätzende bzw. in milderer Form die Haut macerierende Medikamente gehen durch die gesunde Haut hindurch. Ihre Resorption erfolgt aber weder quantitativ noch steuerbar. Will man die Resorption erhöhen, so kann man sie durch Zugabe von Emulgatoren, Seifen, der Salicylsäure, durch Vorbehandlung mit Pepsinumschlägen oder durch ätherische Öle, durch mechanisches Einreiben steigern. Man kann lipoidunlösliche Substanzen, z. B. Alkaloidsalze, fettlöslich machen, so daß sie durch die Haut hindurch zur Resorption gelangen können.

Zur Behandlung der kranken epithellosen Haut eignen sich nur die besten Fette und evtl. Paraffinkohlenwasserstoffe, für sich allein, wenn es sich um die Zufuhr unlöslicher Stoffe handelt, als Ölphase von Wasser-in-Öl- oder Öl-in-Wasser-Emulsionen bei wasserlöslichen Wirkstoffen.

Als Salbengrundlage für Schleimhautsalben sind gallertige Öl-in-Wasser-Emulsionen niedrig schmelzender Fettsäureglycerinester wirksamer als der umgekehrte Typ. Ähnliches gilt für Suppositorien.

Für die Verträglichkeit der Salben ist zunächst die Güte der Grundstoffe Bedingung. Es ist wichtig, zu wissen, daß Paraffinkohlenwasserstoffe die Hautatmung bedeutend mehr behindern als Fette oder Emulsionen. Es ist ferner wesentlich, daß Salben, sofern sie nicht auf der Haut schmelzen und dann als Öle wirken, nur in der unmittelbaren Berührungsschicht mit der Haut wirksam sind. Das dicke Aufschmieren von Salben ist daher in vielen Fällen, abgesehen bei Decksalben, unangebracht, da es sekretstauend und teuer ist.

Akute Dermatitiden vertragen die Salbenapplikation oft nicht, hier sind Schüttelmixturen u. dgl., fett- und paraffinkohlenwasserstofffreie Medikamententräger empfehlenswerter.

Seborrhoiker sind empfindlicher gegen Fette und Paraffinkohlenwasserstoffe als Sebostatiker, Personen mit verminderter Talgsekretion, so daß eine Vorprüfung auf die Hautkonstitution empfehlenswert erscheint.

In keinem ärztlichen Fach ist die Zusammenarbeit des Arztes und des Apothekers so nötig wie in der Dermatologie. Die unrichtige Wahl der

Salbengrundlage kann die beabsichtigte Wirkung verhindern oder in das Gegenteil umschlagen lassen. Aus Linderung wird Reizung. Die Salbenherstellung und -verordnung bedingt daher individuellstes Verständnis der Salbenlehre und der darin waltenden Gesetze. Die Salben sind eine der wichtigsten Grundlagen der Rezeptur und werden es bleiben, wenn Apotheker und Arzt nicht nur ihre Herstellung beherrschen, sondern auch ihre therapeutische Wirksamkeit zu lenken verstehen. Die Kunde von der Salbenbereitung war bisher das Stiefkind des Apothekers, so daß es kein Zufall ist, daß von 10 über Salben handelnden Publikationen 8 in der kosmetischen Literatur zu finden sind. Das Studium der Salben wird sie wieder wirksamer machen, sie werden den verlorenen Boden zurückgewinnen.

Die vorliegende Studie hat nicht alle Salben berücksichtigt, wohl aber alle Typen. Die nicht besprochenen Medikamente verhalten sich wie eines der angeführten, so daß ein Eingehen auf weitere Präparate nur ermüdet hätte.

Die Aufgaben der Arbeitsschutzsalben

von R. Jäger-Frankfurt/Main.

Würde das Buch ein Jahr später erscheinen, so könnte ich schon über Arbeitsschutzsalben schreiben. Heute haben wir noch keine Salben, die alle Aufgaben erfüllen, die man einer Arbeitsschutzsalbe zuweisen muß, und so kann ich nur über die *Aufgaben* solcher Arbeitsschutzmittel schreiben und daraus die physikalisch-chemischen Eigenschaften ableiten, die sie haben müssen, um diese Aufgaben zu erfüllen.

Die Salben, die bisher im Arbeitsschutz verwendet wurden, kamen meist aus der Kosmetik, oder es waren Heilsalben. Beide Gruppen können aber im Betrieb nicht genügen, denn beide sind nicht unter Berücksichtigung der Arbeitsumgebung aufgebaut worden. So kamen auch in diesen Aufgabenkreis Fragestellungen hinein, die zu Scheinproblemen führen mußten. Die einen warteten auf das „schöne Elixier", das, irgendwie auf die Haut geschmiert, nun „gegen alle Stoffe" schützen soll, und die anderen forderten für jeden einzelnen Arbeitsstoff ein eigenes Schutzmittel mit der Begründung, daß jeder Stoff andere Schäden auslöse. Beide Gruppen haben zwei gemeinsame Punkte. Der erste ist die gemeinsame Untätigkeit. Die einen warten gespannt oder geduldig darauf, daß jemand das schöne Elixier finden möge, das alle Hautschäden verhütet, und die anderen haben ihre Frage von vornherein so gestellt, daß sie von der unübersehbaren Menge der Arbeitsstoffe, für die sie jeweils einen eigenen Schutz fordern, erdrückt werden, ehe sie mit der Arbeit beginnen können. Ihre Hoffnungslosigkeit, das Problem überhaupt jemals zu lösen, wird dadurch noch vermehrt, daß immer neue Arbeitsstoffe und Arbeitsplätze kommen, die den Horizont der Wüste, die kolonisiert werden soll, in immer unabsehbarere Fernen hinausschieben. Beiden Problemstellungen gemeinsam ist neben der Untätigkeit, zu der sie führen müssen, die Tatsache, daß in ihren Voraussetzungen die Haut fast vollständig fehlt. Kommt die Haut wirklich einmal in den Voraussetzungen vor, dann spielt sie dort nur die Rolle eines fest Gegebenen, eines Unabänderlichen, eines Trägers des Arbeitsschutzmittels, nicht aber eines lebendigen und verwickelten Organs, das mit der Arbeitsumgebung in inniger Berührung steht und dessen Struktur und Funktionen für seine Beziehungen zur Umwelt viel wichtiger sind, als die Arbeitsschutzmittel jemals es werden können. Kehren wir unsere Fragestellung diesen brennenden Problemen gegenüber um, und nehmen wir uns vor, nicht mehr „unsichtbare Schutzhandschuhe" gegen Arbeitsstoffe zu suchen oder andere Mittel „gegen die Einflüsse der Umgebung", sondern vielmehr Struktur und Funktion der Haut so zu erhalten und zu stärken, daß im verwickelten Herüber und Hinüber zwischen Haut und Umwelt die Haut dank ihrer Funktionstüchtigkeit standhält, so gewinnen wir einen festen Boden für die experimentelle Lösung der Fragen.

Die unermüdliche Arbeit nach solchen Voraussetzungen wird uns Bausteine liefern, mit denen wir planmäßig und wirklich praktisch handeln können. Einen Verlust bringt allerdings diese Art der Bearbeitung mit sich. Wir verlieren damit jede Hoffnung auf die elegante Patentlösung und sind vorerst der Arbeit ausgeliefert.

Struktur und Funktion.

Die Haut vermittelt uns die immerwährende innige Berührung mit der Umwelt. Hier interessieren uns besonders die verwickelten Bezie-

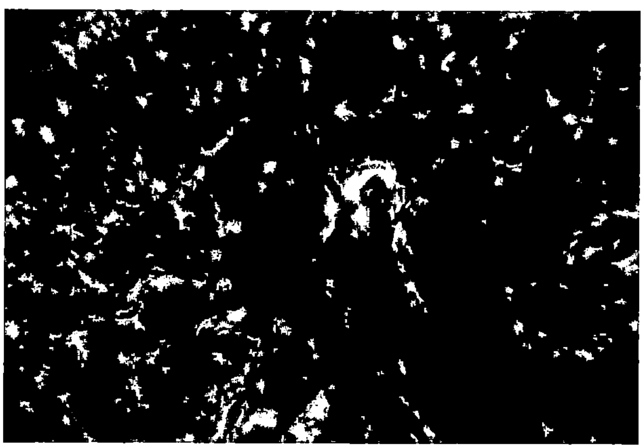

Abb. 30. Glatte Haut, Schmutz ist in der Haaraustrittsöffnung gespeichert.

hungen, die bestehen zwischen der Arbeitshaut und der Arbeitsumgebung. Eine scharfe Grenze, die entscheidet: hier ist Haut und dort ist Arbeitsumgebung, läßt sich nicht ziehen. Beide greifen innig ineinander und stellen ein einziges geschlossenes untrennbares System dar, das Haut-Umwelt-System.

Die äußerste verhornte Schicht der Haut ist ein geschichtetes Plattenepithel. Diese Hornschicht besteht aus umgewandelten und abgestorbenen ehemals lebenden Zellen, die als einzelne zusammenhängende Lagen übereinanderliegen. In tieferen Schichten der Haut wandeln sich Zellen allmählich in Horngebilde um. Die äußerste Schicht dieser Horngebilde schilfert in Form kleiner Schüppchen ständig ab, von den tieferen Schichten her rücken neue Lagen solcher Horngebilde nach, so daß immerwährend ein „Strom von Horn" von innen nach außen fließt. In tieferen Schichten entstehen Zellen, bilden sich um, flachen mehr und mehr ab, wandern allmählich an die Stelle der äußersten, immerwährend abschilfernden Schicht. Während dieser Wanderung des Hornstromes an die Oberfläche sind die Horngebilde keine lebenden Zellen mehr. Man kann sie als „geformtes Sekret" auffassen

(BIEDERMANN, PETERSEN). Aber auch an der Oberfläche hat der Hornstrom kein bestimmtes Ende. Feine Schüppchen der obersten Schicht schilfern ab, werden so selber zu Schmutz oder vermischen sich mit der fettigen Bedeckung der Haut, oder sie gehen beim Waschen ab und bleiben an den Körpern hängen, die wir berühren. Unter der obersten abschilfernden Lage der Hornschüppchen liegen bei der gesunden anpassungsfähigen Haut immer wieder neue zusammenhängende Hornschichten bereit. Die einzelnen Hornschüppchen, wie auch die übereinanderliegenden Schichten, sind mit Hautfett durchtränkt und von Hautfett umschlossen. So gleiten sie, den Blättern einer breiten Blattfeder vergleichbar, übereinander hin. Das Abschilfern erfolgt in der obersten Schicht, etwa so, als ob man von einem Papierstoß immer das

Abb. 31. Glatte Haut.

oberste Blatt abhebt und unten ein neues zugibt. Bei der gesunden Haut erfolgt das Abschilfern immer parallel zur Hautoberfläche.

Ganz anders bei der „rauhen Haut". Bei ihr schilfert nicht nur ein oberstes Häutchen ab, unter dem dann weitere Hornlagen bereitliegen, sondern bei der rauhen Haut laufen Tiefenrisse durch viele Schichten hinunter. An den Rändern der Risse biegen sich die einzelnen Hornlagen auf, und es entstehen feine V-förmige Räumchen, wie sie entstehen zwischen den einzelnen Papierblättern eines zum Teil aufgeschlagenen Buches. Nun schilfert nicht ein oberstes Häutchen oder eine oberste Schuppenlage ab, sondern viel gröbere zusammengeklebte, durch mehrere Lagen reichende Hautteilchen werden abgestoßen. Ein geschlossenes Oberflächenhäutchen (PETERSEN) ist gar nicht mehr vorhanden. Viele Lagen scheinen verklebt zu sein und gehen als dickes, aber in seiner Grundflächenausdehnung kleines Hautstück ab. Dieses grundverschiedene Verhalten der beiden Hauttypen beim Abschilfern bringt nun einige ganz wesentliche Unterschiede der Hautumweltsysteme beider Typen mit sich. Die glatte geschlossene Haut bietet ihrer Umwelt, ihrer Arbeitsumgebung eine gleichbleibende Grenzfläche dar. Da das Ab-

schilfern nur von der obersten Schicht aus erfolgt, finden der Schmutz
und andere Teile der Arbeitsumgebung keine Speicher. Schmutz, der
an der obersten Schicht haftet, wird mit ihr bald abgestoßen. In tiefere
Schichten kommt kein Schmutz. Die Selbstreinigung einer solchen
glatten Haut erfolgt in wenigen Tagen.

In der rauhen Haut findet aber der Schmutz Speicher in den V-för-
migen Räumchen. In diesen feinen Räumchen bleibt Schmutz gespeichert und verwahrt gegen den Angriff, der beim Waschen auf ihn
gemacht wird[1]. Da das Abschilfern bei der rauhen Haut gar nicht mehr
nur vom Oberhäutchen aus erfolgt, dauert das Abstoßen des Schmutzes
durch Selbstreinigung wesentlich länger, nämlich 2—3 Wochen. Durch
Waschmittel ist der Schmutz aus den V-Räumchen nicht zu entfernen,
weil in diesen kleinen Räumchen gar keine Strömung mehr möglich ist

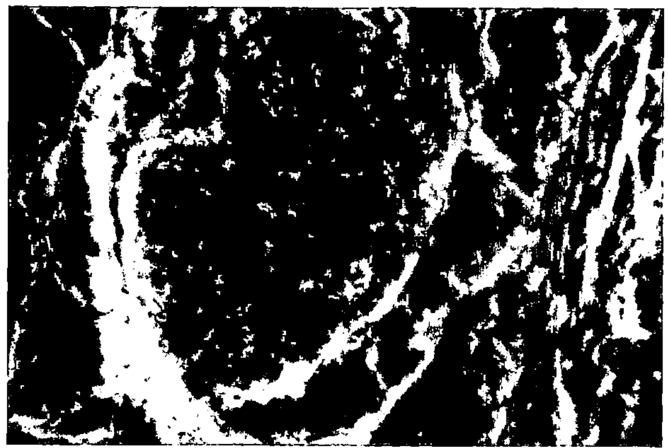

Abb. 32. Rauhe Haut mit V-Räumchen. Selbstreinigungszeit 2—3 Wochen.

und meist auch von der Luft, die in den Räumchen sitzt, dem Waschmittel der Weg versperrt wird. Nun ist es aber gar nicht gleichgültig,
ob ein hautreizender Stoff aus der Arbeitsumgebung nur während der
Arbeitszeit einwirken kann und dann von der glatten waschbaren Haut
abgewaschen wird oder ob ein solcher Stoff in der rauhen nichtwasch-
baren Haut gespeichert wird. Wird ein Arbeitsstoff gespeichert, so
berührt er die Haut ständig. Neue Speicher werden in dem Maße gebildet, wie alte durch Abstoßen verschwinden, und die Haut ist immerwährend beladen mit den Stoffen, vor denen sie bewahrt werden soll.
Aber die rauhe Haut ist nicht nur mit diesen Stoffen beladen, etwa so,
wie die ungewaschene glatte Haut beladen ist. Bei der rauhen Haut
liegt der Schmutz auch an einem ganz anderen histologischen Ort. Das
Haut-Umwelt-System hat sich verschoben, seine Grenze ist nach innen
gerückt. Andere histologische Stellen der Haut werden unmittelbar
berührt, histologische Orte, die gar nicht dazu bestimmt sind, mit der
Umgebung in Berührung zu kommen. Arbeitet der Träger einer glatten

---

[1] JÄGER, R. und F.: Hippokrates **1937**, 449.

Haut mit dem einer rauhen Haut unter den gleichen Bedingungen am gleichen Arbeitsplatz, so sehen doch die Haut-Umwelt-Systeme der beiden ganz verschieden aus. Der eine berührt seine Arbeitsumgebung nur während der Arbeitszeit, er kann sogar dazwischen beliebige Pausen einlegen, indem er sich wäscht. Der andere nimmt, in seinen V-Räumchen gespeichert, den Schmutz, also seine Arbeitsumgebung, mit nach Hause. Er berührt sie ständig und ohne Unterbrechung. Und er berührt sie an empfindlicheren histologischen Orten.

Die rauhe Haut ist also eine Form von Schwäche der funktionellen Anpassung.

Fragen wir nach der Entstehung dieser Schwächeform, die die rauhe Haut darstellt, so können wir an den konstitutionellen Momenten nicht vorübergehen. Leider sind gerade diese für die Gewerbehygiene der Haut so bedeutenden Fragen bisher wenig untersucht. SCHULTZE[1] hat wiederholt darauf hingewiesen, daß die Konstitution der Haut sowohl für die vorbeugende Pflege im Betrieb wie auch für die Heilung vorhandener gewerblicher Hautschäden mehr berücksichtigt werden muß, als das bisher geschehen ist. Bei der Betrachtung der Arbeits*schutz*salben haben wir uns aber mehr mit der Frage zu beschäftigen: „Wie entsteht aus einer glatten Haut eine rauhe?" als mit der Frage: „Woher kommt die anlagemäßig rauhe Haut?" Im Betrieb wird aus der glatten geschlossenen Arbeitshaut die rauhe in den allermeisten Fällen durch Entfettung. Aber diese Entfettung und mit ihr die Wiederfettung ist doch verwickelter, als man annahm.

Berührt man mit der Haut einen oberflächenaktiven Stoff, der Fett zu emulgieren vermag, so geht Fett von der Haut ab. Praktisch tritt dieser Fall ein an vielen Arbeitsplätzen. Bohröle, Kühlöle, wie sie in der metallverarbeitenden Industrie verwendet werden, sind oberflächenaktive Stoffe, ebenso viele Textilhilfsmittel und eine große Anzahl der Arbeitsstoffe der chemischen Industrie. Aber auch beim Waschen der Hände oder allgemein der Arbeitshaut kommen wir mit solchen Stoffen in Berührung. Auch die Händedesinfektionsmittel, die von Ärzten und ihren Hilfskräften angewandt werden, gehören hierher. Der Einfachheit halber soll die Wirkung der oberflächenaktiven Stoffe am Beispiel des Händewaschens besprochen werden. Dabei soll keine erschöpfende Analyse des Waschvorganges gegeben werden, sondern nur die Punkte sollen besprochen werden, die Beziehungen ergeben zum Problem der Arbeitsschutzsalben.

Erfolgt das häufige Waschen mit Seifen im engeren Sinne, so können Hautschäden auftreten durch alkalische Quellung der Haut und durch Verkleben der verhornten Oberschicht mit Kalkseifen. Wäscht man mit seifenfreien Waschmitteln, so können sich andere unangenehme Nebenerscheinungen einstellen, die aber gerade für den Aufbau der Arbeitsschutzsalben wichtige praktische Hinweise geben können. Hat man nämlich mit einem solchen Waschmittel den Schmutz und einen Teil des Hautfettes entfernt, so ist die Haut durchaus nicht im physikalischen Sinne sauber.

---

[1] SCHULTZE, W.: Zbl. Gewerbehyg. NF 15, 81 (1938).

Es ist nicht so, daß nun die Haut unmittelbar von Luft berührt wird, und daß man nur irgendein Fett in Form einer Salbe zuzuführen braucht, um den Mangel auszugleichen. Wie bei der Seifenwaschung das abgespaltene Alkali an der Haut bleibt, so zieht beim Waschen mit den seifenfreien Waschmitteln ein feiner Film auf. Ein Teil des Waschmittels wird an der Haut adsorbiert. Die Waschmittel sind höchst oberflächenaktive Stoffe, Stoffe also, deren Lösungen an der Oberfläche, somit auch an der Grenzfläche zur Haut, weitaus höhere Konzentrationen haben als im Inneren. Wird nun der oberflächenaktive Stoff auch noch von den Hornteilchen der Haut adsorbiert, so spielt die Gesamtkonzentration der Waschflotte keine große Rolle mehr. Selbst aus stark verdünnten Lösungen kann die gesamte Menge des gelösten Waschmittels an der Haut adsorbiert werden. Beim Abspülen nach dem Waschen werden diese adsorbierten Emulgatorfilme nicht entfernt. Das Abspülen nach dem Händewaschen ist höchst unvollkommen im Vergleich zum Spülen etwa bei der Textilveredlung. Deshalb sollte auf das Abspülen nach dem Waschen und nach dem Händedesinfizieren mehr Wert gelegt werden. Ist nun ein solcher Emulgatorfilm auf die Haut aufgezogen, so schafft er ganz andere Haut-Umwelt-Beziehungen. Die Haut wird nun zunächst von dem Emulgator berührt. Seine Moleküle sind an der Grenzfläche ausgerichtet. Die Haut wird besser benetzbar. Wird der Haut Fett zugeführt, sei es Hautfett von der Tiefe her oder Fett, Paraffin, Wachse oder ähnliche Stoffe in Form einer Salbe, so berühren diese durchaus nicht unmittelbar die Hornteilchen der Haut. Diese sind mit dem Emulgatorfilm überzogen, der dann zwischen Fett und Haut liegt. Fett oder Salbe liegen nicht an der Haut an, sondern am Emulgatorfilm. Liegt aber zwischen Fett und Haut ein solcher Film, so ist das Fett leicht ab- und auswaschbar. Fett und Schmutz auf diese Weise von der Haut abzuwaschen, ist ja gerade die Aufgabe des Emulgators im Waschmittel. Es stellt sich ein Zustand ein, der paradox erscheint: Auch bei Anwesenheit genügender Mengen von Hautfett und nach der Fettzufuhr von außen besteht der Zustand der Entfettung weiter, weil das Fett nicht an seinen Wirkungsort, also nicht unmittelbar an die Hornteilchen gelangen kann. Oder umgekehrt gesehen: Obwohl die Hornschüppchen entfettet sind, können sie kein Hautfett oder künstlich zugeführtes Fett fest anlagern.

Durch Wasser, vielleicht schon durch die Wasser- und Wasserdampfabgabe der Haut, wird das Fett in diesem Falle immer wieder schnell nach außen getragen. Es bleibt für die Haut wertlos. Nicht die Fettmenge ist also ausschlaggebend für die Beziehungen der Haut zu ihrer Arbeitsumgebung, sondern der histologisch und submikroskopisch definierte Ort, an dem das Fett liegt.

Ist die Haut in der beschriebenen Weise entfettet, obwohl ihr genügend Fett dargeboten wird, so entstehen, vorerst in den obersten Hornlagen, Risse und V-Räumchen. Bei späteren Waschungen breitet sich darin der Emulgatorfilm weiter aus, denn er ist ja bewußt als capillaraktiver Stoff eingesetzt worden. Beim Spülen nach dem Waschen werden die V-Räumchen und die feinen Tiefenrisse nicht erreicht. Die

Entfettung mit ihren Folgen, den Rissen, setzt sich mehr und mehr in tiefere Hornschichten fort, und so entsteht die rauhe Haut mit allen ihren unerwünschten Eigenschaften. Die Fläche der rauhen Haut ist um ein Vielfaches größer als die der glatten, geschlossenen Haut, und so werden von ihr auch viel größere Mengen des Emulgatorfilmes adsorbiert. Der Emulgatorfilm macht tiefere Schichten benetzbar. Tiefenrisse und V-Räumchen bilden in der rauhen Haut ein verzweigtes Capillarsystem, das, einem Dochte gleich, den Schmutz geradezu ansaugt und an ganz andere histologische Orte bringt. Aber nicht nur die Waschmittel und die capillaraktiven Stoffe der Arbeitsumgebung können solche Emulgatorfilme an die Haut abgeben, das können auch die Salben selber tun. Wurde für die Herstellung einer Arbeitsschutzsalbe ein Emulgator benutzt, der von der Haut in der geschilderten Weise adsorbiert wird und der sich dank seiner Oberflächenaktivität leicht in den feinsten V-Räumchen ausbreitet, und wurde dieser Emulgator im Überschuß angewandt, so kann die Salbe selber geradezu entfettend wirken. Die Fälle, in denen bei der Salbenherstellung mit einem ganz erheblichen Emulgatorüberschuß gearbeitet wird, sind nicht selten. Man will eine möglichst stabile Emulsion erreichen. Viel Wasser soll die Salbe geschmeidig und billig machen, und die Salbe soll leicht eindringen. Diese Forderungen erfüllt man sehr einfach durch einen Emulgatorüberschuß. Freilich dringen solche Salben schnell ein, aber ihr Weg nach außen ist ihnen ebenso geschmiert wie der nach innen. Sie werden ebenso schnell wieder ausgewaschen, wie sie eindringen. Im ungünstigen Falle hinterlassen sie nach dem Waschen noch einen Emulgatorfilm, der dann entfettend wirkt und der den Hautfetten den Weg an den richtigen Ort versperrt. Solche Salben schützen die Haut nicht lange. Die Prüfmethode, die im Anhang mitgeteilt wird, gestattet, die Zeiten genau zu messen, während derer eine Salbe schützt. Und sie gestattet auch, die geschützten histologischen Orte zu unterscheiden von denen, die von der Salbe nicht mehr geschützt werden. Die Anwendung der Methode zeigt, daß Salben mit großem Emulgatorüberschuß nur einen sehr kurz dauernden Schutz bieten.

Verlangen wir von einer Arbeitsschutzsalbe, daß sie die oberflächliche verhornte Hautschicht so durchfettet, daß diese Schicht geschlossen und glatt bleibt und dabei Wasser und Schmutz abstoßend, kurz Umwelt abstoßend wirkt, so werden die Untersuchungen über die Entfettung berücksichtigt werden müssen. Aus den Untersuchungen, die oben mitgeteilt wurden, ergibt sich aber, daß den weitaus besten Schutz das natürliche Fett der Haut ergeben muß, und zwar auch nur dann, wenn es in der normalen physiologischen Art an und in die verhornte Schicht gelangt ist. Das erste dorthin gelangte Hautfett ist das wirkungsvollste, denn ist dieses erst einmal entfernt worden, so sitzt meist ein Emulgator auf dem Horn, und alles später dorthin kommende Fett, mag es seiner chemischen Zusammensetzung nach noch so sehr dem Hautfett ähneln, findet immer diese Zwischenschicht vor.

Die Aufgabe, das Fett oder die Salbe an den richtigen histologischen Ort zu bringen, tritt aber erst beim Aufbau der Arbeitsschutzsalben an

uns heran. Für die kosmetischen Salben ist dieser Punkt nahezu bedeutungslos. Die brauchbare Arbeitsschutzsalbe muß aber die Aufgabe,
Fette, Wachse und ähnliche Stoffe wirklich an den richtigen Ort zu
bringen und eine unmittelbare Berührung mit dem Hornteilchen her-

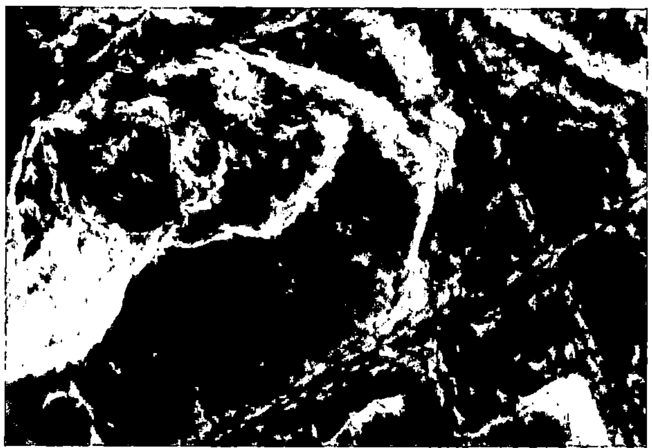

Abb. 33. Rauhe Haut, stark entfettet, mit Tiefenrissen. Selbstreinigungszeit 3 Wochen[1].

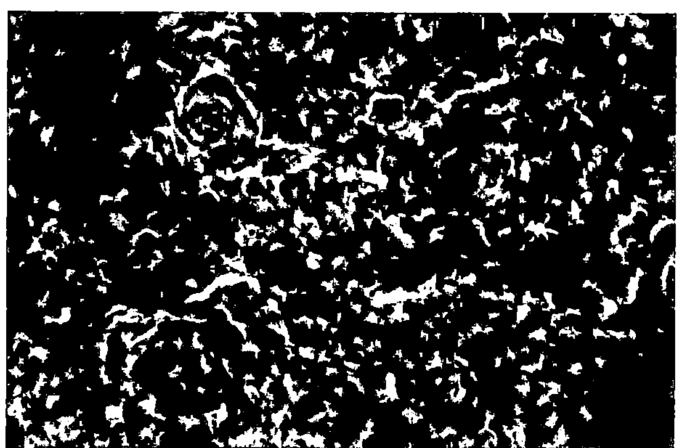

Abb. 34. Haut der gleichen Person, von der gleichen Stelle des Handrückens wie Abb. 30, jedoch
nach längerer, vorbeugender Pflege mit einer Arbeitsschutzsalbe ohne Unterbrechung der Arbeit.
Gutes Abschilfern parallel zur Oberfläche.

zustellen, erfüllen, denn alle Erörterungen über die beste Salbengrundlage, über die Eignung verschiedener Fette, Wachse, Paraffine usw.
bleiben dann Scheinfragen, wenn praktisch die ausgewählten Fette gar
nicht an den Ort kommen, an dem die Haut sie braucht.

---

[1] Optische Daten aller Mikrophotogramme: Haut des Handrückens, Färbung
mit Primulin O. Ultropak-Objektiv UO 11 ×. Peripl. Okular 10 ×. (Leitz). Quecksilberdampflampe, Filter BG 12 und Sperrfilter OG 1, Mifilmka. Agfa-ISS-Film.
Vergrößerung 1 : 100, hier zurückverkleinert auf 1 : 66. Sämtliche Bilder sind
Aufnahmen des Verfassers.

Salben, die diese Bedingungen erfüllen, haben wir noch nicht. Das soll nicht heißen, daß grundsätzlich nie solche Salben möglich sind. Noch will der Verfasser damit sagen, daß wir in allen Fällen diese besseren Salben erst abwarten müssen. An vielen Arbeitsplätzen helfen uns die vorliegenden Salben auch schon weiter, wenn wir sie richtig handhaben und richtig einsetzen. Mit Hilfe eines kleinen Kunstgriffes gelingt es in sehr vielen Fällen, das natürliche Hautfett an seinem richtigen Ort zu bewahren, so daß es unter dem Einfluß der Arbeitsumgebung oder der Waschmittel dort nicht entfernt wird. Man kann nämlich in diesen Fällen den Schmutz, der bei der Arbeit an die Arbeitshaut gelangt, in einer sehr feinen oberflächlichen Salbenschicht abfangen. Eine kurze Betrachtung der Lage des Schmutzes macht den Kunstgriff verständlich. In den allermeisten Fällen liegt der Schmutz nicht unmittelbar an der Haut, sondern er liegt in einer feinen Fettschicht. Die Fettschicht hüllt ihn ein, bildet mit dem Schmutz ein disperses System, bei dem das Fett die äußere Phase ist, der Schmutz die innere, disperse Phase. Unbewußt machen ja alle unsere gebräuchlichen Waschmethoden längst von dieser Tatsache Gebrauch, indem sie ohne Ausnahme als Waschmittel solche Stoffe anwenden, die Fette zu emulgieren oder zu lösen vermögen. Die Beobachtung über die Lage des Schmutzes in der Fettbedeckung gibt uns praktisch die Mittel in die Hand, einen sehr großen Teil der Schmutze der Arbeitshaut sozusagen zu normalisieren, d. h. sie bewußt zu einem verhältnismäßig einheitlichen Fettschmutz zu machen. Dann braucht auch das Waschmittel nur das Fett zu emulgieren, um die als disperse Phase darin liegenden Schmutzteilchen mitzunehmen. Will man das natürliche Hautfett an seinem Ort bewahren, so salbt man die Hände oder allgemein die Arbeitshaut *vor* Beginn der Arbeit ein. Selbstverständlich kann man das nach Arbeitsschluß wiederholen. Wichtiger ist aber die planmäßige Salbung vor der Arbeit. (Auf einen Ausnahmefall wird unter „Quellung" eingegangen.) Denn damit kann ein verhältnismäßig festhaftender unmerklich dünner Fettfilm erzeugt werden, der den Betriebsschmutz in der uns angenehmen Form als Fettschmutz abfängt. In dieser Form kann der Schmutz leicht nach Arbeitsschluß abgewaschen werden. Beim Abwaschen geht das künstlich zugeführte Fett von der Haut. Tiefer braucht man nicht zu waschen, denn der Schmutz liegt oberflächlich in diesem Salbenfilm. Es ist dabei nur nötig, wirklich genau zu wissen, wie lange ein solcher Salbenfilm schützt und welche histologischen Orte er schützt. Bei den Untersuchungen mit der unten angegebenen Methode hat sich ergeben, daß die Schutzdauer nicht nur von der angewandten Salbe, von der angreifenden Arbeitsumgebung und von der Hautstruktur abhängt, sondern in sehr hohem Maße vom richtigen, gründlichen Verreiben der Salbe auf der Haut. Die gleiche Salbe schützt bei der gleichen Arbeit um ein Vielfaches länger und besser, wenn sie mit Sorgfalt eingerieben wird. Nur aufgeschmierte Salbe ist nahezu zwecklos. Sie wird schnell abgewischt und abgewaschen. Nach dem gründlichen Einreiben kann der fühlbare Rest der Salbe mit einem sauberen Lappen abgewischt werden, so daß die Haut sich nicht mehr fettig anfühlt. Das fühlbare

Fett auf der Haut bietet keinen Schutz. Es hindert bei der Arbeit und schmutzt das Arbeitsgut an. Bei den Anfangsformen der rauhen Haut füllt eine solche sorgfältig vorgenommene Salbung die V-Räumchen und Risse aus, verkleinert also die Oberfläche. Wird eine Salbe einem bestimmten Arbeitsplatz angepaßt, so muß aber auch die Schutzzeit ziemlich genau ermittelt werden. Dabei muß man den histologischen Ort berücksichtigen, der zuerst seines Schutzes beraubt wird. Bei allen unseren bisher gemachten Untersuchungen waren das die Haaraustritts-öffnungen. Das sind die gleichen Stellen, an denen die Folliculitis der Bohrölarbeiter, der Glasschleifer u. a. auftreten. Es ist wohl eine Hauptaufgabe der Arbeitsschutzsalben, die gefährdeten histologischen Orte möglichst gut und lange zu schützen. Nie fanden wir die Schweißdrüsenausgänge verschmutzt, fast immer jedoch die Haaraustrittsöffnungen, die auch bei sonst glatter Haut rauh sind. Auch die Rolle der Luft darf man nicht vernachlässigen. Um die Haare herum sehen wir oft die gut verriebene Salbe durchsetzt mit verhältnismäßig großen Luftblasen, die dicht an den Haarbälgen und teils in den Schuppen der Haarepidermis hängen. Die Luftblasen machen stellenweise die Berührung der Salben mit Haar und Haut unmöglich.

Benetzung.

Wenn wir von der Arbeitsschutzsalbe verlangen, sie möge die besten Haut-Umwelt-Beziehungen schaffen helfen, so kann uns die Betrachtung der vielfältigen Episoden weiterhelfen, die die Haut durchgemacht hat im Laufe ihrer Entwicklung und die wir heute noch im Tierreich studieren können. Die Haut der niederen und höheren Tiere ist geradezu ein Spiegel der Haut-Umwelt des Tieres, so „daß ein Blick auf die Haut oder ein Schnitt durch sie genügt, um zu erkennen, ob sie von einem wirbellosen Tier oder von einem Wirbeltier, einem Cölenter oder einem Mollusk, einem Amphibium oder einem Reptil stammt"[1]. Der Rahmen dieses Buches gestattet es nicht, auf die außerordentlich interessanten Mittel der Anpassung der Haut an die Umwelt einzugehen, die wir in der Entwicklungsgeschichte finden. Immer entwickelt die Haut Mittel, die Grenzfläche Haut-Umwelt möglichst sozusagen hinauszuschieben. Chemisch, physikalisch und morphologisch haben die Mittel, die alle dem gleichen Zweck dienen, die verschiedensten Formen: die Fische sondern aus eigentümlichen, aus der Tiefe nach der Außenfläche heraufwandernden Schleimzellen einen Schleim ab, der die ganze Haut bedeckt. Wasser berührt nicht den Fisch, sondern den Schleim. (Wenn man nicht den Schleim zum Fisch zählen will. Auch hier die Schwierigkeit der klaren Grenzziehung zwischen Haut und Umwelt.) Die Schlangen, die ihre Haut im ganzen, als sog. Natternhemd, abwerfen, haben bei der Häutung oft 2—3 verschiedene Epidermisgenerationen fertig untereinander liegen. Amphibien nehmen sich ein Stück „Wasser-Umwelt" mit heraus ans Land, indem sie ihre Haut dort mit Hilfe vielzelliger, kugeliger Drüsen feucht halten, also die Luft-Umwelt ein Stück hinaus-

---

[1] PLATE: Allgemeine Zoologie und Abstammungslehre. Jena 1922.

schieben. Die gleiche Absicht sehen wir bei der gefetteten glatten menschlichen Haut. Ein eindrucksvolles vergrößertes und vergröbertes Bild der entfetteten rauhen Haut gibt uns eine Ente, der wir die Möglichkeit nehmen, ihr Federkleid mit dem Fett ihrer Bürzeldrüse zu schmieren. Nach kurzer Zeit benetzt das Wasser die Federn unmittelbar (nicht wie vorher nur das Fett der Federn), und der Vogel schaut struppig aus. Nach einiger Zeit wird er nicht einmal mehr schwimmen können, weil das Wasser sein Gefieder durchtränkt wie einen Schwamm: in seinem gewohnten Element ersäuft das Tier, nur weil sich seine Haut-Umwelt oder Feder-Umwelt um eine kaum meßbar kleine Strecke, nämlich nur um die Dicke der Fettschicht, nach innen verschoben hat.

Bei den Untersuchungen über die Benetzung muß man stets genau ermitteln, was benetzt wird. Es ist nicht immer die Haut. Oft ist es die Fettbedeckung. Capillaraktive Stoffe benetzen auch die Fettbedeckung, und sie können sogar die fettige Oberfläche hydrophil machen. Damit allein kommen sie noch nicht an die Haut heran. Erst wenn die Fettschicht heruntergemulgiert ist, wenn sie von der Oberfläche verdrängt ist, wird die unmittelbare Benetzung der Haut hergestellt. Ein Beispiel aus der Metallbearbeitung zeigt diese Unterschiede eindrucksvoll: Der Verfasser sah dünn eingefettete Leichtmetallstreifen, die aus technischen Gründen während der Ziehbearbeitung mit einer wäßrigen Lösung benetzt werden mußten. Leitungswasser perlte von den Streifen ab. Eine Spur eines hochcapillaraktiven Lösungsmittels stellte die Benetzung her. Wurde aber nach mehreren Stunden, während derer die Streifen sogar mechanisch bearbeitet wurden, die Netzmittellösung wieder mit Wasser abgespült, so war die „Metalloberfläche" nur für einige Zeit benetzbar, dann wurde sie wieder hydrophob. Der ursprünglich vorhandene Ölfilm war gar nicht von der Metalloberfläche verdrängt worden. Das Netzmittel benetzte den Ölfilm, dieser die Metalloberfläche, eine unmittelbare Berührung von Netzmittel zu Metall war nur vorgetäuscht. AGNES POCKELS[1] hat Beobachtungen mitgeteilt über die Umorientierung der Moleküle in Oberflächen bei der Benetzung: Nach langer, inniger Berührung mit Wasser (besonders wenn es geschmolzen auf Wasser gegossen wird und dort erkaltet) wird Paraffin an der Fläche benetzbar, die dem Wasser zugekehrt war. Die Benetzbarkeit entsteht durch Ausrichtung der Moleküle an der Oberfläche (Langmuir-Harkins-Orientierung)[2]. Nach Unterbrechung der Berührung mit dem Wasser gehen die Moleküle aus ihrem wohlgeordneten Zustand wieder in den der Unordnung zurück, oder sie nehmen eine andere Orientierung an. Dann ist das Paraffin nicht mehr benetzbar. So kann eine Zeitlang Benetzung *der Haut* vorgetäuscht werden, wo wirklich nur eine Oberflächenschicht aus sonst hydrophoben Stoffen benetzt wird.

---

[1] POCKELS, AGNES: Kolloid-Z. **62**. 1 (1933) und früher, auch WOLF und TRIESCHMANN, Praktische Einführung in die physikalische Chemie **2**, 107. Braunschweig 1938.

[2] LANGMUIR, I.: Met. Chem. Eng. **15**, 468 (1916). — Ders.: Journ. Amer. Chem. Soc. **39**, 1848 (1917). — HARKINS. W. D., DAVIS. E. C. H. u. CLARK, G. L.: Journ. Amer. Chem. Soc. **39**, 541 (1917). — HARKINS. CLARK u. ROBERTS: Journ. Amer. Chem. Soc. **42**, 700 (1920).

Aber die Beispiele mahnen auch zur Vorsicht. Wir können nicht sagen, ein Stoff ist schlechthin hydrophob oder hydrophil. Lange Berührungszeiten und die Gegenwart kleiner Mengen oberflächenaktiver Stoffe können helfen, eine oberste Molekülschicht umzuordnen.

Quellung und Entquellung.

Gegen die Einwirkung von Säuren und sauren Lösungen ist die Haut, besonders die verhornte Schicht der Epidermis, verhältnismäßig widerstandsfähig. Ihr isoelektrischer Punkt und damit ihr Quellungsminimum liegen im sauren Gebiet. „Neutrale" Lösungen liegen also schon auf der alkalischen Seite des isoelektrischen Punktes. Wenig widerstandsfähig sind die oberen Hornschichten gegen den Angriff selbst schwach alkalischer Lösungen. Mehrere Faktoren wirken bei diesem Angriff zusammen. Die alkalischen Lösungen benetzen besser als die sauren. Ist die Berührung mit der Haut hergestellt, so quillt die Haut schon in schwach alkalischen Lösungen. In der gequollenen Haut diffundieren viele Stoffe der Arbeitsumgebung besser als in der normalen ungequollenen. Aber auch chemische Umwandlungen stellen sich ein. Für das Kollagen ist die Quellung der erste Schritt zum Abbau, zur Verleimung. Die so zum Teil abgebauten Eiweiße sind fermentativ leicht weiter spaltbar. Sowohl die autolytischen Fermente der Haut wie auch die Fermente der Mikroorganismen finden Angriffspunkte und spalten diese Bausteine weiter. Die niederen Spaltprodukte sind schon selber entzündungs- und quellungserregend, sie können also weitere Hautanteile zur Quellung und zum stufenweisen Abbau bringen. Die Quellung bedeutet nicht nur das offene Tor für viele eindringende Stoffe aus der Arbeitsumgebung, sie ist auch schon der Beginn des Abbaues der Hauteiweiße. Alkalische Arbeitsumgebungen sind häufig. Ein großer Teil der Händewaschmittel (Seifen, Soda, Seifenpulver usw.) sind alkalisch. Tatsächlich spielen die alkalischen Reizungen der Arbeitshaut eine sehr große Rolle. Würde es gelingen, die Haut während der Arbeit auf ihrem isoelektrischen Punkt (p_H 3,5—5) zu erhalten, so würden viele Hautschäden wegfallen. Aber das gelingt nicht, und es ist schon ein großer Gewinn, daß wir heute wenigstens über geeignete Waschmittel verfügen, die während des Waschens keine weitere Quellung erzeugen.

Die flüssige Arbeitsumgebung kann nur in den seltensten Fällen auf den isoelektrischen Punkt der Haut gebracht werden. In alkalischen Lösungen kommt es dann zur Quellung. Leider ist deren unmittelbare Verhütung oder die künstliche Entquellung der Haut (Gerbung) kein geeignetes Feld für die Anwendung der Arbeitsschutzsalben, wie hier gezeigt werden soll. Nur mittelbar können solche Salben angewandt werden mit dem Ziel, die flüssige alkalische Arbeitsumgebung von der Haut abzuhalten. Berücksichtigt man die Mengen der Stoffe, die alkalische Reizungen hervorrufen, so sieht man, daß ihre Wirkung kaum von entquellenden Salben der Menge nach aufgehoben werden kann. Selbst bei Salben, die ihrer Qualität nach genügen würden, ist die Quantität in den meisten praktischen Fällen viel zu klein, um große Hautanteile vor der Quellung zu bewahren oder gequollene zu entquellen. Über die Mengen der beteiligten Stoffe muß man sich von Fall zu Fall klar werden. Es würde bessere Vergleiche geben, wenn die Autoren der einschlägigen Arbeiten bei allen ihren Vergleichen für die alkalischen Lösungen nicht nur den p_H-Wert und die Konzentration (bisher wird meist nur eine dieser Größen genannt) angeben würden, sondern auch die Pufferkapazität. Die Pufferkapazität ist nämlich von den drei Größen die wichtigste. Wenn wir uns von einer stark dissoziierten Base eine Lösung mit bestimmtem p_H-Wert herstellen und daneben eine Lösung mit dem gleichen p_H-Wert aus einer schwächer dissoziierten Base oder aus einem alkalisch reagierenden Salz der ersten Base und schließlich eine Lösung mit dem gleichen p_H-Wert aus einem guten Puffergemisch, so müssen wir ganz verschiedene Säuremengen aufwenden, um jede der drei Lösungen auf einen anderen, einen sauren p_H-Wert zu bringen. Es ist also durchaus nicht gleichgültig, von welcher der Lösungen ein Tropfen auf die Haut kommt. Je größer die Pufferkapazität ist, um so mehr werden bei gleichem p_H-Wert und unter sonst gleichen Bedingungen die Lösungen reizen und die Haut zur Quellung bringen. Der Satz gilt jedoch nur dann, wenn verhältnismäßig kleine Mengen der Lösung auf die Haut kommen. Also er gilt etwa an Arbeitsplätzen, an denen die Haut gelegentlich bespritzt wird oder an denen sie ab und zu einmal in die Lösung eintaucht. Arbeitet die Hand immer in der Lösung, oder wird sie ständig berieselt, so spielt die Pufferung bei gleichem p_H-Wert keine Rolle, denn dann steht einer verhältnismäßig kleinen Menge Haut eine sehr große Menge der Lösung gegenüber, und die Haut wird immer von der praktisch gleichbleibenden Lösung benetzt. Im zuletzt geschilderten Falle ist eine Behandlung der Haut mit einer entquellenden Salbe (Gerbstoffsalbe) bedeutungslos. Es wirkt höchstens die Salbengrundlage fettend und schmierend. Die Gerbstoffmenge ist viel zu gering, um hier überhaupt eine merkliche Wirkung zu entfalten. In solchen Fällen muß man bei der Vorbeugung und Heilung ebenfalls mit Gerbmittellösungen arbeiten. Bekommt die Haut nur kleine Spritzer, so ist die Aussicht, mit einer gerbenden Salbe das Ziel zu erreichen, schon besser. Aber auch in diesen Fällen ist wohl die eigentliche „Schutz"-Wirkung der Salbe, also ihr Schutz gegen Benetzung, wichtiger. Beide Fälle sehen schon günstiger aus, wenn man zu Öl-in-Wasser-Emulsionen übergeht und den Gerbstoff in die äußere Phase bringt.

Die Frage nach der Art der Gerbstoffe, die in Arbeitsschutzsalben angewandt werden können, läßt sich nur beantworten nach einer kurzen Betrachtung der Grundlagen der Gerbung der lebenden Haut.

Man spricht in der Pharmakologie oft von Gerbstoffen oder gar von Adstringentien, obgleich es solche Stoffe strenggenommen in dieser schematisierten Form nicht gibt. Alle Stoffe, die so bezeichnet werden, haben nur in ganz bestimmten Zuständen, z. B. in saurer wäßriger Lösung, andere in alkalischer Umgebung, die Fähigkeit, zu gerben. Bringt man sie aus diesem Milieu, in dem sie gerben können, heraus, so sind sie keine „Gerbstoffe" mehr. Tannin gerbt nur im sauren Gebiet, nicht im neutralen oder alkalischen. Andere Stoffe entfalten ihre Gerbwirkung nur im alkalischen Gebiet (Formaldehyd) und gerben im sauren nicht. Es ist besser, sich in der Praxis nicht „Gerbstoffe" vorzustellen, sondern immer gerbende physikalisch-chemische Systeme. Die „Adstringenz" ist die Eigenschaft, die Haut zusammenzuziehen. Adstringente gerbende Systeme schaffen schnell an der Oberfläche eine dicht zusammengezogene Schicht und versperren sich selber den Weg ins Innere, und sie versperren den Ausscheidungsprodukten der Haut den Weg nach außen. Bezeichnet man die Gerbstoffe als Adstringentien, so wählt man eine Eigenschaft für die Benennung, die man gerade bei der medizinischen Anwendung dieser Stoffe nicht brauchen kann und zu vermeiden sucht. Die Gerbung in der Medizin und Hygiene soll keine Schichten bilden, die Wege versperren, und keine Schorfe, unter denen unerwünschte und nichtkontrollierbare Vorgänge sich abspielen können. Setzt man Gerbung gleich Eiweißfällung, so trifft man, wie bei der Adstringenz, weder das Richtige noch das Wesentliche. Es gibt nämlich auch Gerbstoffe, die sehr energisch gerben, die aber keine Eiweißfällung geben, z. B. der Formaldehyd und manche Chromverbindungen. Eine Gerbung der ganzen Haut, eine Gerbung also, die Eiweiße aller histologischen Elemente der Haut gerben würde, brächte Hautschäden, wie wir sie als Formaldehydschäden aus der Gewerbepathologie kennen. Zellen und lebendes Hautgewebe sollen durch gerbende Lösungen nicht gegerbt oder verändert werden, solange sie noch ihren gesunden Quellungszustand haben. Nur die gequollenen Hauteiweiße und die höheren Eiweißbausteine, die beim Abbau entstehen, sollen bei der Gerbung erfaßt werden. Gegerbt sind sie vor dem weiteren Zerfall bewahrt. *So gelingt es, durch die Gerbung an einer ganz bestimmten Stelle im Verlauf des stufenweisen Abbaues der Hauteiweiße eine Sperre zu setzen.*[1]

Nie können untergegangene Hautanteile, gequollene Zellen durch die Gerbung gerettet oder regeneriert werden. Eine gewisse Regenerierung kann höchstens einmal an nichtzelligen Hautanteilen geschehen. Aber die untergegangenen Hautanteile werden durch die Gerbung vor dem weiteren Abbau zu toxischen Bausteinen bewahrt. Damit ist aber die Umgebung, die in manchen Fällen ein weites Feld sein kann, vor Schäden sicher bewahrt. Praktisch spielt diese Sperre des Abbaus auch eine Rolle bei der Vorbeugung in der Gewerbehygiene. Dabei ist es oftmals so, daß die Haut während der Arbeitszeit kleinste Quellungsschäden erleidet. Diese kleinsten Schäden werden durch eine Gerbung nach der Arbeit von der Haut genommen. Sie werden nicht geheilt, aber sie können wenigstens keine weiteren Schäden in der Haut verursachen. Es werden dabei immer wieder in kurzen Abständen die kleinen verleimten Hautanteile gegerbt und vor dem weiteren Abbau bewahrt, die vorher bei der Arbeit entstanden waren. Was während der täglichen Arbeit verleimt wurde, wird nach der Arbeit gegerbt. Das übrige Gewebe bleibt unbeeinflußt. Man könnte hier von einer „Vorbeugung 2. Grades" sprechen im Gegensatz zu einer Vorbeugung, die unmittelbar den Schaden verhütet. Bei der Vorbeugung 2. Grades werden also nur kleinste Schäden in geeigneten kleinen Zeitabschnitten erfaßt. Natür-

<hr>

[1] JÄGER, R.: Archiv. Gewerbepath. **7**, 85 (1936); Ztschr. f. Gewerbehyg. Wien **42**, 167 u. 186 (1935).

lich kommt nicht jede Vorbeugung so zustande, und es gibt auch bei der Anwendung der Gerbstoffe genügend Beispiele für andere Formen der Vorbeugung.

Im Handel sind heute zwei brauchbare Gerbstoffe zur vorbeugenden und heilenden Behandlung der lebenden Arbeitshaut: Dulgon S und Taktokut. Beide werden auch in Form von Salben (Dulgonsalbe, Taktokutsalbe und Taktokutemulsion, letztere ein Öl-in-Wasser-System) hergestellt. Dulgon S (Chem. Fabr. Joh. A. Benckiser, Ludwigshafen/Rh.) ist ein polymeres Natriummetaphosphat, auf einen p_H 3,5 eingestellt. Seine wäßrigen Lösungen binden das Calciumion des Wassers komplex, enthärten also Wasser. Von dieser Eigenschaft wird bei der industriellen Wasserenthärtung Gebrauch gemacht. Allerdings werden dabei anders aufgebaute Metaphosphate angewandt. Die sauren Lösungen gerben, ohne Schorfe zu bilden. Ihre Diffusionsgeschwindigkeit ist gut. Taktokut[1] ist ein organischer Gerbstoff mit großem Pufferungsvermögen, der im sauren, auch im schwach sauren Gebiet gerbt, keine Schorfe bildet und ebenfalls gut eindringt. Beide gerben nicht die ungeschädigten Zelleiweiße, sondern nur die gequollenen und im Abbau begriffenen. Die richtige Form beider Gerbstoffe ist die wäßrige Lösung. In Form der Salben können sie höchstens eine leichte Gerbwirkung entfalten. Die mit Salben aufgebrachten Gerbstoffmengen sind außerordentlich gering. Wir müssen bei Gerbstoffsalben, wie überhaupt bei der ganzen Gerbstofftherapie, immer berücksichtigen, daß die Gerbstoffe an den gequollenen Hauteiweißen wirklich gebunden werden, *und zwar in stöchiometrisch faßbaren Verhältnissen.* Führt man zu geringe Gerbstoffmengen zu, so verteilen sich diese durchaus nicht homogen in der Haut, sondern sie werden von den ersten Hautteilen, die sie erreichen, gebunden. Alle anderen Hautteile bleiben von Gerbstoffen unberührt. Ob die beiden genannten Gerbstoffe außer der Entquellung auch noch andere wichtige Veränderungen auf der Haut verursachen, ist nicht sicher bekannt. Die Befürchtung, die Haut könnte bei dauernder vorbeugender Gerbbehandlung allmählich selber zu einer Art Leder werden, hat sich in der Praxis nicht bestätigen lassen. Das war auch vorauszusehen, denn die Gerbstoffe wurden von vornherein so gewählt, daß sie die unveränderte Haut überhaupt nicht gerben. Auch die Betrachtung der Haut der Gerber bestätigt das. Lohgerber haben ausgesprochen gute Haut. Hautschäden in Lohgerbereien findet man nur in der Wasserwerkstatt, dort also, wo das Gegenteil von Gerben gemacht wird. Neuere Beobachtungen deuten darauf hin, daß Gerbstoffe, und damit auch Gerbstoffsalben, geeignet sind, den auf die Haut aufgezogenen Emulgatorfilm zu verdrängen. Eine streng gültige Bestätigung für diese Beobachtung, die für den Hautschutz recht bedeutend wäre, ist noch nicht gelungen. Immerhin wurde beobachtet, daß die gleiche Salbengrundlage mit dem gleichen Wassergehalt auf der Haut besser haftet, wenn ihr einer der genannten Gerbstoffe zugesetzt wird. Ob das nur an der Verdrängung des Emulgatorfilmes liegt, ist nicht sicher.

---

[1] JÄGER, CARL: Höhr-Grenzhausen I.

Die Durchsicht des Schrifttums der letzten Jahre, insbesondere der Patentanmeldungen des In- und Auslandes, zeigt, daß zum Teil recht ungeeignete Gerbstoffe empfohlen werden, selbst solche, gegen deren Anwendung im Arbeitsschutz Bedenken bestehen: zahlreiche Patentschriften nennen Formaldehyd und Chromverbindungen als therapeutische Gerbstoffe. Formaldehyd gerbt *nur* im alkalischen Gebiet, nicht im sauren. Aber im alkalischen Gebiet schädigt er die Haut, weil er in diesem Milieu alle Zelleiweiße gerbt, nicht nur die gequollenen. Die gegerbten Zellen gehen ein. Wir kennen das als Formalinhautschäden leider aus der gewerbehygienischen Praxis. Heute gibt es zudem wahrscheinlich noch viele Formaldehyd-Empfindliche, denn es gehen heute viele Menschen mit Formalin um. Formaldehyd ist ein oft verwendeter Arbeitsstoff in der chemischen Industrie. Ähnlich steht es mit den Chromverbindungen als therapeutische Gerbstoffe. Vor den Schäden durch diese Stoffe wollen wir an vielen Arbeitsplätzen die Leute gerade schützen. Tannin wird oft als „der Gerbstoff" bezeichnet. Tannine bilden Schorfe, diffundieren sehr langsam, versperren sich selber den Weg, färben die vergerbten Eiweißschichten dunkel, sind stark eisenempfindlich, leicht aufspaltbar, wobei sie hautreizende und nierenbelastende Spaltstücke abgeben. Sie haben also eine Reihe unerwünschter Eigenschaften. Daß sie so viel verwendet werden, liegt wahrscheinlich daran, daß sie überall leicht beschafft werden können. Der Name täuscht Sicherheit vor, besonders wenn man ihn, was in dieser Form gar nicht richtig ist, auch noch als Acidum tannicum bringt. Weder die einzelnen Tannine sind einheitliche chemische Stoffe, denen man einen solchen Namen beilegen kann, der eine chemische Bezeichnung vortäuscht, noch stimmen die verschiedenen Tannine des Handels so weit überein, daß sie ein solches Vorgehen rechtfertigen könnten. Vielmehr sind diese verschiedenen Tannine, die alle für die hier interessierenden Zwecke verwendet werden, sogar chemisch-konstitutionell recht verschieden. Es finden sich im Schrifttum auch Vorschläge, die Tannine vor der Verwendung zu neutralisieren (Amerika!). Aus den oben angeführten Gründen ist das sinnlos und unzweckmäßig, denn Tannine gerben nur im sauren Gebiet, nie im neutralen und nie im alkalischen. Zudem kann das Neutralisationsmittel, es wurde Natronlauge empfohlen, auch allein vorausdiffundieren, wenn es im Überschuß angewandt wurde oder wenn ein Teil des recht unbekannten Reaktionsproduktes hydrolysiert.

Die Handhabung der gerbenden Systeme für die Zwecke der Heilung und der Vorbeugung bietet manche Schwierigkeiten. Es wurde oben gezeigt, daß schon die Verschiebung des p_H-Wertes genügt, um aus einem sog. Gerbstoff einen nichtgerbenden Stoff zu machen. Man glaubt, sich mit einem Puffer einfach helfen zu können. Aber die Puffer können in der Haut anders, nämlich ganz erheblich schneller diffundieren, ja es können sogar die einzelnen Teile des Puffers verschieden schnell eindringen. Dann ist der Puffer zu einer ganz anderen Zeit an einem Hautstück als der Gerbstoff. Der Puffer kann schon Hautschäden verursachen, bevor der Gerbstoff ankommt. Der Gerbstoff gerbt dann die

Hautanteile, die sein Puffer zuvor geschädigt hat! Es bleibt noch die Frage: Wohin mit dem Puffer? Der Gerbstoff wird von der Haut gebunden, nicht der Puffer. Er muß weiterwandern. Besser als gepufferte Gerbstoffe sind solche geeignet, die ein genügend großes eigenes Puffervermögen haben und einer Pufferung durch ein Puffergemisch nicht bedürfen. Aus den dargelegten Gründen können natürlich saure Gerbstoffe nie in Salben verwendet werden, die selber einen alkalisch oder neutral reagierenden Emulgator haben, der gepuffert ist. Seine Wirkung kann der Gerbstoff in der Salbe nur dann ausüben, wenn er selber möglichst gut, die Salbe dagegen möglichst wenig gepuffert ist. So nimmt die Salbe die Reaktion des Gerbstoffs an.

Methoden.

1. Fluorescenzmikroskopische Darstellung der Oberfläche der lebenden Haut. Will man die Hautoberfläche mikroskopisch sichtbar machen, so muß man alle Bilder ausschalten, die nicht Oberfläche zeigen, sondern

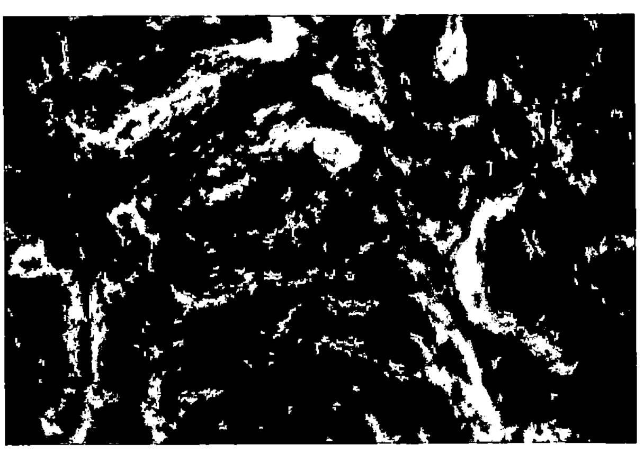

Abb. 35. Rauhe Haut. Die abschilfernden groben Schuppenränder und die V-Räumchen fluoreszieren nach der Anfärbung mit Primulin.

tiefere Schichten. Praktisch geschieht das mit Hilfe der Fluorescenzauflichtmethode, die R. und F. JÄGER angegeben haben[1]. Die Hautoberfläche wird mit einer 1—5 proz. Lösung eines fluorescierenden Farbstoffs eingerieben, der im Tageslicht nicht sichtbar färbt. Geeignet ist Primulin (Grübler, Leipzig). Danach wird kurz abgespült, abgetrocknet und unter dem Ultropak (Leitz) bei etwa 100facher Vergrößerung betrachtet. Gute helle Bilder sehr guter Auflösung ergibt folgende Optik: Objektiv UO 11, dazu den Immersionsansatz, Peripl. Okular 10 x. Während der Untersuchung wird die Haut ganz leicht an die Fläche des Immersionsansatzes angelegt. Aus einer Lichtquelle, die möglichst viel nahes Ultraviolett und sichtbares Violett bietet, läßt man das Licht durch ein geeignetes Filter (z. B. Schott BG 12), das das

---

[1] JÄGER, R. und F.: Arch. Gewerbepath. 9, 276—287.

sichtbare Licht mit Ausnahme des Violett zurückhält, in den Ultropak und damit auf die Haut fallen. Dort erregt das Licht die Fluorescenz der Farbstoffe. Diese senden sichtbares Licht größerer Wellenlänge aus, das zur Beobachtung und zur Photographie der mikroskopisch vergrößerten Hautoberfläche benutzt wird. Damit in das Auge des Beobachters und auf die photographische Schicht kein kurzwelliges Erregerlicht kommt, schaltet man zwischen Objektiv und Okular ein Sperrfilter, das nur Licht durchläßt, das eine größere Wellenlänge hat als das Erregerlicht (z. B. Schott OG 1). Da die Farbstoffe auf der Oberfläche adsorbiert sind und das Fluorescenzleuchten sich in diesen Fällen auch nur an der Oberfläche abspielt, werden mit dieser Methode auch nur Oberflächen dargestellt, und keinerlei tiefere Schichten stören das Bild. Einzelheiten über die Methodik müssen in den Originalabhandlungen nachgelesen werden. Die Bilder sind hell und können mit einer Kleinbild-Mikrokamera gut photographiert werden. Eine wesentliche Vereinfachung bedeutet die Einführung einer kleinen Quecksilberdampflampe als Lichtquelle an Stelle der großen Bogenlampe. Im Laboratorium des Verfassers werden alle Hautoberflächenbilder seit längerer Zeit nur noch mit dieser kleinen Lichtquelle gemacht.

2. **Raumbildmethode.** Mit Hilfe der stereoskopischen binokularen Prismenlupen (Leitz) können gute Raumbilder der Hautoberfläche dargestellt und photographiert werden. Färbung ist unnötig. Die Vergrößerung geht höchstens bis 40fach. Die numerische Apertur dieser Geräte ist natürlich viel kleiner als die des Ultropakmikroskopes. Eine nachträgliche Vergrößerung der Negative führt also bald in das Feld der irreführenden Leervergrößerungen. Die Bilder sind jedoch außerordentlich plastisch. Mikrophotogramme stellt man in der Weise her, daß man durch jeden einzelnen Schenkel des Lupenmikroskopes eine eigene Aufnahme macht. In stereoskopischen Betrachtungsapparaten lassen sich diese Teilbilder zu sehr eindrucksvollen Raumbildern vereinigen. Über das Kleben der Raumbilder muß auf die Schriften dieses Faches verwiesen werden. Falsch geklebte Bilder geben durchaus irreführende Raumbilder.

3. **Methode zur Ermittlung der Schutzdauer.** Will man wissen, wie lange eine Arbeitsschutzsalbe an einem bestimmten Arbeitsplatz die dort Tätigen schützt, so trägt man die Salbe *richtig* auf und färbt dann mit den unter 1. genannten Fluorescenzfarbstofflösungen die Haut in regelmäßigen zeitlichen Zwischenräumen an. Das erste Anfärben geschieht nach dem Einsalben und vor Beginn der Arbeit. Die Farbstoffe färben nur die ungeschützten Hautstellen. Im Fluorescenz erregenden Licht kann man makroskopisch große etwa nicht geschützte Stellen ermitteln. Unter dem Ultropak (s. Methode 1) bestimmt man mikroskopisch die histologischen Orte, die ihres Schutzes beraubt sind. Wiederholt man die Beobachtung in regelmäßigen Zeitabständen, so kann man erkennen, wie lange eine Salbe die empfindlichen histologischen Orte der Haut schützt. Umgekehrt kann in gleicher Weise ermittelt werden, welche Salbe am besten schützt oder welcher Emulgator in der Salbe die größte Haftfestigkeit zur Haut ergibt. Einem bestimmten Arbeits-

platz kann so eine bestimmte am besten schützende Salbe angepaßt
werden. Diese Methode kann in der Praxis des Arbeitsschutzes eine
ganze Reihe interessanter Fragen beantworten. Vor den makroskopischen Methoden hat sie den Vorzug, genau den histologischen Ort
erkennen zu lassen, der noch geschützt ist oder der seines Schutzes

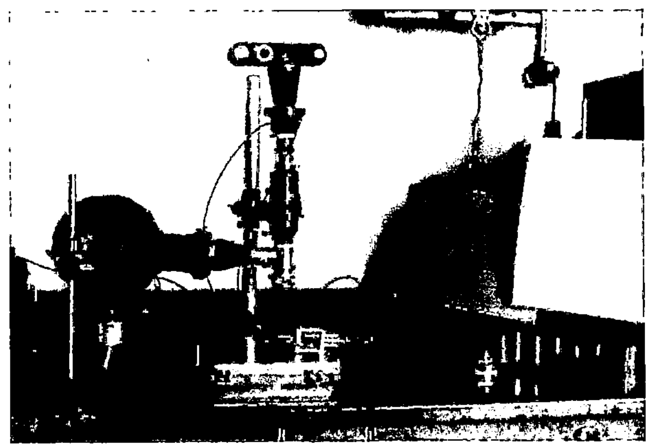

Abb. 36. Ultropakmikroskop zur Hautoberflächenuntersuchung mit kleiner Quecksilberdampflampe und Kamera. (Zusammenstellung aus dem Laboratorium des Verf.).

schon beraubt ist. Natürlich kann die gleiche Methode auch angewandt
werden bei den Untersuchungen über Schmutz und Waschen. Auch dabei
will man oft den histologischen Ort kennen, an dem der Schmutz liegt.
      4. Methode zur Bestimmung der Selbstreinigungszeit. Die Haut
wird mit Primulin angefärbt und täglich unter dem Ultropakmikroskop angesehen. Nach einigen Tagen bei glatter Haut und einigen
Wochen bei rauher Haut ist keine Fluoreszenz mehr zu beobachten.
Die bis dahin verstrichene Zeit kann als Selbstreinigungszeit angesehen
werden. Dazu ist immer anzugeben, wie die Haut während dieser Zeit
durch Waschen und durch die Arbeit beansprucht wurde.

Namenverzeichnis.

Sachverzeichnis.